Colección La Otra psiquiatría
Dirigida por José María Álvarez y Fernando Colina

HABLEMOS DE LA LOCURA

JOSÉ MARÍA ÁLVAREZ

Prólogo de Fernando Colina

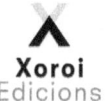
Xoroi
Edicions

Colección La Otra psiquiatría

Créditos

Colección La Otra psiquiatría
Dirigida por José María Álvarez y Fernando Colina

Título original:
Hablemos de la locura

© José María Álvarez, 2018
© Del Prólogo: Fernando Colina, 2018
© De esta edición: Pensódromo 21, 2018

Diseño de cubierta: Pensódromo
Imagen de cubierta: Detalle de The Lord Napier Pub Street Art

Esta obra se publica bajo el sello de Xoroi Edicions.

Editor: Henry Odell
e-mail: p21@pensodromo.com

ISBN print: 9781729780992

Cualquier forma de reproducción, distribución, comunicación pública o transformación de esta obra solo puede ser realizada con la autorización de sus titulares, salvo excepción prevista por la ley. Diríjase a CEDRO (Centro Español de Derechos Reprográficos, www.cedro.org) si necesita fotocopiar, escanear o hacer copias digitales de algún fragmento de esta obra.

El futuro ya está aquí. Para Lucía.

«Es cierto que con Freud no se puede oponer la razón a la locura; no se puede considerar la locura como parte externa de la razón».

Franco Basaglia,
La mayoría marginada

«La causalidad de la locura... esa insondable decisión del ser».

Jacques Lacan,
«Acerca de la causalidad psíquica», *Escritos*.

«La enfermedad fue lo que me condujo a la razón».

Friedrich Nietzsche
Ecce homo

«La locura es como la comprensión, ¿sabes? No se la puede explicar. Exactamente como la comprensión. Se te viene encima, te llena y entonces se la entiende».

Marguerite Duras,
Hiroshima, mon amour

Índice

Prólogo de Fernando Colina
Los peligros de la historia para la clínica 15

Palabras previas 23

Locura, libertad y creación

I. Hablemos de la locura 33

    Protestas de la locura 33
    Determinismo y cientificismo 37
    Filosofía o medicina 40
    Un real siempre en fuga 44

II. Locura y libertad 49

    La libertad y sus aristas 50
    El loco libre 58
    La psiquiatría de la libertad 61
    Polos de la psicosis 68

III. Locura y creación 73

    El artista loco 73
    Relaciones entre locura y creación 76
    Función de la creación en la locura 82

Delirio: lógica y función

IV. Sobre las relaciones entre la persecución (maldad del Otro) y la megalomanía (misión del sujeto).
Una contribución al silogismo de Foville 87

    El estudio del delirio 87
    La clínica y las preguntas 92
    Los debates sobre los perseguidos que se transforman
    en megalómanos 96
    El silogismo de Foville 100
    La interpretación de Freud del caso Schreber 110
    Diez conclusiones breves 116

V. Ernst Wagner, el impuro 125

    Lo que no cuadra 125
    Gaupp encuentra a Wagner 131
    Lo que no cuadra de la paranoia 140
    La paranoia viva 145
    Wagner, entre el autorreproche y la autorreferencia 160
    Los crímenes 171
    Los efectos subjetivos del acto 177
    El delirio y el axioma delirante 185
    Misión poética 192
    El purificador 197
    Cuatro preguntas sobre Wagner 205
    Un comentario sobre el diagnóstico 209

VI. Aimée, la elegida 225

    Lacan y la psiquiatría de su época 227
    La paranoia 234
    Aimée y Lacan 240
    La historia de Aimée, la elegida 245
    Lo que oculta la maldad del Otro y disfraza
    la misión del sujeto 259

Fronteras de la locura

VII. ¿Son tan antagónicas la neurosis y la psicosis?............273
 Epistemología..............274
 Binarios..............276
 Neurosis y psicosis..............284
 Conclusión..............291

VIII. Opiniones sobre las psicosis ordinarias..............295
 Ordinario y extraordinario..............298
 Realidad clínica..............301
 Diagnóstico excesivo..............303

Trato con el loco y tratamiento de la locura

IX. Transferencias en la psicosis..............309
 Diversidad..............310
 Saber y psicosis..............314
 Transferencias..............316
 Invariantes..............322
 No saber, no desfallecer, no comprender..............323

Bibliografía citada..............335

Índice de materias..............353

Índice de nombres..............361

Sobre el autor..............369

Prólogo

Los peligros de la historia para la clínica

En noviembre de 1998 prologué por primera vez un libro de José María Álvarez. Se trataba de *La invención de las enfermedades mentales*, su texto más contundente y audaz. Desde entonces han pasado bastantes años, veinte, y según el punto de vista del prologuista, tan acertado sería afirmar que han cambiado muchas cosas como decir que todo sigue igual. El tiempo, a veces, ofrece al pensamiento estas comodidades. Veinte años se notan bastante en el cerebro y en el aparato muscular. Las neuronas, después de muchos recorridos, han aprendido nuevos y más cortos circuitos, mientras que los hombros, de tanto traer y llevar, eligen y desechan la carga con más agilidad. Esto se refleja en el nuevo texto, en *Hablemos de la locura*. El título es revelador de lo que le espera al lector: un paseo, una charla. Hace veinte años, José María imaginó un libro y lo llamó la *Invención*, y ahora comenta sus propias ideas y nos invita a que *Hablemos*.

El texto, como quiera que sea, nos propone un paseo clínico e intelectual. Para ello el autor recoge sus temas preferidos, desarrollados durante estos años, los agrupa, los diferencia, los mira de cerca con lente de aumento y después los aleja para observar su perspectiva histórica. Finalmente, nos los ofrece listos y limpios para leerlos.

Por otra parte, un discurso de estas características refleja, sin duda, un esfuerzo de madurez, fruto de quien atesora un largo recorrido teórico y profesional. Hablamos de alguien dueño de una feliz experiencia que le permite reflexionar retrospectivamente, sobre lo que ha hecho y dicho, con aparente pero engañosa facilidad. Por eso el resultado es un libro medido y comedido. Simple en su dificultad. Aunque, en realidad, sabemos que un libro sencillo es mucho más arduo de diseñar y escribir que uno complejo. Ese es su mérito, el de exponer limpiamente algunos de los nudos más encrespados de la psicopatología: la libertad del loco, las relaciones de la desconfianza y la tristeza, el pulso entre la naturaleza y la cultura, el maridaje de la persecución y la omnipotencia, las causas del delirio, las diferencias y semejanzas entre neurosis y psicosis, la aporía de una psicosis sin psicosis.

Ahora bien, una característica de la investigación de José María es su apoyo en la historia de los problemas. Le gusta revisar el procedimiento que han seguido los clínicos que le precedieron, para realizar por su cuenta una suerte de autopsia de las ideas del pasado que le permita conocer su trama, su valor y su actualidad. Una tarea compleja, lenta, trabajosa, que disecciona el objeto de estudio y nos le ofrece nítido para su exploración. Un método que requiere de la precisión de un relojero pero también de la seguridad de disponer de un instrumento teórico y hermenéutico más poderoso y eficaz que el de aquellos que le antecedieron. Me refiero a su lógica clínica, ejemplo de inspiración psicoanalítica y de orientación lacaniana abierta y crítica.

Sometido a esas premisas, presenté su libro inicial, su *Invención*, subrayando las ventajas de la historia para la clínica, entre ellas la de servir de herramienta principal en la lucha contra el biologicismo psiquiátrico. Defendí entonces, como lo sigo haciendo en el presente, que la historia es un bálsamo contra el positivismo, una invitación al estudio de la locura desde el punto de vista de las ciencias humanas y del conjunto de las humanidades. La perspectiva histórica tiene la virtud de ayudarnos a conocer el marco temporal del investigador, es decir, de las fronteras racionales y de los prejuicios no superables. Una ayuda imprescindible, por lo tanto, para impregnar los síntomas de su sentido vital y no caer por sistema en el determinismo somático con que la Medicina intoxica la concepción actual de las *enfermedades* mentales.

Ahora, sin embargo, veinte años después, la preocupación es distinta, casi contraria. Incumbe a los peligros que puede suponer el historicismo si no acertamos a defendernos de alguna de sus exageraciones. El riesgo principal, a fecha de hoy, es el enorme peso que se concedía a la nosología psiquiátrica.

De tanto traer y llevar enfermedades, en tiempos donde dominaba el interés por aislar, descubrir y bautizar cuadros clínicos, podemos acabar hablando el mismo lenguaje, en vez de entrar en liza contra la fiebre clasificatoria actual. Ese exceso de capital nosológico es el que resulta amenazante en este momento, cuando la mejor alternativa posible, la menos inocua, la única capaz de atentar contra el núcleo del positivismo, no es otra que proponer y ejercer una clínica que prescinda, hasta donde lleguen las fuerzas, de los diagnósticos. Es decir, que opere clasificando a las personas en función de sus síntomas, sus miedos y sus relaciones y no de hipotéticas enfermedades entendidas bajo supuestos biológicos y físicos.

Quizá no haya tarea más urgente en el panorama psiquiátrico del presente que esta necesaria deconstrucción diagnóstica. Desgraciadamente, la ideología nosológica ha impregnado con intensidad a la psiquiatría dominante pero también a la cultura y a distintos colectivos no sanitarios. Urge, por consiguiente, promover un movimiento contrario que se oponga al criterio de enfermedad y que luche contra la obligación administrativa de hacer diagnósticos tras cada intervención profesional, aunque no se necesiten ni nadie los pida. En la seguridad de que los pacientes, en general —con indudables excepciones—, vienen a pedir ayuda y no a ser diagnosticados y salir con un rótulo de las consultas.

Sin embargo, dada la hegemonía actual de los dispositivos ideológicos y docentes, la tarea deconstructiva se torna quijotesca, porque el culto al diagnóstico ha impregnado todos los estamentos implicados, sanitarios, educativos y asistenciales de la sociedad. Es lamentable, en este sentido, pero es un síntoma revelador de lo que está sucediendo, que hasta la Real Academia de la Lengua se permita una definición de la palabra *esquizofrenia* realmente tendenciosa. Dice así: «Grupo de enfermedades mentales correspondientes a la antigua demencia precoz, que se declaran en la pubertad y se caracterizan por una disociación específica de las funciones psíquicas, que conduce, en los casos graves, a una demencia incurable». Bajo esta explicación, de tan escasa economía lingüística para los usos de la Academia, en vez de definirnos la palabra, como es su cometido y hace con otros términos de salud mental —léase trastorno bipolar o demencia—, nos da una lección más propia de un manual o una enciclopedia que de un diccionario de la lengua. Y encima lo hace recurriendo a los antojos más gratuitos sobre la enfermedad, como son sostener que es propia de la pubertad, que genera demencia y que es incurable.

El segundo riesgo atribuible a la historia, proviene de no considerar suficientemente que los casos que nos refieren carecen a veces de credibilidad, pues su descripción está condicionada y, por lo tanto modificada, en virtud de los instrumentos de lectura de cada época. Toda descripción está delimitada por los fundamentos teóricos del investigador, pues el modelo de cada uno determina lo que oye y ve de los pacientes. Pero lo mismo sucede con la elección ideológica del clínico, así como con su pasión de originalidad o su confrontación con otras escuelas, que cargan la atención y los detalles de cada caso en combinaciones clínicas selectivas que hoy nos parecen irreales y de dudosa existencia en la propia época en que fueron estudiados. Algo que, presumiblemente, tendrán también en cuenta los historiadores del futuro cuando se sorprendan ante la ceguera contemporánea.

Por último, hay un peligro en la aceptación de la historia de la psiquiatría que no puede ser soslayado. No podemos pasar por alto que la mayor parte de los estudios clásicos están realizados sobre pacientes hospitalizados, es decir, sobre pacientes prisioneros, sobre reclusos privados de libertad. Esto es necesario recordarlo, y se hace pocas veces, pero la condición humana y la respuesta psíquica a los dolores es muy distinta en prisión que en libertad. Muchos de los síntomas, síndromes y enfermedades descritas por los clásicos no habrían podido ser objetivados, porque no se habrían producido, si los protagonistas no hubieran estado cautivos.

Quizá esta mayor libertad sea el factor principal que interviene en el nuevo perfil clínico de los psicóticos. Más allá de la importancia que puedan tener la influencia de los psicofármacos, las prácticas de acompañamiento, la prevención que aporta la psiquiatría infantil o las nuevas formas de subjetivación a principios del siglo XXI, contamos con el efecto positivo proveniente de los movimientos a favor de la libertad de los enajenados, que representan el mejor tratamiento a nuestro alcance. No respecto a una libertad formal, sino a una libertad real y de calidad, pues no basta con manumitirlos del Hospital Psiquiátrico si los encarcelamos en la Comunidad. La libertad no sólo es el resultado de la relación del sujeto con sus síntomas sino también del respeto y tolerancia que el sujeto recibe de su entorno, de la cultura y del medio terapéutico.

De este libro, en definitiva, de este paseo con José María, podemos aprender todas estas cosas a las que me refiero, junto a disfrutar de los detalles clínicos que nos brinda, beneficiarnos de su inagotable erudición y gozar de una conversación interminable con el locuaz autor.

Fernando Colina

Palabras previas

«Bastante tengo con estar loco, como para aguantar además que me llamen enfermo mental». Este comentario de un paciente transmite con lucidez y precisión la oposición entre locura y enfermedad mental, y muestra, asimismo, su preferencia de la primera a la segunda. Las palabras son muy sensibles a los tiempos, las modas y los contextos. Gustan más o menos y son mejor o peor aceptadas dependiendo del ámbito y el momento en que se empleen. A nadie le extrañaría que se hablase de *locura* en un entorno cultural, filosófico y literario. Pero si ese mismo término se empleara en el medio sanitario, más de uno se sentiría incómodo y refunfuñaría. Hoy día las cosas están así.

Locura, enfermedad mental y *psicosis* son términos que aluden a un referente común. Pero este referente tiene algo particular, puesto que en él las palabras rebotan y muestran su insuficiencia. Esta dificultad intrínseca de nombrar lo innombrable, de decir lo indecible y explicar lo inefable, favorece el uso ideológico de esos términos. De este modo, la elección del vocablo perfila de por sí la posición de quien habla. Y está claro que estas preferencias muestran importantes desavenencias, tanto en el enfoque psicopatológico como en el terapéutico.

Aunque aludan a un mismo campo semántico, cada uno de esos tres términos arrastra un sentido propio que se le ha adherido por el uso. Estos matices se aprecian en frases muy simples y habituales, como «De loco, todos tenemos un poco». Ahora bien, si en este adagio se sustituye *loco* por *enfermo mental* o por *psicótico*, la cosa empieza a chirriar. Lo que rechina precisamente es la adherencia más densa de significación que en ese momento y en ese contexto posee el término en cuestión. *Enfermedad mental* y *psicosis* son expresiones propias de la nosología médico-psicológica que lastran hoy día una pesada carga patológica. En manos de los especialistas, su uso es para echarse a temblar, sobre todo cuando se ponen por escrito en un informe. *Locura*, en cambio, no prejuzga nada de eso. Su inespecificidad, en este caso, juega a favor. Incluso es bienvenida en estos tiempos de furor cientificista, pues suele ser mal recibida por quienes gustan de la bata blanca.

No se puede ignorar, por otra parte, la desconsideración con que se usa a veces la palabra *locura* o *loco*. Quienes desprecian la locura —a la que creen dignificar llamándola enfermedad mental o psicosis—, desprecian también al sujeto que la encarna, lo tilden de loco, enfermo mental o psicótico. Como señaló Nietzsche, el desprecio está sobre todo en la compasión y la superioridad con que se asiste a esos ultrajados, a los que además se les priva de pintar algo en su propia desgracia. Se trate de loco, enfermo mental o psicótico, esta vertiente lastimera resulta envilecedora y humillante, infinitamente más peyorativa que cuanto algunos atisban en las palabras *loco* y *locura*.

Como se trata de adoptar una posición ideológica, aquí se hablará de *locura* y de *loco*. Esta elección se asienta en seis motivos principales. El primero enfatiza hermandad del loco y el cuerdo en el seno de la condición humana, un amplio espacio común en el que se reúnen pese a sus evidentes diferencias. El segundo destaca que en la locura siempre hay un grano de razón y lucidez, es decir, que no hay locura sin razón ni razón sin locura. El tercero resalta que la locura siempre es parcial. El cuarto subraya la posición activa del loco frente a la pasiva del enfermo, una posición activa que se sustancia en la capacidad de decidir sobre su locura. El quinto pone de relieve que la locura invita al diálogo y esquiva la compasión. El sexto, quizás el más importante, defiende que la locura es ante todo una defensa necesaria para sobrevivir.

Estos son algunos de los matices que trato de recuperar en este libro, a sabiendas, claro está, de que la locura nos acerca a la razón, la lucidez y la creación, pero evoca también el rechazo, el temor y la marginación. Que estos aspectos resulten un tanto contradictorios no merma en absoluto el poderío de ese término. Al contrario, puesto que se trata del estudio de la locura, más vale acostumbrarse pronto a ciertos embrollos.

ΩΩΩΩΩ

Hablemos de la locura expresa, como todos los libros, un deseo. Se trata, en este caso, de mantener vivo el diálogo con el loco y suscitar el interés por el estudio de la locura. Como en otras publicaciones más recientes, expongo, con mayor o menor acierto, mis puntos de vista sobre los asuntos tratados. A cierta edad uno no puede limitarse a resumir lo que dice tal o cual autor sobre un tema. Aquí se estudian, al contrario, algunas cuestiones clásicas relacionadas con la locura y se enfocan desde el punto de vista psicoanalítico y otros complementarios. Lo mismo sucede con los casos Schreber, Wagner y Aimée, interpretados de una manera personal, espero que enriquecedora.

Las cuatro partes de las que consta el libro dan cabida a algunas de las materias vinculadas desde siempre con la locura. En primer lugar, las relaciones de ésta con la libertad, el libre albedrío y la creación, vertientes por lo general orilladas en los enfoques médico-psicológicos, en los que se asocia más bien con el deterioro cognitivo y social. En segundo lugar, la función potencialmente estabilizadora del delirio, su lógica y su composición, aspectos que se ilustran y argumentan a partir de los casos Aimée y Wagner. En tercer lugar, las fronteras que asignamos a la locura de acuerdo con nuestras necesidades de clasificarla para conocerla, divisorias que pueden ser estudiadas a partir de la clínica diferencial, como hice en otras publicaciones, o desde su confluencia e imbricación, como se hace aquí mediante el estudio histórico y epistemológico de los binarios y el oxímoron y el análisis psicopatológico de las formas normalizadas de la locura. Por último, un estudio breve sobre el trato con el

Palabras previas

loco y el tratamiento de la locura, materia que se examina desde el punto de vista de la psicología patológica, los tipos clínicos y las distintas posiciones que el sujeto puede llegar a adoptar en esa estructura.

No hay nada que no haya tratado en otras ocasiones, aparentemente. Aunque quizás en ésta lo que hasta ahora eran flecos sueltos se convierten en una trama de argumentos, como es el caso de los binarios y la construcción del saber psicopatológico o la interpretación del caso Wagner a partir de su suelo melancólico. Y de haber alguna novedad, ésta sería el énfasis puesto en la lógica del delirio conforme a lo que llamo el «silogismo de Foville». Se trata de un debate clásico acerca del paso de la persecución a la megalomanía, controversia sobre la que terciaron algunos de los más insignes teóricos del delirio y sirvió de punto de partida de la interpretación freudiana del caso Schreber. Esta trasnochada porfía sobre los temas delirantes muestra el contrabalanceo característico de la lógica del delirio y atesora una de las claves esenciales de su función equilibrante. Tanto Schreber como Wagner y Aimée revelan con nitidez, en mi opinión, ese movimiento que parte de la maldad del Otro y se dirige hacia la asunción de una misión por parte del sujeto. Y en esa transición de la pasividad a la actividad, de la posición de objeto a la de sujeto, radica algo esencial de la invención delirante a la que el loco confía su supervivencia.

Tocante también al fondo y a modo de ampliación de algunos destellos recogidos en *Estudios de psicología patológica*, insisto aquí en las vertientes histórica y epistemológica del saber clínico. Este punto de vista está presente a lo largo de esta obra, aunque se detalla sobre todo en el estudio del capítulo 7 de la sección III «¿Son tan antagónicas la neurosis y la psicosis?» De ahí podrán espigarse algunas reflexiones para seguir perfilando un modelo unitario de la neurosis (neurosis única), a partir de la organización binaria que da cuerpo a nuestros conocimientos psicopatológicos. También a partir de esas reflexiones se podrá columbrar la raigambre histórica y epistemológica de ese problema esencial e irresoluble de la psicopatología que es la locura razonante, lúcida, ordinaria o normalizada, una forma de locura que se originó en el momento mismo en que la locura se opuso frontalmente a la razón o a la cordura y que perdurará mientras nos guiemos por modelos binarios.

En cuanto a la forma, la aspiración principal consiste en bajar la prosa al suelo de la sencillez y reducir los problemas tratados a esquemas elementales, siguiendo para ello la guía de las preguntas más básicas. Hay que añadir a lo anterior, de acuerdo con la indicación que Epicuro escribió a Herodoto, la necesidad de dotar a la explicación de un enfoque global si se quiere llegar a conocer una doctrina. A eso me ayuda el diálogo con un interlocutor imaginario al que pretendo enseñarle la materia desde sus fundamentos, sin alardes ni prestidigitaciones.

ΩΩΩΩΩ

Todos los libros tienen su historia y se eslabonan a determinados recuerdos. Con el paso del tiempo, creo que a éste lo asociaré con la primavera, la primavera de 2018

Palabras previas

que llegó demasiado tarde o que nunca llegó. Porque este año, durante muchos meses de lluvias y vientos, la esperamos con ansia a diario. Y de pronto, cuando la dábamos por perdida, los días se alargaron, la luz lo inundó todo y el campo se llenó de amapolas.

Aún no me había acostumbrado a los primeros rayos de sol ni al serpenteo de las culebras por los caminos cuando Henry Odell, mi editor, me sugirió la conveniencia de terminar el libro del que le había hablado. Lo hizo echando mano de una retórica digna de Quintiliano. Sacó a colación, entre otras cosas, el viaje a Tucumán de octubre y lo oportuno que sería presentarlo al otro lado del Atlántico. La verdad es que no le presté mucha atención mientras me hablaba. Le dije que estábamos en junio y mi energía se había agotado en las últimas clases del máster y que sólo anhelaba las vacaciones. Le dije también que, a esas alturas del año, uno sólo piensa en hacer kilómetros por sendas y caminos, al sol de Castilla, entre amapolas, trigales y viñedos, en compañía de conejos, perdices, zorros, corzos y jabalíes. El caso es que las palabras de Henry se apoderaron de mí como un mal virus.

Está claro que a lomos de una Pinarello las cosas no se ven igual que sentado en el despacho. Menos aún cuando uno gusta de perderse por andurriales y sigue como única guía el color del cielo y la dirección del viento, los dos signos principales que ayudan a escapar de las frecuentes tormentas que se presentan de repente. Esas son para mí las condiciones idóneas para reflexionar sobre una dificultad teórica, el enfoque de un tratamiento complicado, preparar una conferencia o resolver los intríngulis de un libro. A veces, de broma, cuando salgo en grupo y nos encontramos con un ciclista solitario, siempre hay alguien que dice: «Ahí va un filósofo». Es cierto, la mejor manera de pensar algo serio se da cuando uno se deja abducir por la repetición del pedaleo y consiente a la humildad que impone una sencilla bicicleta ascendiendo un puerto de montaña.

En esas circunstancias se dio el empujón final a este libro y se resolvió su orientación definitiva. Y por eso me recordará aquellos ratos, de pie ante la ventana, mirando al cielo y esperando a la primavera que no acababa de llegar. Después, manos a la obra frente a la pantalla del ordenador, entre papeles desordenados, la cosa fue adquiriendo forma hasta conseguir este resultado. Cuando a finales de octubre viaje a Tucumán con mi familia y la doctora Gabriela Parano, nuestro último gran fichaje, en la mochila, silencioso pero lleno de vida, me acompañará este nuevo libro. Y lo mejor de todo: allí será primavera, la primavera que aquí llegó demasiado tarde o quizás está por venir.

Valladolid, septiembre de 2018

Locura, libertad y creación

I
Hablemos de la locura[1]

Protestas de la locura / Determinismo y cientificismo / Filosofía o medicina / Un real siempre en fuga

Protestas de la locura

Calles y plazas de la *vecchia* Florencia fueron testigo, durante el verano de 2007, de una manifestación insólita. Varios centenares de personas se congregaron para gritar sus quejas. La cosa no tendría nada de particular si no fuera porque las proclamas y los lemas de las pancartas denunciaban la opresión psiquiátrica: «Psiquiatría... Peligro público n.º 1», «Falso diagnóstico, falsos enfermos», «La psiquiatría inventa enfermedades», «Psiquiatría

---
1. Publicado inicialmente en G. DESSAL (Comp.), *Las ciencias inhumanas*, Madrid, Gredos, 2009, pp. 229-238. Corregido y ampliado.

pseudociencia», «Inventar enfermedades para vender medicamentos», etc. A buen seguro que, tres o cuatro décadas atrás, nadie se hubiera extrañado de la pertinencia de ese clamor popular. Eran tiempos de reivindicación de libertades individuales y colectivas, de denuncias y protestas contra cualquier forma o instrumento del poder, entre ellos el llamado «poder psiquiátrico»[2]. Pero ahora, en pleno siglo XXI, el alboroto de los denunciantes congregados en la hermosa capital de la Toscana exhalaba anhelos que a muchos resultarán anacrónicos.

Desconozco si los allí reunidos estaban al corriente de que, hace poco más de dos siglos, el médico florentino Vicenzo Chiarugi se hizo cargo de la dirección del manicomio de San Bonifacio y que bajo su mandato, entre 1788 y 1818, puso en marcha los grandes principios del tratamiento moral o psicológico. En ese contexto de progreso social y libertad política, al amparo del reinado del gran duque Leopoldo, se promulgó la primera ley liberal sobre los alienados. Respeto al loco, evitación del castigo y del uso de la fuerza, prohibición de las cadenas, estimulación de las actividades, y, por supuesto, la presencia permanente del médico en el asilo; tales eran las máximas que, según Chiarugi, debían presidir la asistencia a los alienados[3]. Esta página de la

---

2. *Cf.* M. FOUCAULT, *El poder psiquiátrico. Curso del Collège de France (1973-1974)*, Buenos Aires, FCE, 2005.
3. *Cf.* V. CHIARUGI, *Della pazzia in genere e in specie. Trattato medico-analitico con una centuria di osservazioni*, 3 vols., Roma, Vecchiarelli, 1991 [1793-94]. Existe una edición traducida en la colección que dirige el Prof. J. C. Stagnaro: *La locura, sus géneros y especies. Tratado médico-analítico con cien observaciones*, Buenos Aires, Polemos, 2014. Sobre Chiarugi, la literatura es muy amplia. Para una aproximación, véase sobre todo Norberto Aldo CONTI, «Vincenzo Chiarugi: la *pazzia* y el Reglamento de Bonifacio en

historia de la clínica habría de quedar un tanto deslucida a causa del surgimiento, en París, de la figura de Philippe Pinel, el fundador del alienismo, esto es, de la primera psiquiatría. Lo cierto es que tanto la iniciativa de Chiarugi como el inmediato «gesto» liberador de Pinel, enmarcados ambos dentro de una corriente filantrópica, resultarían a la postre contraproducentes para el propio loco: de acuerdo con la interpretación foucaultiana, en el mismo acto de liberar al alienado de sus cadenas, se le encadenó a la psiquiatría[4].

Dos siglos después de Pinel, la visión popular y la concepción especializada de la experiencia de la locura y de su tratamiento han cambiado notablemente. Hoy en día, cada vez con más insistencia la prensa se hace eco de nuevos descubrimientos relativos a las bases genéticas de las enfermedades que nos matan o imposibilitan. Son noticias esperanzadoras, claro, porque nuestros descendientes podrían salvarse de malos trances. El entusiasmo —o cuando menos el respeto— que generan los conocimientos biológicos del organismo se vuelve recelo cuando se generaliza en forma de un determinismo extremo. Cuanto de saludable tuvo, por ejemplo, el hallazgo de la transmisión hereditaria de la enfermedad de Huntington, lo tiene también de descorazonador que la gula, la pereza o el vicio del juego obedezcan, según se nos dice, a un patrón genético. La reserva y limitación con que los científicos suelen plantear el alcance de sus descubrimientos,

---

los orígenes de la psiquiatría moderna», *Asclepio*, 67 (2), p. 105; doi: https://bit.ly/2QcfiQW. Para un estudio más detenido: George MORA, «Vincenzo Chiarugi (1759-1820): His contribution to psychiatry», *Bulletin of the Isaac Ray Medical Library*, 1954, 2 (2), pp. 51-104.
4. *Cf.* M. FOUCAULT, *Historia de la locura en la época clásica*, 2 vols., México DF, FCE, 1976 [1964].

contrasta con la tendencia generalizadora en la que incurren algunos practicantes al trasladar, de manera directa, las conclusiones de la investigación básica al enfoque del malestar que atienden a diario. De esta manera se expande una urdimbre de conocimientos que, a medida que se alejan del laboratorio, se convierten en una ideología cientificista secundada con agrado por muchos ciudadanos.

No es infrecuente escuchar en las consultas de los Servicios de Salud Mental sentencias como las dos que siguen: «Me han dicho que tengo una enfermedad de la serotonina»; «Lo mío de las drogas es genético». Se trata de afirmaciones cerradas en sí mismas, a menudo muy difíciles de quebrantar, en la cuales el paciente sitúa la causa de su dolencia más allá de sí mismo. De esta manera el afligido elude el compromiso que ineluctablemente lo une a su *pathos* y, como contrapartida, deja gustoso en manos de otro su solución, a la que renuncia en el mismo acto en que declina su responsabilidad. En este medio propicio se expande la cada vez más pujante industria farmacéutica, la cual, sin duda, tiene en sus manos el futuro de la psiquiatría. Un cambio radical se observa, a este respecto, en las relaciones que tradicionalmente venían manteniendo la locura y la economía. Si hace poco más de un siglo cualquier loco suponía —como afirmó Emil Kraepelin— un gravoso coste para la familia y el Estado, en la actualidad las tornas se han invertido[5]. Después del descubrimiento de los psicofármacos, el horizonte de pobreza que aguardaba a todo alienado se ha convertido, con

---

5. *Cf.* E. KRAEPELIN, *Introducción a la psiquiatría clínica*, Madrid, Saturnino Calleja Fernández, 1905, pp. 20-21.

el capitalismo, en un filón inagotable de ganancias para las multinacionales farmacéuticas.

Determinismo y cientificismo

Mas no se trata de cuestionar la eficacia de los medicamentos psicotrópicos, sino de denunciar la inconveniencia de generalizar su administración bajo el doble engaño de suponer que las enfermedades mentales obedecen a una alteración neuroquímica y que esa alteración se revierte sólo mediante el uso de medicamentos[6]. El peligro de esta tendencia se recrudece cuando, a consecuencia de un conocimiento parcial de la psicopatología, la orientación actualmente hegemónica de la psiquiatría se desliza hacia un absolutismo que excluye cuantos discursos le resultan inconvenientes. No deja de ser llamativa la soberbia que destilan algunos de sus textos, máxime cuando en un terreno tan resbaladizo como la psicología patológica parece más recomendable la templanza; máxime, también, cuando en el trato con el loco la experiencia aconseja prudencia y recato.

Arrastrado por el torbellino de esta ideología mercantilista, el hombre de hoy se despoja de algunos de sus atributos más valiosos, en especial el de la responsabilidad subjetiva. Cuanto más condesciende al determinismo biológico que la ideología cientificista se empeña en dar por cierto, menor es su capacidad de hacer frente a la desdicha que le aflige.

---

[6]. Véase sobre el particular la monografía de Joanna MONCRIEFF, *Hablando claro. Una introducción a los fármacos psiquiátricos*, Barcelona, Herder, 2013; asimismo, el reciente estudio crítico de Javier CARREÑO y Kepa MATILLA, *Cosas que tu psiquiatra nunca te dijo: Otra mirada sobre las verdades de las psiquiatrías y las psicologías*, Barcelona, Xoroi. Colección La Otra psiquiatría, 2018.

Sintiéndose con todos los derechos a que otro le redima, se embosca en un mundo de promesas de felicidad que nunca llega; que jamás llegará porque ha declinado hacerse cargo de esos deseos y fracasos que sobre todo le conciernen a él. Ese mundo de felicidad y de objetos efímeros al alcance de la mano se convierte, a la postre, en su propia cárcel. Y desde la soledad de su mazmorra renueva sus quejas y reivindicaciones, cada vez más exigente con lo que el capitalismo y el cientificismo le dieron a probar. Cómo no va a tener razón quien afirma que su alcoholismo es genético o quien da por sentado que su ludopatía es una enfermedad que le gobierna, si es eso precisamente, de cuanto se les dice, lo más cómodo de asumir para anestesiar el mordisco de la culpabilidad o para calmar la punzada de saberse implicado en su desastre.

Si se contempla desde esta perspectiva, el determinismo biológico que propone la psiquiatría de las enfermedades mentales nos ningunea, maniata e incapacita. Que todo lo que ha habido, hay y habrá, y todo lo que ha sucedido, sucede y sucederá, está previamente fijado, condicionado y establecido, sin que pueda haber ni suceder más que lo que está de antemano fijado, condicionado y establecido, tal como reza el determinismo radical, parece más una condena que una salvación liberadora. Quienes sigan esta orientación traicionan el ejemplo y el espíritu de la letra de aquellos primeros alienistas filántropos, empeñados en devolver la dignidad a aquellas «bestias» deshumanizadas que moraban en los manicomios. Bien les vendría recordar esa estampa en la que Couthon, un miembro de la Comuna, horrorizado por lo que veía en su visita al asilo, le dijo a Pinel: «Ciudadano, ¿no estás tú también loco al querer desencadenar a semejantes animales?». «Tengo la convicción —respondió Pinel— de que estos alienados no son tan intratables como para privarles del aire y de la libertad»[7].

El determinismo neuroquímico y genético campa hoy día a sus anchas. Las enfermedades mentales se consideran ya terreno conquistado. Ahora sus tentáculos se extienden a las cosas más humanas y comunes, como la tristeza, la alegría o el amor. ¿Surgirá de aquí una nueva poesía que alabe las virtudes de esas arreboladas sinapsis que nos obligan al amor? ¿Cuánto tiempo malgastaron los poetas en describir el hechizo de las sonrisas y miradas de sus amadas? ¿Cómo no se dio cuenta Dante de que el atractivo de aquella «santa sonrisa» no era si no física y química? Al paso que avanza la burra, es difícil prever dónde se detendrá esta tendencia a explicarlo todo sin contar con el sujeto, es decir, con el primer implicado en su causa y sus efectos, con el más interesado en darle alguna solución. Conforme a esta perspectiva se pueden sacar las más peregrinas conclusiones, como la de aquel renombrado psiquiatra al explicar la escasa frecuencia de neurosis de guerra: «el ambiente espiritual de la guerra española hallábase cargado de valencias positivas»[8]. No falta ni un tris, por tanto, para que también las creencias religiosas caigan en las redes del determinismo. Está llegando la hora de corregir al mordaz Buñuel cuando afirmó: «Yo

---

7. BRU, P.: *Histoire de Bicêtre*, París, Lecrosnier y Babé, 1890, p. 454. El mismo texto en S. PINEL, *Traité complet ou régime sanitaire des aliénés, ou Manuel des établissements qui leur sont consacrés*, París, Mauprivez, 1836, p. 157.
8. *Cf.* J. J. LÓPEZ IBOR, *Neurosis de guerra (psicología de guerra)*, Madrid, Ed. Científico Médica, 1942.

soy ateo, gracias a Dios»; más acorde con nuestro tiempo sería afirmar: «Yo soy ateo, claro; no heredé el gen de la creencia en Dios».

Filosofía o medicina

El estudio de la psicopatología arrastra desde tiempo inmemorial el lastre de las relaciones mente-cuerpo. Por más que sepamos de su interrelación, de su recíproca afectación, se necesita mucha osadía para explicar cómo una alteración de la química cerebral hace a aquel loco oír tal palabra y no otra, o a ese fóbico angustiarse ante las cucarachas y no ante las culebras. Wilhelm Griesinger, a quien tanto mencionan los historiadores de la psiquiatría biológica, escribió en las primeras páginas de *Die Pathologie und Therapie der psychischen Krankheiten*: «Ni el materialismo, que pretende explicar todos los actos psíquicos por medio de la materia, ni el espiritualismo, que intenta explicar la materia por medio del alma, nos dan una idea exacta de lo que ocurre en el alma (*Seele*). Y por otro lado, aunque llegásemos a saber todo lo que se produce en el cerebro (*Gehirn*) cuando está en plena actividad, aunque descubriésemos todos los secretos de la química, de la electricidad, etcétera, ¿de qué nos serviría? Oscilaciones y vibraciones, electricidad y mecánica, todo ello no es un estado del alma, ni un pensamiento. Pero ¿cómo podrían estos hechos transformarse en hechos mentales? Este problema no tendrá jamás solución para el hombre; ¡y creo que, aunque un ángel bajase del cielo para explicarnos este misterio, nuestra sola inteligencia no sería capaz de asimilarlo!»[9]. Ni siquiera Freud, atento lector de Griesinger, fue capaz en su *Proyecto de psicología* de resolver ese dualismo, al que por lo demás nunca renunció.

Reanimado en la filosofía moderna por las tesis de Descartes, desde la Antigüedad el problema de la relación alma-cuerpo afianzó dos posiciones doctrinales enfrentadas, una materialista y otra espiritualista. Médicos del cuerpo y médicos del alma (filósofos morales), enfermedades del cuerpo y enfermedades del alma; estas y otras divisiones se han mantenido en nuestra cultura a lo largo de los siglos. Ahora bien, si para los antiguos, en especial durante el periodo helenístico, estos dos ámbitos coexistían articulados, en el mundo actual el imperio de la biología apenas si deja espacio a lo que, a buen seguro, es más propio de la condición humana. ¡Qué obsoleto le resulta al cientificismo aquellas palabras de Plutarco según las cuales el filósofo moral debía estar comprometido con los problemas de salud[10], o las recomendaciones de Galeno a sus colegas para que recibieran una formación filosófica[11]; incluso la recomendación de Kant de dirigir a la Facultad de Filosofía y

---

9. GRIESINGER, W.: *Die Pathologie und Therapie der psychischen Krankheiten* [4ª ed.], Berlín, 1871, p. 6.
10. «De modo que no se debe acusar a los filósofos de traspasar fronteras si discuten sobre salud, antes, por el contrario, se les debía acusar si no piensan que es necesario, aboliendo completamente las fronteras, como si estuvieran en un solo terreno, dedicarse a esos estudios en común, buscando en su discurso lo agradable y lo necesario» (PLUTARCO: *Consejos para conservar la salud*, en *Obras morales y de costumbres (Moralia)*, t. II, Madrid, Gredos, 1986, p. 125; *Moralia* 122E).
11. *Cf.* GALENO, «Que el mejor médico es también filósofo», en *Tratados filosóficos y autobiográficos*, Madrid, Gredos, 2002, pp. 81-92.

no a la de Medicina a un supuesto loco, con vistas a examinar su estado mental[12]!

Pero esta sempiterna discordia no tendría trascendencia alguna si no fuera por los efectos que ocasiona en el doliente, muy distintos dependiendo de la posición que adopte el clínico. Aun a riesgo de incurrir en una reducción extrema, es posible limitar esas posiciones a dos: la psicología patológica y la patología de lo psíquico. La primera se ha especializado en analizar las experiencias singulares del trastornado, privilegiando el determinismo inconsciente de los síntomas, su sentido y su causalidad psíquica, los mecanismos patogénicos específicos y la particular conformación clínica que el sujeto imprime a su malestar; conforme a su elaboración epistemológica, esta orientación de la psicopatología es inseparable de una psicología general que dé cuenta del funcionamiento subjetivo y de las leyes que lo constituyen y rigen, por lo que resulta —como escribió Freud— «indispensable también para entender lo normal»[13]. La patología de lo psíquico, en cambio, muestra mayor predilección por los procesos psíquicos conscientes y su soporte material; mas al concentrarse en la valoración de los datos semiológicos de cara a establecer un diagnóstico, prescribir un tratamiento y prever una posible evolución de la enfermedad, renuncia a una comprensión cabal y deja de lado la correlación entre las manifestaciones patológicas y los mecanismos generales del psiquismo humano.

---

12. *Cf.* I. KANT, *Antropología. En el sentido práctico*, Madrid, Alianza, 1991, pp. 133-134.
13. FREUD, S.: «Presentación autobiográfica» [1925], en *Obras Completas*, t. X, Buenos Aires, Amorrortu editores, 1976, p. 44.

De estas orientaciones divergentes derivan a menudo una visión más negativa y otra más positiva del *pathos*. La negativa destaca por encima de todo su dimensión deficitaria, característica principal del modelo de las enfermedades médicas; la positiva, por el contrario, tiende a acentuar la vertiente creativa o reconstructiva, concibiendo la locura como drama personal o como verdad trágica.

Asimismo, la primera de estas visiones acostumbra a ir de la mano de aquélla que concibe la locura como una desgracia inevitable, esto es, como un proceso que se pone en marcha sin contar con el sujeto. En la dirección opuesta caminan quienes consideran determinante la participación del loco en su locura, haciendo de ésta alguna forma de insana defensa, de zigzagueante huida o de abrupta estrategia. Cuerpo y alma, naturaleza y cultura, cerebro y mente, materia y pensamiento, neurotransmisor y lenguaje, biología y biografía, sean cuales sean los términos que se usen, esta división de los modelos desde los que se han pergeñado las lucubraciones sobre la locura ha constituido una constante desde tiempos inmemoriales.

Bien conocida es la querencia de la psiquiatría hegemónica por el materialismo o la patología de lo psíquico. Un comentario del médico y psiquiatra Charles Lasègue ejemplifica esa afinidad. Al resumir un día de forma mística, inspirada en el Evangelio, el antagonismo de las dos escuelas médicas que desde hace tanto tiempo se disputaban la preeminencia, Lasègue exclamó: «El vitalismo es María cogida a los pies del Señor, absorta, ajena al resto del mundo; el materialismo es Marta, la que permanece en el mundo real y cumple con los cuidados de la casa»[14]. Desde esa perspectiva se ha elaborado un amplio saber sobre las enfermedades mentales, primero transformando la locura tradicional en enfermedades; después, dando por hecho que éstas son producto de la naturaleza, extendiendo sus dominios a cualesquiera sean las modalidades del sufrimiento humano.

Un real siempre en fuga

Al examinar con detenimiento ese proceso, sin embargo, es fácil advertir que el trueque se ha hecho de espaldas al espectador, a quien se le crea la ilusión de equiparar los objetos o hechos de la naturaleza a los conceptos abstractos destinados a nombrarlos. A condición de situarse al margen de esta hipnosis colectiva, salta a la vista que los partidarios del naturalismo, uno tras otro, se precipitan al considerar enfermedades *stricto sensu* lo que en realidad no son más que datos obtenidos mediante la observación, es decir, interpretaciones más o menos cabales de un real en permanente fuga[15]. Y más aún cuando se trata de la locura, cuyas experiencias suelen calificarse de inefables, comprobamos cómo a este real evanescente el dardo de las palabras le rebota una y otra vez en el lomo[16].

---

14. El citado comentario fue recogido por A. RITTI: *Éloge du professeur Ch. Lasègue*, París, Dion, 1885.

15. En esto Nietzsche fue el más audaz cuando afirmó: «[...] no hay hechos, sólo interpretaciones» (NIETZSCHE, F.: *Fragmentos póstumos, (1885-1889)*, t. IV, Madrid, Tecnos, 2007, p. 222 (7 [60]).

16. Se trata, como puede advertirse, de uno de los múltiples flecos del debate tradicional entre nominalistas y realistas, o, para usar otros términos, entre quienes, a la hora de conocer la realidad, enfatizan el papel de la interpretación y quienes creen aprehenderla directamente sin intermediarios. Más cercano

En este sentido, hay que dar la razón al neuropsiquiatra Paul Guiraud cuando afirma: «Desgraciadamente la psiquiatría no se ha beneficiado en las mismas proporciones que la medicina general de los descubrimientos hechos en el dominio de la etiología, de la anatomía y de la fisiología patológicas. Permanecemos confinados en el dominio de los síndromes clínicos sobre todo en la parte más importante y más interesante de la psiquiatría, a saber, el grupo de las psicosis maníaco-depresivas, de la hebefrenia y de los delirios. [...] Pues los psiquiatras clásicos, sobre todo Kraepelin y Bleuler, trabajando sobre síndromes clínicos los han considerado sin razón como enfermedades verdaderas»[17]. Por esta razón no está de más una llamada al recato, la sensatez y la humildad. Sólo a condición de considerarla un oxímoron, la expresión «enfermedades mentales» puede usarse de forma cabal. También, quizás, podría valer «enfermedades provisionalmente mentales», pues si llegaran algún día a ser verdaderamente enfermedades, *ipso facto* dejarían de ser mentales y pasarían a engrosar alguno de los capítulos de la patología médica.

La otra corriente, hoy día en entredicho, se enraíza en la filosofía práctica de los antiguos, cuyas escuelas —en especial,

---

a los intérpretes que a los copistas, David PUJANTE sobre todo en el terreno de la retórica constructivista, ha aportado numerosos argumentos para revitalizar el valor de la tradición constructivista. Véase, entre otras, su reciente contribución: «The discursive construction of reality in the context of rhetoric. Constructivist rhetoric», en Esperanza MORALES-LÓPEZ y Alan FLOYD, *Developing New Identities in Social Conflicts: Constructivist perspectives*, John Benjamins Publishing Company, 2017, pp. 41-65. Por mi parte, en el terreno de la psicopatología, quise contribuir a este punto de vista con la monografía *La invención de las enfermedades mentales* (Madrid, Gredos, 2017; 4.ª edición).
17. GUIRAUD, P.: *Psychiatrie Générale*, Le François, París, 1950, pp. 612-613 y p. 623.

la epicúrea, la estoica y la escéptica— eran dispensarios (*iatreion*) para atender a los afligidos[18]. En este sentido puede observarse la continuidad de una trayectoria que, partiendo de la reflexión clásica sobre las pasiones, las enfermedades del alma y las propuestas para remediarlas, reaparece en las concepciones de los alienistas sobre la «alienación mental» y el «tratamiento moral» —surgidas ambas en los albores del siglo XIX—, siendo asimismo recuperada por Freud al conjugar en todos sus extremos el *pathos* y el *ethos*. Siguiendo este itinerario, me parece lícito articular, en lo que atañe a las reflexiones sobre el malestar subjetivo, el buen uso de la palabra y la responsabilidad subjetiva, las obras de Cicerón, Pinel y Freud. A diferencia de la corriente materialista, en ésta se reconoce al loco su participación en el drama que lo aliena y, en consecuencia, se le compromete con su propio reequilibrio. Tales premisas están presentes en las *Conversaciones en Túsculo* de Cicerón, obra que constituye de por sí el primer tratado de psicopatología. El sabio romano, echando mano de múltiples argumentos, muestra que cualesquiera sean los remedios para los males que afectan al alma, todos «se encuentran dentro de ella misma, mientras que los remedios corporales hay que ir a buscarlos al exterior»[19].

También Pinel participó de esa máxima mediante su teoría de los «restos de razón» que cohabitan con la alienación,

---

18. FOUCAULT, M.: *La hermenéutica del sujeto. Curso del Collège de France (1982)*, Madrid, Akal, 2005, p. 108.
19. CICERÓN: *Conversaciones en Túsculo*, Madrid, Asociación Española de Neuropsiquiatría, 2005, p. 167 (*C. T.*, IV, 58).

indestructibles aunque ésta sea extrema[20]. De manera especial mediante su teoría del delirio, Freud se suma a esta tradición al afirmar taxativamente que «la formación delirante es, en realidad, el intento de restablecimiento [*ist in Wirklichkeit der Heilungsversuch*], la reconstrucción»[21]. La rotundidad de esta conclusión ha ensanchado, más que ninguna otra, la separación entre las dos corrientes en litigio: esa que hurta al loco cualquier posibilidad interna de remedio y lo condena al destino que la naturaleza elige para él, y aquella que le confía la capacidad de reaccionar, reorientar y recomponer su cataclismo personal[22]. *Grosso modo*, estas corrientes suelen diferenciarse asimismo por el papel que se concede al observador y hacedor de las teorías: los más naturalistas le asignan la función de copista y transcriptor de la realidad, una realidad que se presenta a sus ojos sin dobleces ni tapujos; los más constructivistas y hermenéuticos, recelosos en el fondo, saben que un hiato insalvable separa el mundo de las representaciones y el mundo de las cosas, y saben también que al acercarse a la frontera de la cosa en sí, para guiarse entre tantas sombras, cuentan tan sólo con las interpretaciones.

Ciertos ecos de estas tendencias asintóticas de la clínica mental se advierten igualmente en la polémica mantenida por Henri Ey y Jacques Lacan en el Coloquio de Bonneval.

---

20. *Cf.* P. PINEL, *Traité médico-philosophique sur l'aliénation mentale ou la manie*, París, Richard, Caille y Ravier, 1800 (1.ª ed.); P. PINEL, *Traité médico-philosophique sur l'aliénation mentale*, París, Brosson, 1809 (2.ª ed.).
21. FREUD, S.: *Puntualizaciones psicoanalíticas sobre un caso de paranoia* (Dementia paranoides) *descrito autobiográficamente*, Obras Completas, t. XII, Buenos Aires, Amorrortu editores, 1976, p. 65.
22. Las relaciones entre Cicerón, Pinel y Freud tocantes al *pathos* y al *ethos* pueden leerse desarrolladas en mi estudio «Psicopatología y psicoanálisis», en *Estudios sobre la psicosis*, Barcelona, Xoroi, 2018 (4.ª ed.), pp. 37-78.

Contestando a la concepción organicista de Ey, Lacan propone desplazar la causalidad de la locura hacia una «insondable decisión del ser»[23], principio supremo que rubrica los anteriores desarrollos sobre la indisolubilidad del *pathos* y el *ethos*.

Sean bienvenidas las manifestaciones que, como la de Florencia, nos ayudan a sacudir la modorra. Pero a estas alturas, más que de la psiquiatría nos interesa hablar de la locura y del trato con los locos. Dejemos, por tanto, que la psiquiatría de las enfermedades mentales siga justificando con el cientificismo su renuncia a hablar con el loco. Como el filósofo moral de la Antigüedad, el clínico de hoy puede seguir dando por bueno el adagio que escribiera el emperador Marco Aurelio: «Nadie puede robar el libre albedrío»[24]. Porque es en el libre albedrío, es decir, en la capacidad de elección, donde palpita, indestructible, el sujeto. Y ese sujeto, cuando se quiere estudiarlo con el rigor y la profundidad que requiere, se muestra refractario a cualquier enfoque determinista, sea el de la religión de un tiempo pasado o el del cientificismo de hoy.

---

23. LACAN, J.: «Propos sur la causalité psychique», *Écrits I*, París, Seuil, 1999, p. 177.
24. MARCO AURELIO: *Meditaciones*, Barcelona, Círculo de Lectores, 2002, p. 162 (XI, 36).

II

Locura y libertad[25]

La libertad y sus aristas / El loco libre / La psiquiatría de la libertad / Polos de la psicosis

Locura y libertad son términos con muchas aristas. Las relaciones que mantienen son complejas y a veces contradictorias. Tanto lo son que algunos tratadistas las consideran incompatibles y a otros se les antojan inseparables. Con vistas a aprehender algo de sus convergencias y divergencias, en especial acerca de las propias del ámbito psicopatológico, comentaré sobre todo dos propuestas coetáneas y llamativamente contradictorias, la de Jacques Lacan referida al loco libre y la de Henry Ey concerniente

---

[25]. Una primera versión reducida de este texto se publicó, con el título «Sobre las relaciones entre la locura y la libertad», en *Freudiana* (2018, n.º 82, enero/abril). Para esta obra, aquel estudio se ha corregido y ampliado.

a la patología de la libertad. Aunque algunos las citan con frecuencia, vale la pena analizarlas atendiendo a su contexto y a los referentes que las afianzan, de ahí que las primeras palabras se destinarán a aquilatar los conceptos y establecer el perímetro de la indagación.

La libertad y sus aristas

'Libertad' es un concepto difícil sobre el que han terciado la mayoría de los pensadores de ayer y de hoy. Su campo semántico abarca varios ámbitos y sobre todo se refiere a la posibilidad de autodeterminación y la capacidad de elección, al acto voluntario, a la espontaneidad y a la indeterminación potencial, si por tal se entiende lo contrario de un férreo determinismo, sea cual sea. El problema de la libertad es ante todo una cuestión ética y se sustancia en la responsabilidad subjetiva, referencia primera de nuestra acción clínica.

La visión de la libertad como libre albedrío o capacidad de elección es habitual entre muchos pensadores de todos los tiempos, aunque no todos la suscriben, como San Agustín, que los distingue[26]. Y también es habitual considerar, como enseñara Epicteto, que la libertad y la locura van cada una por su lado. El argumento del filósofo estoico, tal como lo recogió su alumno Arriano, es el siguiente: «Pues es libre

---

26. Diferente es el parecer de San Agustín, quien distingue, como es sabido, entre libre albedrío y libertad. Por libre albedrío entiende la capacidad que tiene el ser humano de obrar voluntariamente, de tomar decisiones, de orientar su vida y sus acciones. Ahora bien, a consecuencia del pecado original el libre albedrío propende hacia el mal. La libertad, por el contrario, consiste en la capacidad de hacer un uso correcto del libre albedrío y elegir el bien, para lo cual se requiere el auxilio de la gracia divina.

aquel a quien todo le sucede según su albedrío y a quien nadie puede poner trabas. Y entonces, ¿qué? ¿Es la libertad ausencia de razón? ¡Desde luego que no! Pues locura y libertad no van juntas»[27].

Sin embargo, antes de zanjar la reflexión con una fórmula sin asperezas, conviene atender a los múltiples ángulos del concepto 'libertad' y a la amplia gama de significaciones que sugiere. De acuerdo con lo que apuntó Paul Valéry, la libertad es una noción que aparece en expresiones contradictorias, ya que las empleamos a veces para decir que podemos hacer lo que queramos, y a veces para decir que podemos hacer lo que no queremos. Somos libres —continúa Valéry— porque nada se opone a lo que se nos propone y nos seduce, y también somos supremamente libres porque, al sentirnos desembarazados de una seducción o tentación, podremos actuar contra su tendencia[28].

Conforme a los señalamientos del escritor francés, la amplitud de esta noción y su indisoluble vínculo con la condición humana se elevan en la reflexión de Sartre hasta culminar con uno de sus más hermosos apotegmas: «El hombre está condenado a ser libre»[29]. Desde su punto de vista, la libertad es inherente al hombre, siempre obligado a elegir, incluso cuando rehúsa hacerlo. Porque

---

27. EPICTETO, *Disertaciones por Arriano*, Madrid, Gredos, 1993, p. 96 (*D. A.*, I, XII, 6).
28. *Cf.* P. VALÉRY, «La libertad del espíritu», en Antonin ARTAUD y Paul VALÉRY, *La libertad del espíritu*, Buenos Aires, Leviatán, 2005.
29. «Condenado —continúa Sartre—, porque no se ha creado a sí mismo, y sin embargo, por otro lado, libre, porque una vez arrojado al mundo es responsable de todo lo que hace» (SARTRE, J.-P.: *El existencialismo es un humanismo*, Barcelona, Edhasa, 1999, p. 43).

como Sartre enfatiza a partir de la tesis según la cual la existencia precede a la esencia, ya no tenemos excusas para agarrarnos a una supuesta *naturaleza* humana: «No hay determinismo, el hombre es libre, el hombre es libertad»[30]. Y esta condena a la libertad implica que sobre el hombre recae la «responsabilidad total de su existencia»[31].

La libertad ha sido enfocada desde múltiples puntos de vista, entre otros el de sus relaciones con el determinismo y la causalidad. Los trataré aquí por separado, a sabiendas de que el determinismo y la causalidad son como los ramales que componen una misma cuerda y resulta engorroso desligarlos, aunque a veces se distingan con precisión.

Con respecto al primer aspecto, la mayoría de los autores han considerado que la trabazón del determinismo y la libertad es inversamente proporcional. De esta manera, cuanto mayor crédito se dé al primero —sea divino, anímico, físico, social o el que sea— más mengua la segunda. No obstante, vale la pena espigar algunas perspectivas que se decantan hacia el determinismo pero que a la vez salvaguardan un espacio irreductible a la capacidad de decisión, es decir, a la subjetividad. Provenientes de contextos y enfoques distintos, aunque echando mano todas ellas de una elegancia argumental admirable, evocaré brevemente las referencias de Epicuro, Spinoza y Freud.

De Epicuro llaman la atención muchas cosas. Pero la que más asombro causa es la prodigiosa solución que acuerda a la libertad en una doctrina esencialmente materialista. Su pericia llega al esplendor cuando levanta una muralla

---
30. *Ídem*, p. 42
31. *Ídem*, p. 33.

para resguardar la libertad y protegerla del determinismo naturalista que la circunda, máxime cuando en su visión mecanicista hasta los dioses y el alma están formados por átomos. Aún así, la libertad subsiste. Y lo hace en la medida en que algo se sale de lo previsto, en concreto cuando surge una desviación espontánea de la trayectoria atómica (inclinación en el movimiento de los átomos), una desviación a la que el poeta Lucrecio tradujo con el término latino *clinamen*. Gracias a este invento teórico, Epicuro se sacudió la necesidad de recurrir a un dios garante de la libertad, ese primer motor inmóvil que Aristóteles inventó y que usó para vestir a la divinidad.

Con razón el *clinamen* de Epicuro se ha entendido como el principio más sólido de una filosofía de la libertad y el fundamento firme de una ética atea[32]. En el hermoso y extenso poema *De rerum natura*, Tito Lucrecio Caro aclara que gracias a esa desviación es posible la libertad humana puesto que rompe las leyes del destino (*fati foedera*): «Pero lo que impide que la mente misma obedezca en todos sus actos a una necesidad interna, sea dominada por ésta y tenga que soportarla pasivamente, es la exigua inclinación de los átomos (*exiguum clinamen principiorum*), en un lugar impreciso y en un tiempo no determinado»[33].

---

[32]. En su tesis doctoral, defendida en 1841, Karl Marx captó con mucha precisión estos aspectos tocantes a la libertad y señaló que la interpretación que Lucrecio es, de entre todos los autores antiguos, la que mejor comprendió la física de Epicuro. *Cf.* K. MARX, *Diferencia entre la filosofía de la naturaleza de Demócrito y la de Epicuro*, Madrid, Ayuso, 1971. Véase sobre todo el primer epígrafe de la segunda parte, dedicada a las diferencias entre la física de Demócrito y la de Epicuro, pp. 33-44.

[33]. LUCRECIO: *De rerum natura. De la naturaleza*, Barcelona, Bosch, 1961, pp. 178-179 (*De rerum natura*, 289-293).

Si con Epicuro suele haber acuerdo a la hora de interpretar sus propuestas, la visión de Spinoza sobre la libertad está sujeta a múltiples apreciaciones no siempre coincidentes. Su filosofía se asienta en la necesidad, mal punto de partida cuando se quiere llegar a la libertad. De ahí que a veces se use a este autor para defender el determinismo a ultranza y proponer que la libertad del hombre no es más que un espejismo, una mera creencia en la libertad. Tal es lo que da a entender en algunos de sus comentarios, como cuando anota: «Los hombres se equivocan, en cuanto que piensan que son libres; y esta opinión sólo consiste en que son conscientes de sus acciones e ignorantes de las causas por las que son determinados. Su idea de la libertad es, pues, ésta: que no conocen causa alguna de sus acciones. Porque eso que dicen, de que las acciones humanas dependen de la voluntad, son palabras de las que no tienen idea alguna»[34]. Y al mismo tiempo que dice esto, advierte asimismo que caer en la repetitiva pregunta sobre las causas de las causas, hasta encontrar el refugio en la voluntad de Dios, es el «asilo de la ignorancia»[35].

Pero en la última parte de la *Ética*, Spinoza proclama que el hombre puede alcanzar una libertad que le sirva de salvación y sea su beatitud. El hecho de sacarlo aquí a colación se debe a que planteó un tipo de determinismo según el cual absolutamente todo lo que sucede ocurre a través de la necesidad. También el comportamiento humano está totalmente determinado, con lo cual la libertad radica

---

34. SPINOZA, B.: *Ética demostrada según un orden geométrico*, Madrid, Trotta, 2005, p. 104 (Parte segunda. Proposición 25).
35. *Ídem*, p. 71.

en nuestra capacidad de saber que somos determinados y comprender por qué actuamos como lo hacemos. Quiere esto decir que sólo sabiendo y asumiendo el determinismo seremos capaces de conquistar cierta libertad[36]. Mas esta libertad tiene poco que ver con lo que hoy se entiende por tal, puesto que se relaciona con la autodeterminación y a la vez con la decisión de acatar los preceptos que uno mismo se propone a medida que comprende las leyes generales rectoras del universo.

Otra versión de la conjunción entre determinismo y libertad es la que entresacamos de Freud. Sin razón alguna se le ha atribuido un completo sometimiento de la persona a los dictados de su inconsciente. Según este infundado parecer, todo cuanto nos ocurre en la vida anímica tendría una causa primera inconsciente. Un punto de vista así, aunque sea partidario radical de lo anímico, aprisionaría al sujeto hasta ahogarlo.

Pero Freud está muy lejos de planteamientos de esa guisa. Atento a las interpretaciones tendenciosas que algunos hacían de sus teorías, publicó en 1925 un breve texto titulado «La responsabilidad moral por el contenido de los sueños». En él se interroga acerca de la responsabilidad del soñante en el contenido de sus sueños, consideración extensiva también a aquellos sueños de contenido escabroso que hieren la sensibilidad moral del soñante. A partir de este hecho, Freud

---

[36]. Al igual que en la obra de Epicuro, se observa también en la de Spinoza la paradoja del determinismo y la libertad: «Spinoza es un pensador determinista, según el cual todo cuanto ocurre está necesariamente causado y no podría ocurrir de otro modo. Pero al mismo tiempo, como filósofo moral, Spinoza afirma la libertad» (SOLÉ, J.: *Spinoza. La filosofía al modo geométrico*, Barcelona, Bonalletra Alcompas, 2015, p. 15).

indaga, por una parte, en las razones del fracaso de la censura en esos sueños manifiestamente inmorales, y, por otra, en la responsabilidad subjetiva por el contenido de los sueños. Tocante a esta última cuestión, Freud se expresa con palabras nada ambiguas: «Desde luego, uno debe considerarse responsable por sus mociones oníricas malas. ¿Qué se podría hacer, si no, con ello? Si el contenido del sueño —rectamente entendido— no es el envío de un espíritu extraño, es una parte de mi ser; si, de acuerdo con criterios sociales, quiero clasificar como buenas o malas las aspiraciones que encuentro en mí, debo asumir la responsabilidad por ambas clases, y si para defenderme digo que lo desconocido, inconsciente, reprimido que hay en mí no es mi "yo", no me sitúo en el terreno del psicoanálisis, [...]»[37].

También la libertad, como decía, ha sido estudiada desde el punto de vista de la causalidad, sobre todo por Kant («una causalidad por la libertad»)[38]. Esta convergencia nos resulta aquí de especial interés puesto que, como enseguida se verá, la propuesta de Lacan sobre la libertad del loco no se entiende sin el soporte de aquella otra sobre causalidad psíquica, formulada hace setenta años con uno de los más poéticos, misteriosos, provocadores y hondos adagios: la locura como «insondable decisión del ser»[39].

---

37. FREUD, S.: «La responsabilidad moral por el contenido de los sueños», en *Obras completas*, t. XIX, Buenos Aires, Amorrortu, 1992, p. 135.

38. Sobre la unión de la causalidad y la libertad y sobre la libertad «considerada como una especie de causalidad», véanse los comentarios desarrollados por I. KANT en su *Crítica de la razón práctica* (Barcelona, Círculo de Lectores, 1996, p. 109 y p. 121 y ss.).

39. LACAN, J.: «Acerca de la causalidad psíquica», *Escritos 1*, México DF, Ed. Siglo XXI, 2009, p. 175. Esta es la línea de pensamiento de Lacan con respecto a la causalidad psíquica y a la responsabilidad que ella entraña, tal

De acuerdo con los desarrollos del filósofo de Königsberg, el hombre está a caballo entre dos mundos: el sensible o natural y el inteligible. Conforme a esta división de mundos, el hombre *natural* no puede ser libre y el hombre *racional* sí lo puede ser. No puede serlo el primero puesto que está sometido a las leyes naturales que rigen el mundo físico, donde todo sucede merced a una necesidad natural y bajo el imperio de la inexorable ley de causalidad física. Pero sí puede ser libre el hombre racional, pues se halla sometido a leyes racionales.

Origen y causa de sus acciones, el hombre debe concebirse a sí mismo como libre para obrar moralmente, lo que implica aceptar que es el agente de lo que hace y el supuesto fundamental de cualquier acción moral. Su libertad se debe a que no pertenece por entero al reino de la causalidad y la necesidad (mundo natural) y que pertenece también al mundo racional, inteligible o trascendental, el mundo regido por las leyes de la razón práctica o moralidad y no por las leyes naturales[40]. El hombre libre kantiano, de acuerdo con su filosofía práctica, es aquel que se rige por la razón y obedece las leyes que él mismo, como ser racional, se ha impuesto.

Así concebida, la libertad es una cuestión moral, un postulado de la moralidad. Al no ser por entero una realidad natural (mera continuación de las cosas), el hombre puede ser *causa sui* (causa de sí mismo), con lo cual le es posible

---

como expresa otra de sus célebres máximas: «De nuestra posición de sujeto, somos siempre responsables» (LACAN, J.: «La ciencia y la verdad», *Escritos 2*, México DF, Ed. Siglo XXI, 2009, p. 816).

40. La distinción entre ambos mundos se corresponde a la perfección con la que Kant desarrolló en la *Crítica de la razón pura* a partir de la oposición entre fenómenos y noúmenos o cosas en sí.

introducir en el mundo *causaciones* nuevas[41]. Se trata, entonces, de una libertad basada en un tipo de causalidad especial, primera o espontánea, es decir, no condicionada por ninguna causa anterior.

De esta manera la causalidad y la libertad se articulan en los desarrollos kantianos, que de alguna manera, aunque con otro enfoque, conjuntan las dos grandes propuestas formuladas por Lacan en lo tocante al asunto aquí tratado: la *causalidad* ligada a una insondable *decisión* del ser y el loco es el hombre *libre*.

El loco libre

«El loco es el hombre libre» es una máxima de Lacan de las verdaderamente chocantes, de esas que sorprende al más pintado y no deja indiferente ni al anodino[42]. Tiene que cogerle a uno muy bien alineado en la fila para no desnortarse. Porque si no, como te pille con el pie cambiado, te descoloca hasta rozar la perplejidad. Ver a un loco aislado en un rincón, sin mirar siquiera a los que pasan a su lado y le dicen cualquier cosa, o a otro que, después de tirarse al tren, no sale de la cama desde hace semanas y sólo lanza suspiros y lamentos, ver escenas de esa índole no se asocian precisamente con la imagen que tenemos de la libertad.

Mas ese tipo de máximas, aunque se vuelvan muy pegadizas para algunos y a otros les sacudan los cimientos, hay que

---

41. *Cf.* I. KANT, Fundamentación de la metafísica de las costumbres, Barcelona, Ariel, 1999, p. 223 y ss.
42. Véase Jacques LACAN, «Petit discours aux psychiatres» («Breve discurso a los psiquiatras»), Cercle Psychiatrique H. Ey, Sainte Anne, 10 de Noviembre de 1967. Inédito.

encararlas con un análisis detenido, situarlas en el contexto al que responden y apuntalarlas con argumentos consistentes. Con más razón en este caso, puesto que *locura* y *libertad* son términos de una gran amplitud y complejidad, expresiones que a veces se cruzan, otras se repelen y algunas se hermanan, que comparten ciertas referencias y coinciden en muchos campos.

«El loco es el hombre libre», sentencia que Miller concibe como «el axioma mismo de la experiencia psicoanalítica de las psicosis», tiene múltiples lecturas[43]. Quizás todas ellas se desplieguen entre las dos siguientes: por una parte, si el loco está tocado por la libertad, eso invita a considerar que él está implicado en su locura, tanto en la causa como en el desarrollo, con lo cual se cuestionaría el aplastante determinismo biológico y se favorecería la decisión subjetiva; por otra, tal como está formulada, indicaría que el loco es *el* hombre libre (por excelencia), afirmación enfática que se apoya sobre todo en la desvinculación del Otro y la posesión del objeto *a* (en el bolsillo)[44].

A tenor de la lectura de Miller, se observa una trabazón entre las formulaciones principales de Lacan en cuanto a la causalidad de la locura y la implicación en ella del sujeto. Y este sujeto, en el caso de la locura, se caracteriza por adoptar una posición de rechazo del significante: «No hay ningún automatismo, ningún mecanismo, que actúe inicialmente. Lo que hay antes que ninguna otra cosa es una posición subjetiva

---

43. *Cf.* J.-A. MILLER, "Sobre la lección de las psicosis", *El Psicoanálisis*, abril 2018, n.º 32, https://bit.ly/2QfRyeL.

44. «La psicosis es esa estructura clínica —señala Miller— en la que el objeto no está perdido, en la que el sujeto lo tiene a su disposición. Es por eso que Lacan podía decir que el loco es el hombre libre» (MILLER, J.-A.: «Ironía», *Uno por uno*, 1993, n.º 34, pp. 6-12).

con respecto al significante, en relación al cual aquél que lo rechaza —no al modo de la negación sino del rechazo puro y simple del significante mismo— puede ser llamado libre»[45].

Al hilo de estos comentarios, da la impresión de que la elección de ese tipo de defensa fundamental y primigenia, consistente en el rechazo del significante, condicionará en mayor o menor grado la vida de ese sujeto. Y a buen seguro determinará también muchas de sus futuras decisiones, que incluso se verán limitadas y convertirán su vida en un paseo por el infierno. Bien es cierto que quien eso elige, a menudo es para escapar de algo peor.

Le parece indudable a Miller la continuidad que existe entre la tesis apuntada en 1946 («Acerca de la causalidad psíquica»), cuando habla de la «insondable decisión del ser», y la desarrollada poco más de una década después en torno a la forclusión como condición esencial de la psicosis, propuesta cuya línea argumental resurge en su discurso a los psiquiatras, en 1967, y se rubrica en sus intervenciones de 1973. «La tesis de la libertad en la psicosis era la única apropiada, me parece, para distinguir las enfermedades neurológicas de la psicosis propiamente dichas»[46].

A modo de contribución a esta clínica diferencial, me propongo ampliar algunos desarrollos sobre lo que desde hace más de dos décadas llamamos los polos de las psicosis. En sus inicios, Colina y yo concebimos este punto de vista como argumento frente al determinismo biológico

---

45. MILLER, J.-A.: «Consentimientos», *Freudiana*, 2017, n.º 80, p. 29.
46. MILLER, J.-A.: «Sobre la lección de las psicosis», *op. cit.* Nótese que Miller, en estos comentarios, usa el término 'psicosis' para referirse a la máxima de Lacan, quien emplea 'locura'.

imperante en nuestro medio⁴⁷. En él se recogen y articulan los tres elementos esenciales de los que aquí se trata: la locura, su causalidad psíquica y la capacidad de elección del loco. Planteamientos de este tipo chocan frontalmente contra el discurso de las enfermedades mentales, en el que el sujeto se concibe como una marioneta en manos de una potencia superior que condiciona sus movimientos y determina su destino. Pero este tipo de discursos seudocientíficos, aunque sean hoy día mayoritarios, no están exentos de paradojas, como ahora se mostrará.

La psiquiatría de la libertad

El alienismo, después la psiquiatría y hoy día la salud mental están atravesados por la problemática de la libertad. En términos generales, desde esa posición se concibe al enfermo mental como alguien con las capacidades menguadas por la propia enfermedad, sobre todo en lo tocante al uso de la libertad. Está claro que el enfermo mental es cualquier cosa menos libre; de hecho, en algunos casos se le ingresa contra su voluntad y a veces hasta se le nombra un tutor legal y se le incapacita para el ejercicio de muchos de sus derechos

---

47. En un principio, los primeros desarrollos acerca de los polos de las psicosis vieron la luz en la primera edición de *La invención de las enfermedades mentales*, Madrid, DOR, 1999, pp. 414-421. En ediciones posteriores, estos desarrollos iniciales se ampliaron considerablemente hasta convertirse en uno de los pilares de nuestra concepción de la psicosis (Véase, *La invención de las enfermedades mentales*, Madrid, Gredos, 2018, 4.ª ed., pp. 529-541). A la par, F. COLINA los desarrolló sobre todo en su monografía *Melancolía y paranoia* (Madrid, Síntesis, 2011, pp. 10-38). Para nuestra sorpresa, este trabajo conjunto fue bien recibido y hoy día los polos de la psicosis son un referente habitual en algunos estudios sobre la psicosis, como el reciente de S. CASTELLANOS, *Locuras y soluciones singulares*, Buenos Aires, Grama, 2018.

ciudadanos. Cómo explicar si no su ofuscada obediencia a los dictados de las obsesiones, sus profundas variaciones de humor intermediadas por los cambios estacionales, la tiranía a la que le someten las alucinaciones o la fe ciega en ese despropósito que es el delirio, que lo aísla, empobrece y reduce a escoria social. ¿Dónde queda ahí la capacidad de decidir o la autodeterminación?

Esta pregunta, como se sabe, está presente desde el inicio y recorre toda la historia de la psiquiatría (la actual salud mental) como práctica, de siempre asentada en dos pilares: la clínica médico-psicológica y la regulación social[48]. Desde este punto de vista, el enfermo mental es un ser gobernado por su enfermedad y el técnico de salud mental es el principal encargado de reconocerlo, diagnosticarlo y tratarlo, cosa que implica, en la medida de lo posible, devolverle algo de la libertad confiscada por la afección. Así fue como se inició nuestra historia en los últimos años del siglo XVIII. Y lo que comenzó con un gesto filantrópico destinado a hacer del loco un buen ciudadano, un sujeto productivo y autodisciplinado, aquel gesto de Pinel alentando a descerrajar los grilletes de los alienados, al cabo de unas décadas se transmutó en una férrea sujeción del loco al discurso psiquiátrico y sus prácticas[49].

Esta transformación de los ideales filantrópicos en deberes

---

48. Para los menos familiarizados con los estudios sobre los cometidos asumidos por la medicina en materia de regulación y orden social asumidos, pueden iniciarse con la breve obra de R. HUERTAS, *Los laboratorios de la norma. Medicina y regulación social en el Estado liberal* (Barcelona, Octaedro, 2008), en la que se ocupa especialmente de la locura, la infancia y la higiene.

49. Tal como recogen Paul Bru y Scipion Pinel, el profesor Pinel había solicitado a las autoridades, en repetidas ocasiones, autorización para suprimir el uso de jaulas y grilletes en el manicomio de Bicêtre. En contestación a esas solicitudes, Couthon, miembro de la Comuna, visitó el asilo y, horrorizado por

al servicio del orden social, apuntalada en la emergente visión de las enfermedades mentales, fue expresada con total claridad en las palabras de Ulysse Trélat, médico de ideas republicanas y anticlericales, a mediados del siglo XIX: «Queremos y deseamos que la gente sea buena con los alienados, pobres desheredados de los primeros bienes de este mundo, la verdad y la libertad; pero deseamos que se sea buena para ellos con el tipo de bondad que les conviene, no con el tipo de liberalidad que conviene a las personas razonables. Queremos que sean gobernados y no que gobiernen. Deseamos, sobre todo, que se los reconozca, para evitar que contraigan matrimonio, puesto que eso es lo que les perpetúa entre nosotros marchitando las alegrías más íntimas del hogar doméstico, castigando a la familia en su derecho de tener herederos dignos de sí misma y en sus esperanzas y su deber de dar al Estado ciudadanos dignos del mismo»[50].

Sobrepasada la segunda mitad del siglo XIX, la visión de la alienación mental como un trastorno anímico causado por las pasiones y modificable por el tratamiento moral, perdió paulatinamente brío hasta caer en el desinterés. En adelante, los prometedores descubrimientos anatomopatológicos de Bayle se demostrarían pura quimera y, a falta de mayores concreciones relativas a la causa orgánica de esas

---

lo que allí vio, le dijo a Pinel: «Ciudadano, ¿no estás tú también loco al querer desencadenar a semejantes animales?». «Tengo la convicción —respondió Pinel— de que estos alienados no son tan intratables como para privarles del aire y de la libertad [...]». (BRU, P.: *Histoire de Bicêtre*, París, Lecrosnier et Babé, 1890, p. 454. Lo mismo en Scipion PINEL, *Traité complet ou régime sanitaire des aliénés, ou Manuel des* établissemens *qui leur sont consacrés*, París, Chez Mauprivez, éditeur, p. 157).

50. TRÉLAT, U.: *La locura lúcida*, Madrid, Ergon. Biblioteca de los Alienistas del Pisuerga, 2014, p. 12.

enfermedades, la especulación psiquiátrica en materia etiológica comenzó a pergeñar esperpénticas elucubraciones centradas en la degeneración hereditaria, apoyadas en último extremo en el pecado original. Mas en todo ese proceso, sin prueba alguna que lo avalara, la locura fue desplazada por completo al territorio de las enfermedades mentales. De este modo, a lo largo del siglo XIX se produjo un doble movimiento con resultados paradójicos: los locos habían sido liberados de sus cadenas, cierto, pero ese mismo gesto humanitario ocasionó una nueva, más tenaz y sutil atadura que engarzaba al loco a la psiquiatría y a su enfermedad mental; además, su locura había dejado de pertenecerle en la medida en que su cerebro y su dotación genética eran los responsables de sus dichos y de sus actos. De resultas de esta metamorfosis del loco en enfermo, es decir, de la desposesión de esa parte esencial de locura que conforma su ser, comenzó a darse por bueno que muchas de sus acciones no eran voluntarias, que su capacidad de decisión se había apagado y su potencial autodeterminación quedaba limitada a las cosas accesorias de la vida y no a las importantes, las tocadas por el delirio.

Esta perspectiva del enfermo mental, concebido como un ser privado de libertad, ha imperado e impera en la inmensa mayoría de los pensadores de la psicopatología. En este sentido, el debate sostenido entre Lacan y su antiguo compañero de residencia, Henri Ey, muestra la oposición frontal entre dos puntos de vista: el de Lacan, exclusivo, contundente y original, y el de Ey, defensor de la tradición psiquiátrica, cuyos argumentos podría suscribir la inmensa mayoría de sus colegas.

No es de extrañar que Ey, uno de los últimos pensadores de la psicopatología, diera una y mil vueltas sobre la cuestión de la libertad, la enfermedad y la psiquiatría, razón por la cual Lacan lo eligió como interlocutor para tratar sobre este particular. Creador de una teoría de escaso interés, el organodinamismo, combinación a dosis desiguales de J.-J. Moreau de Tours, Jackson, Freud y Janet, la importancia de este autor radica en haber conservado la tradición de la clínica clásica y replanteado muchas de las preguntas de siempre.

Según el parecer de Ey, la psiquiatría debe ser una abanderada de la libertad y el psiquiatra, un agente encargado de la liberación de los enfermos encadenados a la enfermedad[51]. Al respecto escribió en el Estudio n.º 4: «La enfermedades orgánicas son amenazas a la vida, las 'enfermedades mentales' son ataques a la libertad. Y eso explica el hecho de que el aspecto más característico de la Psiquiatría es *médico-legal*. En efecto, el proceso mórbido trabando, disolviendo la actividad psíquica, disminuye la libertad y la responsabilidad del paciente mental. [...] La psiquiatría es una patología de la libertad, es la *Medicina aplicada a las disminuciones de la libertad*. Toda psicosis y toda neurosis es esencialmente una somatosis, que altera la actividad de integración personal

---

51. Se observa en estos planteamientos acerca de las relaciones de la psiquiatría y la libertad que Ey se sitúa en las antípodas de la interpretación que estableciera Michel Foucault en su *Historia de la locura en la época clásica*, cuando enfatizó el sometimiento del enfermo mental al discurso y la práctica psiquiátrica. No es de extrañar que en 1969, con motivo de un coloquio en Toulouse sobre la mencionada obra de Foucault, Ey, tras alabarlo por su «erudición, valentía, estilo y lucidez», le calificó de «psiquiatricida» (EY. H.: «La conception idéologique de *Histoire de la folie* de Michel Foucault», *Evolution psychiatrique*, 1971, t. 36, fase 2, abril-junio, pp. 225-6).

(conciencia y personalidad). En este sentido, la Psiquiatría es la Patología de la libertad»[52].

Como se ve, la marginación de la locura tradicional y la invención de las enfermedades mentales han contribuido a extender una visión del psicótico como un ser a quien la enfermedad le ha arrebatado la libertad. *Doxa* común en nuestro medio sanitario, enfermedad mental y libertad se consideran hoy día términos antagónicos y su simple mezcla, el loco libre, aunque inicialmente rechina, no pasa de considerarse un sonoro oxímoron.

Ahora bien, una cosa es debatir acerca de si la locura y la libertad mantienen relaciones inclusivas o excluyentes, y otra bien distinta considerar que la misión de psiquiatría (salud mental) consiste en devolver la libertad al infortunado enfermo mental. Este segundo aspecto, tan del agrado de H. Ey, merece dos breves comentarios. En primer lugar, es evidente que algunos de nuestros pacientes, a medida que mejoran, amplían también el perímetro de su libertad y asumen con elegancia sus responsabilidades. Pero esta conquista, cuando se da, no es un mérito exclusivo de la psiquiatría, sino de la terapia o del psicoanálisis o lo que sea que ese sujeto esté llevando a cabo. En segundo lugar, la psiquiatría no ha podido borrar aún muchas páginas de su historia en las que se recoge cómo contribuyó a favorecer la opresión de los enfermos mentales por el hecho de asumir a pie juntillas el papel de garante del orden social y degradar a las personas con las que trataba hasta convertirlos en meros enfermos privados de razón y derechos. De ahí que las

---

52. EY, H.: *Estudios psiquiátricos*, t. 1, Buenos Aires, Polemos, 2008, pp. 77-78. Las mayúsculas y cursivas son del autor.

palabras del ilustre Ey, aunque atesoren algún rescoldo de verdad, resultan como mínimo chocantes. Ahora bien, como todo el mundo sabe, al menos los que tienen dos dedos de frente, la psiquiatría no es una sino múltiple. Y la opinión de Ey, aunque elocuente, cuenta con algunos detractores[53].

La perspectiva actual, como señalé antes, está condicionada por la interpretación de la locura como enfermedad del organismo, a quien se erige en el mandatario y se le atribuyen las competencias arrebatadas al sujeto. Es de sobra conocido que a lo largo de nuestra historia la visión médica de la locura ha tenido otra enfrente, la filosófica (psicológica), defensora de lo contrario[54]. A modo de ilustración de este punto de vista psíquico, vale la pena recordar las palabras de Hegel. El sabio alemán captó con precisión que en la alienación pervivían aún vestigios de la razón, de manera que razón y sinrazón cohabitaban en la locura. Su argumento principal, desarrollado en *Enciclopedia de las ciencias filosóficas* (1817), propone que el verdadero tratamiento psíquico debe asentarse en el punto de vista según el cual la locura no es una *pérdida* abstracta de la razón, «[...] ni por el lado de la inteligencia ni por el de la voluntad y la responsabilidad de ésta, sino que es sólo locura, sólo contradicción en la razón todavía presente, [...]», como sucede con la enfermedad

---

53. La literatura sobre este particular es inabarcable. Pero para contrarrestar las opiniones de Ey, puede leerse la monografía de F. COLINA, *Sobre la locura* (Valladolid, Ediciones Cuatro, 2014) y el breve texto de F. BASAGLIA «Qué es psiquiatría», en https://bit.ly/2R30rtk.

54. Véase, para más detalle, el estudio anterior «Hablemos de la locura», pp. 33-48. Y para ampliar la perspectiva y ahondar en la materia, el interesado hallará una introducción sencilla y precisa en R. HUERTAS, *La Locura*, Madrid, La Catarata-CSIC, 2014.

física, donde no se pierde por completo la salud (eso supondría la muerte), sino una parte de ella[55].

Polos de la psicosis

Con las mimbres apuntadas, me propongo recuperar algunos argumentos, vertidos en otras publicaciones, tendentes a defender algo circunscrito a los movimientos del loco en su locura, en concreto los cambios de posición subjetiva o cambios que el loco realiza dentro de los tres polos esenciales de la psicosis. Como decía, esta aportación no despeja por completo «la insondable decisión del ser», pero ilumina la presencia de un sujeto en la locura, un sujeto al que se le pueden seguir los pasos de sus decididos movimientos en busca de equilibrio.

Si un loco puede pasar de la melancolía a la esquizofrenia, después a la paranoia y de nuevo a la esquizofrenia, por citar el conocido caso de Daniel Paul Schreber, eso cabe interpretarse de dos modos distintos: a partir de la perspectiva neurobiológica, *grosso modo*, se puede sostener que tiene tres enfermedades: depresión mayor, esquizofrenia y trastorno de ideas delirantes; conforme a nuestro enfoque, se deduce que el sujeto se mueve en tres polos dentro de una única estructura psíquica. Este segundo supuesto, más acorde, a mi parecer, con los múltiples ejemplos que a diario pone de relieve el trato con el loco, implica que éste es capaz de decidir y elegir, al menos un poco, sea para bien o para mal.

Estos cambios de posición resultan evidentes en el

---

55. HEGEL, G. W. F.: *Enciclopedia de las ciencias filosóficas*, Madrid, Alianza, 2005, p. 463.

magistrado Dr. Schreber. Su «primera enfermedad nerviosa», por la que ingresó voluntariamente en el balneario de Sonneberg (Thuringia) al día siguiente de perder las elecciones al Reichstag, muestra el desplome característico de un episodio melancólico: la agitación ansiosa, la tristeza infinita, las tentativas suicidas, las ideas de ruina corporal y la negación de órganos. Recuperado de su dolencia, alrededor de una década después, el Ministro de Justicia en persona, el Dr. Schurig, le anunció su inminente nombramiento de *Senatpräsident* (Presidente de la Cámara en la Corte Suprema del Land de Dresde), la instancia judicial más alta del país. A partir de ahí el suelo se le movió como no lo había hecho antes y comenzó paulatinamente a experimentar la xenopatía del lenguaje y el cuerpo, en fin, un cuadro de fragmentación de la identidad, autismo y discordancia típicamente esquizofrénico. Poco a poco se fue recuperando de la perplejidad enigmática mediante un cambio de posición o movimiento al polo paranoico. Schreber, siempre cavilando, dio con los dos elementos básicos e imprescindibles para edificar el delirio al que se consagraría en adelante: la certeza de ser objeto de manipulación en su cuerpo y en su pensamiento, y la localización del Otro malvado. Su invención delirante, laboriosa como pocas, pasó por las dos posiciones subjetivas habituales en los delirios crónicos: *perseguido* por un Otro esencialmente malvado y *megalómano* a consecuencia de asumir la exclusiva misión de restaurar el desorden del mundo mediante la procreación de una nueva raza[56].

---

56. Véase, en esta misma obra, el estudio «Sobre las relaciones entre la persecución (maldad del Otro) y la megalomanía (misión del sujeto). Una

La tercera y última crisis le sobrevino cuatro años antes de su muerte. Quiso el destino que se viera obligado precisamente a tomar partido sobre el uso más legítimo del nombre de su padre (el apellido Schreber), por el que litigaban varias sociedades de seguidores del difunto médico rehabilitador y pedagogo Dr. Moritz Schreber. Su hijo, Paul, no pudo escurrir el bulto y se vio conminado a intervenir. Y cómo no iba a hacerlo, si él era el único varón vivo de los hermanos, doctor en Derecho y juez jubilado. Al cabo de un tiempo, después de pronunciarse en una declaración escrita poco comprometedora, pidió el ingreso en la Clínica de Dösen. En ella pasó los últimos años de su vida, a menudo encamado, completamente disgregado, a veces orinándose encima y untándose con heces. Pero siguió garabateando algunos papeles. En el último, como no podía ser de otro modo, puede leerse la palabra que recorre toda su locura delirante y sintetiza su posición ante la maldad esencial del Otro: «*Unschuldig*» (inocente)[57].

La experiencia de Schreber, el profesor de psicosis por excelencia, ilustra como ninguna otra las relaciones complejas entre locura y libertad: Schreber, el hombre libre, el apuesto y atildado juez que iba para Ministro de Justicia, tuvo que echar mano de la locura para sobrevivir y pasó los últimos lustros de su vida encerrado en varios manicomios. Está claro que esta libertad no es sinónimo de felicidad sino de soledad extrema, de desprotección del Otro, de carencia

---

contribución al silogismo de Foville», pp. 87-123.
57. El lector interesado, para más pormenores, puede remitirse a mi monografía, ya mencionada, *La invención de las enfermedades mentales, op. cit.*, 4.ª ed., pp. 403-504.

radical de la vida del deseo y agonía de ese amor que nos hace suspirar por alguien.

El Dr. Schreber, además, informa sin remilgos del patético fracaso que supone verse obligado a recurrir a la defensa de la locura para no descerrajarse un tiro, como había hecho años antes su hermano mayor Gustav, también juez. Sin embargo, revela también la grandeza de un sujeto valiente y creador de un universo delirante destinado a hacerse un lugar, el lugar que no encontró en aquella familia burguesa de Leipzig, sita en la Zietzerstrasse, donde el 25 de julio de 1842 había visto por primera vez la luz.

Por último, Paul Schreber, alecciona sobre cómo escapar de esa psiquiatría de la libertad de la que hablaba Ey. Loco de remate, en diciembre de 1902 salió del manicomio de Sonnenstein tras preparar personal y concienzudamente los medios de apelación legal para el sobreseimiento de su internamiento y obtener, poco después, la resolución a favor de demandante de la Corte de apelación Real de Dresde. Y así fue como Schreber, cumplidos los sesenta años y jubilado de la magistratura, realizó su anhelo de escapar de la psiquiatría y se dispuso a llevar una vida lo más libre que pudo. Lo que consiguió no fue mucho, es cierto, pues muchos años atrás había elegido una defensa portentosa que le permitió vivir a condición de consentir a la locura.

III

Locura y creación[58]

El artista loco / Relaciones entre locura y creación / Función de la creación en la locura

El artista loco

De siempre las relaciones entre la locura y la creación han sido complejas. Desde hace veinticinco siglos, de forma directa, los más insignes pensadores han contribuido a elucidar esta cuestión. Conviene, por tanto, dar un vistazo general a lo que nos ha precedido. Y para ello nada mejor que subirse a la atalaya de la historia, levantar la cabeza y

---

58. Con el título «A propósito de las relaciones entre la locura y la creación», una versión reducida de este texto se publicó en el monográfico «La Locura. Arte y literatura» de la *Revista Litoral*, 2017, n.º 263, pp. 14-21. Corregido, anotado y ampliado.

contemplar algo de lo mucho que se ha dicho sobre la materia. Después estaremos en mejores condiciones de opinar.

Pese al mucho tiempo transcurrido, aún resuenan con brío las palabras de Demócrito según las cuales sólo en estado de delirio se puede componer la poesía más elevada. También Platón en algunos de sus *Diálogos* se hizo eco de ellas, afirmando en *Ion* que los bellos poemas no se debían a la técnica sino a que «todos los poetas épicos, los buenos [...]» están necesariamente un poco fuera de sí («poseídos»)[59]. Aunque hoy día resulte chocante, durante la Antigüedad fueron numerosos los partidarios que vieron en la locura algo más que un mal o enfermedad, destacando la dimensión beneficiosa, tal como Platón dejó escrito en *Fedro*: «Porque si fuera algo tan simple afirmar que la demencia es un mal, tal afirmación estaría bien. Pero resulta que, a través de esta demencia, que por cierto es un don que los dioses otorgan, nos llegan grandes bienes»[60].

Esta tradición habría de alcanzar con el *Problema XXX* de Aristóteles los más sólidos argumentos favorables a la hermandad entre creación y locura. Según plantea allí el Estagirita —o quizás alguno de sus discípulos más cercanos, como podría ser Teofrastro—, el hombre de genio y el loco comparten un mismo talante natural, el melancólico: «¿Por qué todos los hombres que han sobresalido en filosofía, política, poesía o artes parecen ser de temperamento dominado por la bilis negra [*melancholikós*], y algunos de tal forma que incluso son víctimas de las

---

59. PLATÓN: *Ion*, en *Diálogos I*, Madrid, Gredos, 1981, p. 256 (*Ion, 533e*).
60. PLATÓN: *Fedro*, en *Diálogos III*, Madrid, Gredos, 1986, pp. 340-341 (*Fedro, 244a*).

enfermedades derivadas de la bilis negra, como cuentan las leyendas heroicas en torno a Heracles?»[61]

Resulta llamativo el amplísimo número de menciones y comentarios que habría de suscitar dicho problema a lo largo de la historia. Tras advertir las raíces platónicas de la formulación aristotélica, Séneca coincidió con ellos cuando escribió: «sólo el alma excitada puede decir alguna cosa grande y superior a los otros»[62]; tampoco pasó desapercibido al sabio Michel de Montaigne («no hay alma excelente que no esté libre de alguna mezcla de locura»)[63] ni al médico neoplatónico Marsilio Ficino[64]. Más aún, tal fue el beneplácito con que se acogió que muchos pensadores al evocarlo se reconocieron a sí mismos como melancólicos, en especial Cicerón («El propio Aristóteles concede que todos los genios son atrabiliarios [melancólicos] y por eso no me mortifica el hecho de ser algo lento de comprensión»)[65] y Robert Burton, alias *Democritus junior*[66].

---

61. ARISTÓTELES: *Problemas*, Madrid, Biblioteca Clásica Gredos, 2004, pp. 382-392. Véase, sobre este particular, R. KLIBANSKY, E. PANOFSKY y F. SAXL, *Saturno y la melancolía*, Madrid, Alianza, 1991, pp. 42-64. Asimismo, puede consultarse la excelente edición española de Jackie PIGEAUD: *Aristóteles. El hombre de genio y la melancolía (problema XXX)*, Barcelona, Acantilado, 2007. Entre los nuestros, merece una mención especial el reciente estudio de David PUJANTE *Oráculo de tristezas. La melancolía en su historia cultural* (Barcelona, Xoroi, 2018, en especial su capítulo III «Genio y carácter melancólico. El Problema XXX del Pseudo-Aristóteles», pp. 69-80).

62. SÉNECA: *De la tranquilidad del alma*, en *De la vida bienaventurada y otros Tratados*, Barcelona, Círculo de Lectores, 2001, p. 155.

63. MONTAIGNE, M. de: *Los ensayos (según la edición de 1595 de Marie de Gournay)*, Barcelona, Acantilado, 2007, p. 503.

64. Véase M. FICINO, *Tres libros sobre la vida*, Madrid, AEN, 2006; en especial, p. 27 y ss.

65. CICERÓN: *Conversaciones en Túsculo*, Madrid, AEN, 2005, p. 61 [*C.T.* I, 80].

66. *Cf.* R. BURTON, *Anatomía de la melancolía*, 3 vols., Madrid, AEN, 1997-2002.

Pensarán algunos que todas esas cuestiones nos caen un poco a trasmano, salvo si uno se interesa por la historia. Y tienen razón, salvo que las realidades históricas, mejor o peor fundadas, influyen y conforman el devenir. En ese sentido se expresan Rudolf y Margot Wittkower cuando escriben: «La noción de "artista loco" es una realidad histórica, y al descartarla por equivocada se niega la existencia de un símbolo genérico y profundamente significativo»[67]. Ese símbolo fue especialmente desarrollado en el Renacimiento y desde entonces, vigoroso y atractivo, sigue hechizando a los estudiosos y formando parte del imaginario colectivo.

Relaciones entre locura y creación

A decir de los investigadores, las relaciones entre la locura y la creación son variadas y están sujetas a múltiples opiniones, a veces contradictorias. A continuación se espigan algunas de ellas, tomadas en su mayoría de filósofos, artistas, psicólogos, médicos y psicoanalistas.

Existe un nutrido grupo de tratadistas que, siguiendo la tradición de Demócrito, destacan la relación positiva entre ambos términos. Según este parecer, sin un grano de locura y arrebato sería imposible la creación. Los seguidores de esta orientación hacen suya la máxima de Séneca «*Nullum magnum ingenium sine mixtura dementiae*» («No hay gran fuerza imaginativa sin mezcla de locura»). Se trata de la corriente apuntada en el epígrafe anterior, la cual se hace fuerte

---

[67]. WITTKOWER, R. y M. WITTKOWER: *Nacidos bajo el signo de Saturno. El carácter y la conducta de los artistas. Una historia documentada desde la antigüedad hasta la Revolución Francesa*, Madrid, Cátedra, 1982 p. 102.

mediante argumentos centrados en el mencionado *Problema XXX* de Aristóteles. Con arreglo a este punto de vista, llama la atención que el parecer de los artistas sea mayoritariamente proclive a ver en la locura, el dolor del alma y la tristeza acicates necesarios para la creación. Basten, en este sentido, las enfáticas palabras que Fernando Pessoa anotó en su *Libro del desasosiego*: «Escribo, triste, en mi cuarto tranquilo, solo como siempre he estado, solo como siempre estaré»[68].

Contraria a la anterior, se da también una visión negativa, un punto de vista especialmente desarrollado por los más incondicionales de las teorías genetistas, algunos de los cuales consideran que el artista es un chiflado, pero chiflado en el sentido de enfermo mental, es decir, un degenerado o un tarado genéticamente. Esta corriente de opinión se desarrolló a lo largo del XIX, tal como informa Gregory Zilboorg[69]. Se enmarca dentro de la tendencia de la psiquiatría decimonónica a convertir en patológico todo cuanto se salga de una norma ideal, de ahí que los partidarios de este parecer estudiaran con gran interés la vinculación entre el genio y la locura.

A este punto de vista contribuyó François Lélut con su estudio sobre Sócrates, del que destacó la raigambre patológica de sus alucinaciones y al que calificó de «teósofo» y «visionario», mejor dicho: «Un loco, esta es la única opinión verdadera»[70]. Poco después J.-J. Moreau de Tours sostuvo que la genialidad es en sí misma una forma de neurosis

---

68. PESSOA, F.: *El libro del desasosiego*, Barcelona, Seix Barral, 1997, p. 60.
69. *Cf.* G. ZILBOORG, *Historia de la Psicología médica*, Buenos Aires, Psique, 1969.
70. LÉLUT, F.: *Du Démon de Socrate*, París, Trinquart, 1836, p. 97.

(enfermedad nerviosa), en concreto una predisposición hereditaria que favorece la sobreexcitación de determinados centros nerviosos[71]. Dándole el relevo, los teóricos de la teoría de la degeneración —en especial Magnan— agruparon al genio entre los «degenerados superiores»[72].

Pero la culminación de este proceso llegó con las especulaciones de Cesare Lombroso a propósito del vínculo consustancial que une al genio y al loco, tesis radical según la cual el genio es de por sí un enfermo: «Entre la fisiología del hombre de genio, por lo tanto, y la patología de los locos, hay muchos puntos de coincidencia, incluso hay una continuidad real»[73]. El genio no sólo es un enfermo (alienado), sino que únicamente porque está alienado llega a ser genio. Lombroso cree ver la prueba más segura de la relación entre genio y locura en los locos que no son genios y se convierten en genios durante algún tiempo en los manicomios. Esto indica —continúa argumentando— que en aquellos individuos escasamente predispuestos a la genialidad, las capacidades creativas y estéticas sólo surgen gracias a la alienación. Y dicho todo esto, concluye que se puede afirmar con seguridad que «el genio es una verdadera psicosis degenerativa de la familia de las locuras morales»[74]. Tampoco se quedó corto en sus apreciaciones Paul Courbon, quien en su libro sobre Cellini, lo califica de «desequilibrado» y lo incluye en

---

71. *Cf.* J.-J. MOREAU DE TOURS, *La psychologie morbide dans ses rapports avec la philosophie de l'histoire, ou de l'influence des névropathies sur le dynamisme intellectuel*, París, Victor Masson, 1859.

72. *Cf.* V. MAGNAN y P. LEGRAIN, *Les dégénérés (État mental et syndromes épisodiques)*, París, Rueff, 1895, pp. 93-115.

73. LOMBROSO, C.: *The Man of Genius*, Londres, Walter Scott, 1891, p. 359.

74. *Ibídem*.

«el tipo mental del degenerado», señalando que, como la mayoría de los artistas, es un megalómano[75].

Sin embargo, como es de esperar, no todos los estudiosos corroboraron estas opiniones, sobre todo a partir de las publicaciones de Adele Juda sobre las relaciones entre las altas capacidades y las alteraciones mentales[76]. Esta neuróloga realizó un estudio de 294 genios y sus familias con antecedentes de alteraciones físicas o mentales. Dividió a los superdotados o genios masculinos en dos grupos compuestos por 113 artistas y 181 científicos y estadistas, todos de países de habla alemana. De ellos, 4,8% de los artistas y el 40% de los científicos y estadistas sufrieron psicosis funcionales, todas de tipo esquizofrénico o indeterminado en los artistas; todas de tipo maníaco-depresivo en los científicos. De acuerdo con el análisis de los datos, Juda observó, sin embargo, que las cifras en los genios no fueron superiores a un grupo de comparación intermedio de personas, principalmente profesionales. La autora llegó a la conclusión de que el genio y la locura no están correlacionados. Tras este estudio seminal, muchos investigadores posteriores se han centrado en las relaciones

---

[75]. COURBON, P.: *Étude psychiatrique sur Benvenuto Cellini: 1500-1571*, París, Maloine, 1904, p. 88. En la misma línea, véase el estudio de Wilhelm LANGE-EICHBAUM *Genie, Irrsinn und Ruhm. Die geheimen Psychosen der Mächtigen* (Múnich, E. Reinhardt, 1924), donde también sostiene que la mayoría de los genios presentan alguna alteración mental.

[76]. Es de destacar la tesis contraria a la relación entre locura y genialidad, extraída de los estudios desarrollados por la neuróloga Adele JUDA entre 1927 y 1944, de los que informa, entre otras publicaciones, en su obra más conocida *Hoechstbegabung: Ihre Erbverhaeltnisse sowie ihre Beziehungen zu psychischen Anomalien* (Múnich, Urban & Schwarzenberg, 1953).

entre la creación y otras alteraciones psicopatológicas, por ejemplo la depresión, el trastorno bipolar o el alcoholismo. A diferencia de las dos corrientes anteriores, una tercera considera que no se puede estar loco y al mismo tiempo ser un creador, y menos aún un genio. Según este parecer, los grandes escritores y los genios están a años luz de la locura. Al contrario, son personas muy equilibradas y disponen a su antojo de las facultades para extremarlas o deformarlas a voluntad. Tal punto de vista fue desarrollado por el estudioso galés Charles Lamb, opinión que, con el paso de los años, habría de ganar numerosos adeptos. Esta perspectiva se resume en la enfática afirmación de Lamb según la cual es imposible pensar en un Shakespeare loco[77]. Completando este punto de vista, muchos consideran, siguiendo el estudio de Pelman (médico asistente de Kahlbaum en Görlitz y profesor de Psiquiatría en Bonn) *Estados psíquicos fronterizos*, que los creadores no padecen enfermedades mentales y que, en caso de caer en la locura, sus facultades creativas disminuyen[78]. Esta opinión ha contado con muchos partidarios, entre ellos Viktor Frankl, para quien la psicosis jamás será productiva de por sí[79].

Hoy día, según proponen algunos conocidos psicólogos clínicos y psiquiatras, como Jamison y Andreasen, las tasas en enfermedad mental entre escritores son superiores a

---

77. LAMB, C.: «Popular Fallacies. ["The Sanity of True Genius"]», *New Monthly Magazine*, 1826, Mayo, pp. 519-20. A renglón seguido, Lamb añade que la grandeza del genio se manifiesta en el equilibrio admirable de todas las facultades.
78. *Cf.* Karl PELMAN, *Psychische Grenzzustände*, Bonn, Cohen, 1910.
79. *Cf.* Viktor E. FRANKL, «Kunst und Geisteskrankheit», *Universitas*, 1958, 13, pp. 291-294.

la media[80]. Y, por supuesto, el trastorno bipolar es con diferencia la enfermedad más habitual en la mayoría de ellos. Es evidente, según los partidarios de esta corriente de opinión, que lo excepcional se ha vuelto enfermedad. Cuando se llega a una conclusión de este tipo, vale la pena echar mano de un toque de humor que aligere la aparente sobriedad de este tipo de estudios. Por eso no está de más recordar las palabras de Sara Barrena sobre las conclusiones que se desprenden de la abundante literatura dedicada a elucidar las relaciones de la locura, el genio y la creación: «Si juntáramos los resultados de todos los estudios tal vez deberíamos llegar a la conclusión de que para ser un genio hay que ser un loco, huérfano, judío, nacido en febrero y, por supuesto, varón. Si no cumplimos esas características tal vez deberíamos volver a nuestra rutinaria vida y olvidarnos de la creatividad»[81].

---

80. En un estudio muy citado, Nancy Andreasen llega a la conclusión de que los escritores estudiados mostraron una tasa de enfermedad mental sustancialmente superior al grupo control, con predominancia del trastorno afectivo, en especial con una tendencia hacia el subtipo bipolar. También hubo una mayor prevalencia de trastornos afectivos y creatividad en los parientes de primer grado de los escritores, lo que sugiere que estos rasgos van juntos en las familias y podrían estar intermediados genéticamente. Por otra parte, tanto los escritores como los individuos del grupo control presentaron un CI de rango superior. Los escritores sólo sobresalieron en la subprueba de vocabulario WAIS, lo que confirma otras observaciones anteriores según las cuales la inteligencia y la creatividad son independientes de la capacidad mental (*Cf.* Nancy ANDREASEN, «Creativity and mental illness: prevalence rates in writers and their first-degree relatives», *The American Journal of Psychiatry* (Online), Abril 1, 2006, https://bit.ly/2QmN6uB). También es evidente para Kay Redfield JAMISON la relación específica que se da entre la creatividad y trastornos bipolares (maníaco-depresivos) (*Cf.* K. R. JAMISON, *Touched with fire: manic-depressive illness and the artistic temperament*. New York: Free Press, 1993; «Mood disorders and patterns of creativity in British writers and artists», *Psychiatry*, 1989, May, n.° 52 (2), pp. 125-34).
81. BARRENA, S.: *La razón creativa. Crecimiento y finalidad del ser humano*

Sea como fuere y dejando a un lado la calidad que posea la obra, sea escrita, pintada o esculpida, tocante a este asunto resulta evidente que el tormento anima a la creación. Esta opinión ha sido de nuevo defendida recientemente por Colina, al evocar la función de la escritura como *pharmakon*: «Ahora bien, pese a todas las dificultades, el sufrimiento del escritor no inhibe a quien practica la escritura por necesidad interior. Volverse secretario de uno mismo y sufrir por esa causa de dolor de corazón, no excluye los beneficios que ese síntoma de la nueva enfermedad de escribir aporta al escritor»[82].

Función de la creación en la locura

No sabemos con precisión cuál es el secreto de la creación. Las opiniones son tan variadas que es imposible compendiarlas. Pero es necesario mencionar al menos cuatro. Stefan Zweig se inclina por la perspectiva más clásica, cuando afirma: «Toda creación verdadera sólo acontece mientras el artista se halla hasta cierto grado fuera de sí, cuando se encuentra en una situación de éxtasis»[83]. Marguerite Duras apunta a la misma experiencia, aunque, sin duda, con un tono más dramático y a la vez salvífico: «Hallarse en un agujero, en el fondo de un agujero, en una soledad casi total y descubrir que sólo la escritura te salvará»[84]. Victor Hugo, por su

---

según C. S. Pierce, Madrid, Rialp, 2007, p. 23.
82. COLINA, F.: «Locas letras (Variaciones sobre la locura de escribir)», *Frenia*, 2007, vol. VII, pp. 25-59 (p. 32).
83. ZWEIG, S.: *El misterio de la creación artística*, Barcelona, Rialp, 2015, p. 20.
84. DURAS, M.: *Escribir*, Barcelona, Tusquets, 2006, p. 22.

parte, nos presenta al creador como un ser abismado en experiencias extraordinarias e inusuales de las que no puede prescindir ni evitar. Singular mezcla de horror y éxtasis, esas experiencias invitan a la creación: «¿Por qué son esos hombres grandes en realidad? No lo saben ni ellos mismos. [...] Tienen en la pupila una visión terrible que nunca les abandona. Han visto el océano como Homero, el Cáucaso como Esquilo, el dolor como Job, Babilonia como Jeremías, Roma como Juvenal, el infierno como Dante, el paraíso como Milton, al hombre como Shakespeare, a Pan como Lucrecio, a Yahvé como Isaías»[85]. Abundando en este particular y pensando en la obra de Joyce, Lacan vinculó la creación al síntoma («explicar el arte por el síntoma») y no al inconsciente, como habitualmente suele hacerse, lo que implica que el artista es un inventor, un creador, alguien que «sabe hacer»[86].

Ignoramos la quintaesencia de la creación, cierto, aunque conocemos con precisión el papel equilibrante que ella desempeña en la locura. Ese es el punto de vista que interesa al clínico, quien antepone la función balsámica que le aporta al afligido a la calidad o valor artístico que la obra pudiera poseer. Muchos trastornados se confían a la creación, es decir, se vuelven inventores, creadores y artistas. Pretenden con ello aliviar su penar, detener su errancia, reducir a murmullo el avispero de las voces, llevar

---

85. HUGO, V.: *Postscriptum de ma vie,* París, Calmann Lévy Éditeur, 1901, p. 82.
86. Respuesta de Jacques Lacan en Yale (24 de noviembre de 1975). LACAN, J.: *Conferencias y conversaciones en universidades norteamericanas,* Universidad de Yale, EE. UU., noviembre y diciembre de 1975 (dactilografiado). Sobre Joyce, puede consultarse el estudio «Las locuras de Joyce y Lucia», en *Estudios sobre la psicosis,* Barcelona, Xoroi, 2018 (4.ª ed.), pp. 343-376.

a su terreno el delirio desgobernado, insuflar un aliento de vida a su devastada existencia. La creación, sea a través de la escritura, del delirio o de lo que sea, tiene numerosos componentes de desigual valor pero de decisiva aportación: entretener; introducir un orden en el caos de la locura; tener un proyecto en el que trabajar y abrirse al futuro; hacerse un nombre; transmitir una verdad y ocultarse tras la ceguera de esa verdad; reequilibrar el exceso de goce; aplicar emplastes de palabras al mayúsculo desorden del lenguaje; posponer el paso al acto; plasmar los ideales de bondad que contrabalancean la maldad absoluta del Otro; mostrarse para ocultarse; tener la compañía de la soledad, etc.

Como decía, escribir y delirar comparten, desde el punto de vista de la función, algunos aspectos tocantes a la reconstrucción personal y universal. De este restablecimiento espera el doliente algún consuelo. Y si se diera el caso de acariciar éste alguna recia ambición, a veces la orienta en dirección a la fama y la distinción, es decir, a hacerse un nombre y dejar de ser uno más, dando así la espalda al fracasado que siente que es, a menudo con razón. Sobre estos aspectos de remodelación de la realidad, Zweig escribió: «El artista sólo puede crear su mundo imaginario olvidándose del mundo real»[87]. En eso la locura se hermana con la cordura. También en eso se ve que ambas necesitan de la creación para mirar de soslayo nuestro imparable peregrinar hacia la muerte, el conocido final de trayecto que a todos nos aguarda.

---

87. ZWEIG, S.: *El misterio de la creación artística, op. cit.*, p. 21.

Delirio: lógica y función

IV

Sobre las relaciones entre la persecución (maldad del Otro) y la megalomanía (misión del sujeto). Una contribución al silogismo de Foville

El estudio del delirio / La clínica y las preguntas / Los debates sobre los perseguidos que se transforman en megalómanos / El silogismo de Foville / La interpretación de Freud del caso Schreber / Diez conclusiones breves

El estudio del delirio

Durante veinticinco siglos bastó prácticamente con el binario parcial (melancolía) *versus* general (manía) para clasificar los delirios. Sin embargo, a partir de la segunda mitad del XIX, los psicopatólogos consideraron insuficiente esta oposición elemental y elaboraron clasificaciones más complejas, siempre efímeras y a menudo contradictorias. Si hubiera que señalar un suceso determinante de los estudios modernos del delirio, éste sería, sin duda, la descripción que Charles Ernest Lasègue realizó del delirio de persecución en 1852[88]. A consecuencia de la publicación de este eminente alienista francés, los clínicos se esmeraron en agrupar los delirios en función de sus temáticas, de manera que comenzó a distinguirse entre perseguidos, megalómanos, hipocondriacos, celosos, negadores y un interminable etcétera. Como es natural, este tipo de agrupaciones les parecieron muy superficiales a algunos tratadistas, puesto que el tema de por sí es bastante insustancial si se lo compara con la estructura interna. Con vistas a subsanar ese inconveniente y dotar a las taxonomías de un recio sustento, los delirios comenzaron a clasificarse con respecto a la evolución del cuadro clínico, sobre todo a instancias de Magnan, incluso a la terminación, según la propuesta de Kraepelin.

Esta iniciativa, que aspiraba a contribuir al desarrollo de una nosología de orientación médica, se sustanció sobre todo en la descripción del delirio crónico de evolución sistemática. Inventada por Magnan, esta forma de locura se adaptaba a los ideales de la ciencia más estricta, de manera que era suficiente conocer el estadio en el que se hallaba el enfermo para saber de antemano cómo evolucionaría paulatinamente hasta su desenlace fatal[89]. Uno de los rivales de Magnan,

---

[88]. *Cf.* C.-E. LASÈGUE, «Du délire de persécutions», en *Études médicales*, t. I, París, Asselin, 1884, pp. 546-566. Puede leerse traducido, en J. M.ª ÁLVAREZ y F. COLINA, *El delirio en la clínica francesa*, Madrid, DOR, 1994, pp. 49-72.

[89]. Sobre el delirio crónico, véase V. MAGNAN, *Leçons cliniques sur les maladies mentales faites a l'asile clinique (Sainte-Anne)*, París, Louis Bataille Éditeur, 1893

Gilbert Ballet, desmontó tan sobria construcción alegando que, pese al rigor formal que la sostenía, no había ningún enfermo que se ajustara a la evolución prevista en el guion de esa supuesta enfermedad. Para desgracia del alienista de Sainte-Anne, su tesoro más preciado pasaría a la historia como la «creación de Magnan», palabras con las que la calificaron Séglas y, más tarde, Masselon.

En vista de que los temas se antojaban anodinos y las locuras individuales no se sujetaban ni a una evolución prefijada ni tampoco a una terminación específica —como Kraepelin proponía—, los alienistas del segundo clasicismo optaron por agrupar los delirios en función de los mecanismos generadores. Y de ahí surgieron, en las primeras décadas del siglo XX, algunas maravillas descriptivas como el delirio de interpretación de Sérieux y Capgras, el delirio de imaginación de Dupré o los delirios pasionales de Clérambault. Aunque se les llamaba *mecanismos* (interpretativo, pasional, imaginativo, etc.), en realidad eran explicaciones bastantes rudimentarias sobre determinados procesos mentales implicados patológicamente en el delirio. Por esa razón, se comenzó a desconfiar de la cohesión de estos delirios crónicos, sobrios en su fachada pero frágiles en el interior. La objeción más rotunda provino de la pluma de Philippe Chaslin con su noción de *discordance*. Pues conforme a la idea planteada por el alienista de la Salpêtrière, lo más

---

(2.ª ed.); asimismo, la monografía de V. MAGNAN y P. SÉRIEUX, *Le délire chronique a évolution systématique*, París, Gauthier-Villars y G. Masson, 1892; por último, el texto de V. MAGNAN y P. SÉRIEUX, «Délire chronique à évolution systématique», en A. MARIE (Dir.), *Traité International de Psychologie pathologique*, t. II, Parés, Alcan, 1910, pp. 605-639 [ed. española: J. M.ª ÁLVAREZ y F. COLINA, *El delirio en la clínica francesa, op. cit.*, pp. 123-162].

sobresaliente de estos hechos genuinos de la locura radicaba precisamente en la discordancia interna que existía entre los signos, los mecanismos y el cuadro clínico[90].

Los intentos llevados a cabo por la psicopatología psiquiátrica para dar con las claves de los delirios no acaban aquí, desde luego, aunque todos los que siguieron están hechos de esos retazos en proporciones distintas, incluido el de Henri Ey y su visión de los delirios como productos de un proceso de desorganización psíquica[91]. Como digo, su historia se extiende hasta el presente, pero lo sustancial ya se ha apuntado y con eso bastará para enmarcar la materia a estudiar en estas páginas.

Frente a tanta variación y diferencia de enfoques, hay en cambio una constante que recorre, como un hilo imperceptible, la deliriología continental. Lo llamo aquí el silogismo de Foville, por darle un nombre que hace siglo y medio usó en alguna ocasión Jules Séglas. Me parece ver en él, si se analiza adecuadamente, una actualización de los debates sobre los temas, la evolución, los mecanismos y, sobre todo, la función y la lógica del delirio, esos elementos esenciales que el psicoanálisis aportó a esta materia y sin los cuales todo lo anterior carece de interés.

En su tiempo, Achille Foville hijo se interrogó acerca del porqué algunos perseguidos se volvían megalómanos y dio

---

[90]. Se ha entendido en ocasiones la discordancia como un signo propio de la locura. En realidad, tal como lo perfila su mentor, se trata del signo por excelencia, el cual indica precisamente la falta de armonía y la independencia que se observa en el conjunto de los signos o expresiones de la locura. Véase, Philippe CHASLIN, *Elementos de semiología y clínica mentales*, t. I y II, Buenos Aires, Polemos, 2010 (1910).

[91]. *Cf.* H. EY, *Estudios sobre los delirios*, Madrid, Triacastela, 1978.

algunas respuestas en su obra, publicada en 1871, *Étude clinique de la folie avec prédominance du délire des grandeurs*[92]. Como sabemos, más que las soluciones acordadas lo que importan son las buenas preguntas, puesto que toda nuestra clínica emana de preguntas fundamentales. La contestación de Foville, en forma de silogismo, deja mucho que desear. En cambio, su interrogante tiene hondura. Así lo pensaron también muchos de sus contemporáneos, algunos de los cuales, insignes psicopatólogos de uno y otro lado del Rin, debatieron sobre él a lo largo de la segunda mitad del siglo XIX y de las primeras décadas del XX. Tanto es así que esta pregunta le resultó decisiva a Freud para la interpretación que realizó de la locura de Schreber, aunque jamás la formuló como tal en los términos que aquí propongo. Vale la pena, por tanto, recuperarla ahora y ponerla en relación con las contribuciones al delirio y la locura que se han realizado en las últimas décadas.

Conforme a este planteamiento, el silogismo de Foville se usará a continuación para tratar la lógica del delirio, reducida en este estudio a dos posiciones subjetivas en continuo contrabalanceo: pasividad *versus* actividad; persecución *versus* megalomanía; objeto de la maldad del Otro *versus* sujeto de una misión salvadora. Esta lógica, acotada aquí a

---

[92]. Se trata de Achille Foville (1831-1887). Se le confunde a menudo con su padre, Achille-Louis Foville (1799-1878), quien fuera alumno de Pinel y Esquirol y redactara algunas obras sobre anatomía del sistema nervioso. Achille Foville hijo realizó su carrera de alienista en Maréville, Dôle, Châlons-sur-Marne, Charenton y, por último, en Quatre-Mares, el asilo de mujeres contiguo al de Saint-Yon, donde había nacido y crecido, puesto que su padre era por entonces el médico-jefe. Una visión panorámica de su vida y obra se puede leer en René SÉMELAIGNE, *Les pionniers de la psychiatrie française avant et après Pinel*, t. II, París, Baillière, 1932, pp. 175-185.

elementos binarios sólo con vistas a mostrar su dinámica, podría estar en la base de la función de reequilibrio que promueven algunos delirios paranoicos y paranoides. Para sopesar las aportaciones de estas hipótesis, sin embargo, se vuelve necesario dar un pequeño rodeo en el que se examinará, en primer lugar, si la persecución y la megalomanía son las temáticas más frecuente de este tipo de delirios; en segundo lugar, si suelen desarrollarse en ese orden; y lo más importante, en tercer lugar, si la luz que destella de este falso silogismo consigue iluminar otros muchos casos similares, sobre todo el de Schreber y de ahí, quizá, extrapolarlo a Wagner y Aimée, dos célebres perseguidos ambiciosos, aunque diferentes en su lógica delirante y en el diagnóstico clínico. Queda para otra ocasión explorar con más detalle a qué se debe el hecho de que la persecución y la megalomanía se presenten emparejadas, si eso puede depender de un origen o núcleo común, como la autofilia (Séglas), el narcisismo (Freud) o la constitución paranoica del yo (Lacan). Sea lo que sea, el olvidado y polémico silogismo de Foville servirá aquí de pretexto para indagar en estas cuestiones esenciales en cualquier invención delirante.

La clínica y las preguntas

Nuestra clínica está ligada a las buenas preguntas y de ellas deriva a su vez el saber psicopatológico. Se trata de preguntas sencillas y básicas, preguntas que expresan la curiosidad de quien escucha y su anhelo de saber algo más del interlocutor. Son, en definitiva, los interrogantes que guían al novelista cuando se esmera en establecer las claves de la historia de la vida de un sujeto. Y para conseguirlo, dirige sobre todo la atención a ciertos momentos cruciales relacionados con elecciones y decisiones, tanto las que uno realiza como las que se encuentra sin comerlo ni beberlo. A diferencia de los meros datos, esas cuestiones atesoran las claves que orientan el destino y conforman la historia en un sentido dramático, es decir, humano. También el clínico avispado, a la zaga del novelista, sigue el hilo del relato de su paciente hasta que en un momento determinado aparece un nudo inesperado. Ahí es donde se formulan las grandes preguntas, ésas a las que distinguimos porque son las más simples.

Si se quiere reducir a su quintaesencia, nuestra clínica se organiza a partir de esas preguntas sencillas y evidentes: *qué, cómo, cuándo, dónde, por qué* y *para qué*. Con estos interrogantes en la cabeza, desplegamos las pesquisas que conviene seguir: de *qué* sufre/goza (síntoma); *cómo* y *dónde* se manifestó (coyuntura, contexto y trama); *por qué* sufre/goza de eso y no de otra cosa (elección del síntoma conforme a la historia subjetiva), *para qué* le sirve ese síntoma del que se queja y goza (función). Además de las ya apuntadas, se puede añadir otra tocante a *cómo se explica* el paciente lo que le sucede, una pregunta que guía nuestra escucha, si bien la evitamos formular cuando nos hallamos ante un delirante para no dar más pábulo a su inventiva. Pues bien, todas estas interrogaciones orientan con precisión acerca de la historia de la enfermedad (*pathos*) del sujeto, a partir de la cual nos hacemos una idea del diagnóstico general o estructural y del otro diagnóstico, el singular, el que sólo vale para ese sujeto[93].

Las preguntas fundamentales, como decía, son las referidas a los aspectos genuinos de lo que se nos presenta en primer plano en nuestro quehacer diario, las más obvias y menos enrevesadas. Estas cuestiones se ordenan de acuerdo a una graduación que va de lo simple a lo complejo, esto es, del suelo al cielo. Cuando Freud se inició en la psicología patológica, uno de los primeros interrogantes que se planteó fue la diferenciación de las parálisis motrices orgánicas y las histéricas. A partir de ahí pudo proponer algunas interpretaciones relacionadas con el papel que desempeña el lenguaje en los síntomas histéricos, aunque para llegar ahí tuviera previamente que cotejarlas. Cuando muchos años después —como se verá a continuación— analizó la lógica y la función del delirio del juez sajón Dr. Paul Schreber, la primera pregunta que se formuló, tocante a la distinción del delirio primario y del secundario, le facilitó la interpretación del conjunto de la locura schreberiana. La clave estaba ahí, en esa cosa tan simple como ordenar las dos ramas temáticas del delirio.

Aunque hoy día sabemos muchas cosas acerca de la condición humana y su *pathos*, con arreglo a las preguntas clínicas fundamentales es preferible mantenerse a ras de suelo, junto a la cama del doliente. Resulta muy conveniente, sin duda, lastrar la querencia a elevarse hacia el mundo de las ideas y las abstracciones, donde todo es tan bello y perfecto, aunque también tan etéreo. Si se llega al extremo de que las teorías se adornan en exceso y pierden el referente principal,

---

93. Sobre el doble diagnóstico, véase «El diagnóstico para principiantes», en *Estudios de psicología patológica*, Barcelona, Xoroi, 2017, pp. 293-335.

en nuestro caso el malestar del sujeto, debemos volver a las preguntas fundamentales, poner pie a tierra y encaminarnos hacia la patria común. Ese movimiento necesario se llama retorno a la clínica.

No está de más, de vez en cuando, recordar que nuestra patria es la clínica y que todos los que estamos al lado del enfermo hablamos la misma lengua, aunque gustemos de expresarnos en dialectos locales. De esa patria común no conviene alejarnos demasiado, o correremos el riesgo de extraviarnos. Chaslin decía que las teorías mal fundamentadas caducan, pero la clínica siempre permanece[94]. Esta indicación, aunque algo ingenua, es preferible a la tentación de pontificar de la clínica desde la atalaya de las teorías. El gusto por la especulación y lo enrevesado desaparece cuando nos confrontamos con la hondura de las preguntas más sencillas.

¿Por qué muchos perseguidos se transforman en megalómanos? Este interrogante simple, de apariencia insustancial, da pie a toda esta reflexión y a lo que se desarrollará en los dos capítulos siguientes dedicados a Wagner y Aimée. Como se verá, no se trata de una mera transformación del tema del delirio, como proponía Foville y discutieron Garnier y Séglas, entre otros. Si se discutiera sólo de eso, no valdría la pena este esfuerzo. Lo que pretendo mostrar es que la invención delirante puede proporcionar un cambio de la posición del sujeto, es decir, el paso de un estado pasivo de objeto de goce de la maldad del Otro a un estado activo en el que asume una misión, a menudo

---

94. *Cf.* P. CHASLIN, *Elementos de semiología y clínica mentales*, op. cit., p. XXXVII. De ahí su recomendación de mantenerse «fiel a la clínica lo más que se pueda» (p. XXXVI).

salvadora. Esta transfiguración merece un estudio detenido puesto que muchos delirantes se reequilibran a consecuencia de ese contrabalanceo.

Los debates sobre los perseguidos que se transforman en megalómanos

Se da por hecho que la persecución y la megalomanía son los dos temas más recurrentes en los delirios paranoicos y paranoides. Fernando Colina se hace eco de esta opinión generalizada y destaca su presencia intemporal cuando, en *Escritos psicóticos*, escribe: «Todos [los síntomas psicóticos] pueden ser reducidos dentro del binomio de posesión-expansión: o el loco es dominado mágicamente por una fuerza exterior que le ocupa, o el alma, en extático impulso, se expande ingobernable y fuera de sí por el universo. Lo que varía es el novelamiento que en cada caso y en cada época pueda darse a este núcleo formal para que los contenidos megalománicos y la identidad de los perseguidores cambien con los tiempos»[95].

Ahora bien, el acuerdo sobre su presencia habitual se desdibuja cuando se debate acerca de si esos temas guardan una relación consustancial o meramente accesoria. Esa ligazón se desarrollará aquí mediante la imagen del balancín, es decir, una barra móvil cuyos dos extremos oscilan alrededor de un eje central único. Desde este punto de vista, la persecución y la megalomanía corresponden a esos dos extremos del columpio que representa el polo paranoico de la psicosis, en el cual el loco oscila en un continuo sube y baja,

---
[95]. COLINA, F.: «Locura e historia», en *Escritos psicóticos*, Madrid, DOR, 1996, p. 86.

donde cada impulso contrarresta al anterior. Pese a la fatal atracción que ejerce el exceso gozoso de elevarse hasta las estrellas en pos de una misión salvadora y caer bruscamente a tierra a consecuencia del acoso de un Otro infame, ese contrabalanceo favorece en ocasiones la recuperación de un equilibrio que hace de la vida algo más fácil de sobrellevar[96].

Al plantearlo como los extremos de un mismo balancín, doy a entender que persecución y la megalomanía comparten una esencia común y que no hay una sin la otra. No es esta, sin embargo, la opinión de muchos tratadistas. Algunos los conciben como si fueran dos resortes independientes, sin unión entre sus partes y sin un centro compartido. Tal es la opinión de Richard von Krafft-Ebing y de Eugen Bleuler, por citar únicamente dos consagrados psicopatólogos que representan, cada uno a su manera, este enfoque desunido.

Como digo, Krafft-Ebing considera de forma separada estas dos ramas temáticas y no ve en ellas ningún vínculo connatural pese a reconocer su ocasional coincidencia y alternancia. Con respecto a esta cuestión, en su *Lehrbuch* se expresaba en los siguientes términos: «Mucho más frecuentes que los delirios de grandeza son los delirios de persecución. Ambos delirios primordiales pueden ocurrir uno después del otro o a la par (uno y otro) en el mismo cuadro clínico o también existir aislados»[97].

---

96. En un trabajo de hace más de un siglo, ajeno por otra parte al enfoque que aquí se desarrolla, Specht hablaba precisamente del hecho de que el paranoico nunca deja de «balancearse entre el delirio de grandeza (*Grössenwahn*) y el delirio de persecución (*Verfolgungswahn*)». *Cf.* G. SPECHT, «Über die klinische Kardinalfrage der Paranoia», *Zentralblatt für Nervenheilkunde und Psychiatrie*, 1908, 31, pp. 817-833.

97. KRAFFT-EBING, R. von: *Lehrbuch der Psychiatrie auf klinischer Grundlage für praktische Ärzte und Studierende*, Stuttgart, Ed. Ferdinand

Las explicaciones sobre estos hechos que se le antojaron al profesor Krafft-Ebing son desmañadas y no vale la pena evocarlas ahora. En cambio, sí merecen un breve recordatorio, merced a su luminosidad, las de Eugen Bleuler. El psiquiatra afincado en Zúrich observa cierta consonancia entre ambas ramas temáticas, aunque no es partidario de su connaturalidad. Sitúa en un extremo la inferioridad esencial y real del paranoico y en el otro la compensación delirante mediante las ideas grandiosas, bajo la persistencia de un «conflicto entre el deseo y la realidad» que vuelve incurable al delirio. Gracias a esta traslación proyectiva, el enfermo imputa a los otros sus propios fracasos y flaquezas, de manera que al echar mano de la formación delirante realiza los más grandiosos propósitos («ambición de ser») que su mediocridad no le permite culminar. En definitiva, para eliminar esa incapacidad personal insoportable unos culpan de su impotencia al exterior (delirio de persecución) y otros imaginan que sus deseos se han cumplido (megalomanía)[98]. Sin embargo, aunque Bleuler considera que la relación entre persecución y megalomanía depende sobre todo del temperamento de cada loco, advierte finalmente que ambos tienen «un nexo causal distinto»[99].

Otro parecer a tener en cuenta es el Heinrich Schüle, uno de los clínicos más atinados cuando opina sobre los delirios y más aún sobre la melancolía. Según el director del Sanatorio de Illenau, en algunos tipos de enfermedad

---

Enke, 1888 (3.ª ed.), p. 439.
98. *Cf.* E. BLEULER, *Afectividad, sugestibilidad, paranoia*, Madrid, Morata, 1969, pp. 177-178.
99. *Ídem*, p. 206.

mental, la megalomanía (*Grössenwahn*) es un desarrollo clínico del delirio de persecución (*Verfolgungswahn*). Quiere esto decir que el perjuicio percibido se proyecta en una sensación de expansión y el delirio antaño opresivo se irradia hacia la megalomanía[100].

Schüle observa además que la «locura de ideas» (*Einfalls-Wahnsinn*), así es como la califica, se caracteriza clínicamente por el delirio de persecución primario, en donde las ideas de grandeza pueden o no desarrollarse[101]. Y poco después, en el epígrafe dedicado a los delirios depresivos de persecución mezclados con delirios de grandeza, advierte: «La megalomanía sobreviene a veces como compensación *al lado de* las ideas de la persecución y también *con* ellas, o después del avance de estas últimas como su transformación. Esta es la regla para los casos hereditarios; [...]»[102]. En este supuesto, la megalomanía representa el desarrollo natural de la excentricidad primigenia, que desde la juventud se utiliza para dar vueltas a los pensamientos al margen de la realidad y de una manera fantástica y ensoñadora. En cuanto a las formas adquiridas, suele darse una evolución de forma gradual, en la medida en que «un presentimiento oscuro se palpa a su alrededor, hasta que se presenta y se fija mediante

---

100. «En otros casos —escribe Schüle— la paranoia inicial pasa a un estado de ánimo expansivo: las llamadas del cielo, los anuncios de una misión divina le reconfortan sobre la felicidad familiar destrozada» (SCHÜLE, H.: *Handbuch der Geisteskrankheiten*, Leipzig, Vogel, 1880, p. 318).
101. *Ídem*, p. 441.
102. *Ídem*, p. 448 (la cursiva es mía). Schüle establece una taxonomía etiológica excesivamente alambicada y confusa, quizás lo menos interesante de su contribución. Cuando menciona los tipos clínicos hereditarios se refiere a ciertas enfermedades mentales funcionales que no pueden producirse más que en un cerebro tarado, a diferencia de las formas adquiridas.

una "ocurrencia" (*Einfall*) (a través de la lectura, de los recuerdos o de una conversación accidental) a la conciencia luminosa, en parte; sin embargo, también sucede bajo la forma de una concepción relampagueante (*blitzähnlicher Conception*): de repente el enfermo es atrapado por un pensamiento inconmensurablemente elevado, cuya grandeza y segura accesibilidad le hace literalmente temblar»[103].

Con estos términos detallistas describe Schüle la irrupción de la megalomanía, como iluminación, revelación o momento fecundo ajeno a todo tipo de razonamiento, pero también como vago presentimiento que se acaricia y poco a poco adquiere forma. Por último, los contenidos de las ideas de grandeza de esta «locura exaltada» se extienden en extraña concordancia al ámbito erótico, religioso o propiamente humanitario.

El silogismo de Foville

Ahora bien, ni Krafft-Ebing ni Schüle ni Bleuler estudiaron de forma sistemática la trabazón persecución-megalomanía. El primero en hacerlo fue Achille Foville. Y, como cualquier pionero, tuvo que enmarcar un perímetro semántico y dotar a los términos de una significación hasta entonces voluble. De los perseguidos se tenía noticia desde la noche de los tiempos, aunque se les llamara melancólicos o de otras formas. De los ambiciosos también, aunque comenzaron a llamar la atención cuando se extendió la parálisis general progresiva y Bayle quiso creer que ese era uno de sus síntomas genuinos.

---

[103]. *Ídem*, pp. 448-449.

Sobre las relaciones entre la persecución y la megalomanía

Como tal, la expresión *mégalomanie* es de uso relativamente tardío. Henri Dagonet la usa en su *Traité* para describir el «sentimiento exagerado de la personalidad», característica llamativa de este tipo de alienación[104]. Aún en aquellos años se debatía acerca de si la megalomanía se acompañaba de felicidad. Arnold llama precisamente la atención sobre eso y recalca que los ambiciosos no son felices. Incluso, de acuerdo con Calmeil y otros autores, las ideas grandiosas pueden mezclarse con ideas melancólicas, donde la locura se expresa con mayor crudeza y sufrimiento[105].

Dicho esto, con vistas a contextualizar el trasfondo del debate, Foville reconoce que el delirio de grandeza se presenta en cualquier forma de alienación mental, aunque sólo en algunas posee una importancia superlativa, sobre todo en la parálisis general y en la monomanía o locura parcial. De ahí que la mayor parte de su estudio lo dedique a distinguir las ideas ambiciosas características de la parálisis general y los delirios genuinos de la locura parcial o monomanía, y una vez establecida esa clínica diferencial, se dedica a concretar los rasgos distintivos del *délire ambitieux*, también llamado *délire des grandeurs* o *mégalomanie*[106]. En la parálisis general el delirio

---

104. *Cf.* H. DAGONET, *Traité des maladies mentales*, París, Baillière, 1862.
105. Véase el estudio de A. LINAS, «Monomanie», en A. DECHAMBRE (dir.), *Dictionnaire encyclopédique des sciences médicales* (Segunda serie, t. 9, MOE-MOR), París, Asselin y Masson, 1875, pp. 146-195.
106. La megalomanía se estudió inicialmente en relación con la parálisis general. Bayle propició la opinión de que las ideas ambiciosas eran el síntoma exclusivo de la parálisis general. Pero poco después se le opusieron Georget y Calmeil, y más tarde Trélat, Lasègue, Linas, Billod y otros, que establecieron la existencia de un delirio de grandeza al margen del las ideas ambiciosas de la parálisis general. Baillarger y Jules Falret contribuyeron a establecer el diagnóstico diferencial de ambos cuadros. Con vistas a distinguir ambas enfermedades, como ya se indicó, Henri Dagonet y Achille Foville comienzan

es difuso, incoherente, global, incongruente y contradictorio, sin lógica alguna que lo sustente ni sistematización que lo cohesione. En cambio, el delirio ambicioso de los locos parciales sistemáticos tiene un carácter esencial en el periodo de estado, es razonado, sometido a coordinación y dotado de una aparente lógica sistemática[107].

A través de una identificación forzada, Foville se mete en la cabeza del loco e intenta discurrir como supone que éste lo hace. De ahí surge su deducción silogística: «Para que se les acose como se les acosa, debe de haber, se dicen a sí mismos, un interés en sacárnoslos de encima; y eso es porque ellos creen tener algún vislumbre de personaje rico y poderoso; porque ellos mismos tienen derecho a alguna riqueza, a algún poder del cual se les despoja fraudulentamente; porque pertenecen a un elevado rango del que se les ha apartado en circunstancias más o menos misteriosas. Es porque a las personas a quienes habían considerado como sus padres no son sus verdaderos padres; porque en realidad pertenecen a una familia de primer orden, lo más seguro que a una dinastía real»[108].

---

a usar el término *mégalomanie*.

107. *Cf.* A. FOVILLE, *Étude clinique de la folie avec prédominance du délire des grandeurs*, París, Baillière et Fils, 1871, puntos 5 y 6, p. 451. Obsérvese que la paginación de esta monografía comienza con la página 318 y termina con la 452. Este hecho se debe a que la edición de Baillière conserva la original, que se publicó como extracto de las *Mémoires de l'académie de médecine (1870-1871)*, 1871, t. XXIX, pp. 318-452.

108. FOVILLE, A.: *Étude clinique de la folie avec prédominance du délire des grandeurs, op. cit.*, p. 346. Y diez años después, en la conferencia en el Congreso de Londres, en agosto de 1881, se pregunta de nuevo, poniéndose en la mente de los delirantes, sobre el motivo que pueden tener para que se ensañen de forma tan despiadada contra ellos, que son gente desconocida y de condición humilde. A lo que responde: «Tras largas cavilaciones e incesantes

Estas ideas encuentran su caldo de cultivo —continúa discurriendo el autor— en aquellos casos en que, antes de haber enfermado, el futuro megalómano debió de haber sufrido un serio revés en su orgullo o en sus intereses (a causa de alguna irregularidad) o en el misterio del propio nacimiento. De ahí que sea relativamente frecuente esta creencia en un origen ilustre y en una imaginaria fortuna entre los hijos naturales que habrán de sucumbir a la locura. Son ellos, principalmente, los mejor dispuestos para unir a sus ideas de persecución «una nueva novela» en la que predominan las ideas de grandeza, las sustituciones en el momento del nacimiento y las confusiones de personas[109].

Tal es, en síntesis, el razonamiento deductivo de Foville en forma de silogismo: es evidente que me están persiguiendo y acosando; si se emplean tantos medios para la persecución, será porque soy alguien elevado y porque me han engañado respecto a mi noble origen.

Como se ve, Foville amplía la orientación psicológica propiciada por Lasègue en la descripción originaria del delirio de persecución, quien explicaba el paso del periodo prodrómico al de estado por la intervención de un razonamiento. Lasègue veía ahí un proceso lógico,

---

búsquedas interiores, acaban entreviendo una solución a ese difícil problema. ¿Es tan seguro que ellos son personas tan poco relevantes? ¿Su rango social es, en verdad, tan modesto?» (FOVILLE, A.: «Note sur la mégalomanie ou lypémanie partielle avec prédominance du délire des grandeurs», *Annales médico-psychologiques*, 1882, vol. 7, pp. 30-40; p. 35).

109. Obsérvese la insistencia de Foville en la novela familiar delirante de los megalómanos, anticipación de las observaciones de Freud sobre la *Familienroman*, inicialmente vinculada a los delirios paranoicos y más tarde a la trama edípica de los neuróticos. *Cf.* S. FREUD, «La novela familiar de los neuróticos» (1909 [1908]), en *Obras completas*, t. IX, Buenos Aires, Amorrortu, 1975, pp. 213-220.

esencialmente deductivo y también silogístico. Metiéndose también en la cabeza del perseguido, escribe: «La transición se hace siempre con el mismo razonamiento: los males que sufro son extraordinarios; he padecido los más duros golpes, pero los entendía y adivinaba más o menos la razón. Y ahora me encuentro ante condiciones extrañas que no dependen ni de mi salud ni de mi posición, y que no derivan del medio en que vivo. Es necesario que intervenga algo exterior e independiente de mí, por lo cual sufro y soy un desgraciado. Sólo los enemigos pueden tener interés en causarme estas penas. Tengo que sospechar, por tanto, que existen intenciones hostiles detrás de estas impresiones de perjuicio»[110]. Similar es, en este sentido, la ilación que aprecia Foville de la génesis de las ideas ambiciosas a partir del delirio persecutorio. Llamativo es que ambos fuercen una identificación con el loco y pretendan discurrir como él, cosa que, como después se apuntará, hacía que Séglas se llevara las manos a la cabeza.

Pero no es sólo éste, reconoce Foville, el único modo en que se puede producir un delirio de grandeza. Sucede a veces que las ideas ambiciosas se desarrollan desde el inicio. Y en estos casos, mediante una suerte de propagación regresiva, surgen de forma «secundaria» las de persecución. Como se ve, el mismo razonamiento que le servía para explicar el supuesto general, lo emplea también para estos casos particulares: «Es difícil —escribe Foville— creerse en posesión de derechos a la fortuna y al poder, figurarse descendiente de una familia ilustre, y no sentirse ultrajado por la posición modesta que

---

110. LASÈGUE, C.-E.: «Du délire de persécutions», *op. cit.*, p. 550 [ed. española: LASÈGUE, C.-E.: «Del delirio de persecución», *op. cit.*, p. 54].

ocupa o por la precariedad de los recursos de que dispone»[111]. Convertido en una víctima, el loco ve ahí un claro signo de injusticia ocasionada por los enemigos poderosos. En estos casos poco habituales, la invención del delirio sistematizado de persecución es la consecuencia de las ideas de grandeza.

En una monografía sobre el mismo tema, Paul-Emile Garnier amplía los puntos de vista de Foville y destaca algunos signos de mal pronóstico. Como sus contemporáneos, considera que mientras el delirio no ha cuajado, las posibilidades de curación se mantienen intactas. Eso sucede mientras el delirante perseguido permanece en ese periodo indeciso en el que sus concepciones morbosas no se asientan en un determinado punto y aún designa de una manera vaga y confusa la naturaleza del sufrimiento del que se queja, es decir, cuando todavía no ha creado esa terminología tan extraña y característica del periodo de sistematización.

En su opinión, la aparición de la megalomanía es un signo de muy mal pronóstico, con lo que contribuye a extender una creencia bastante aceptada entre los clínicos de aquella época. «¿Podemos sorprendernos —escribe Garnier— de que la mera aparición de ideas ambiciosas, sumadas al delirio primitivo, imparta un carácter especial de gravedad al pronóstico? La observación muestra, de hecho, que las persecuciones megalómanas están casi irremediablemente condenadas. En particular, insistimos en esta cuestión porque, creemos, no se ha destacado lo suficiente»[112]. De manera que,

---

111. FOVILLE, A.: *Étude clinique de la folie avec prédominance du délire des grandeurs, op. cit.*, p. 347.
112. GARNIER, Paul-Emile: *Des idées de grandeur dans le délire des persécutions*, Delahaye, París, 1878, p. 47.

según este autor, la presencia del delirio ambicioso entre los perseguidos es signo de una gravedad excepcional.

De todos los comentarios sobre el silogismo de Foville, los más sabrosos son los Jules Séglas. Su proceder es minucioso y pausado, respetuoso aunque dirigido a lo que considera el corazón del delirio, como se puede observar a partir de las pesquisas que sigue, las sutiles diferencias que establece y la destreza con la que se emplea en el interrogatorio sin causar intimidación. Su método presupone unas relaciones lógicas entre los elementos constituyentes de la idea delirante y aspira a convertirse en el preámbulo imprescindible para completar la semiología del delirio, la cual debe partir del examen del contenido del discurso y de su formulación concreta. Dicho procedimiento se basa en las preguntas más simples y a la vez más esenciales, preguntas a las que elevó a la categoría de regla mnemotécnica: «¿Qué?, ¿cuándo?, ¿quién?, ¿cómo?, ¿por qué?, ¿por lo tanto?»[113]. A partir de ellas despliega las indagaciones para determinar lo que consideró los elementos esenciales del delirio y sus relaciones lógicas: la naturaleza de la persecución; su fecha de inicio; la identificación o designación de los perseguidores; los medios que emplean para perjudicarlo; la razón o la finalidad de la persecución sufrida (que por lo general siempre conserva el carácter de vejación inmerecida o excesiva, salvo en algunos delirios de tinte melancólico) y las consecuencias y resultados obtenidos. Al analizar de este modo la estructura mínima de

---

113. SÉGLAS, J.: *Leçons cliniques sur les maladies mentales et nerveuses (Salpêtrière, 1887-1894)*, París, Anselin et Houzeau, 1895, p. 501 [ed. española: *Alucinados y perseguidos. Lecciones clínicas sobre las enfermedades mentales y nerviosas (selección)*, Madrid, Ergon-Biblioteca de los Alienistas del Pisuerga, 2012, p. 102].

los delirios de persecución (pasiva), Séglas allana el terreno para captar la quintaesencia última del drama paranoico, una de cuyas caracterizaciones más precisas la aportó Lacan cuando enfatizó la posición del paranoico como objeto de goce de un Otro malvado e insaciable, hecho que se vuelve evidente en las observaciones del alienista de la Salpêtrière[114].

Aunque admite la pertinencia de Foville al interrogarse sobre la relación de la persecución y la grandeza, Séglas lo critica de una forma sistemática y no exenta de humor. La línea de flotación a la que dispara es la identificación con el razonamiento del delirante, ese meterse en la cabeza del perseguido y ponerse a cavilar como él lo haría[115]. Como ya habían anticipado otros autores, «no hay muchos perseguidos, si es que hay alguno, que se pongan delante de sus ideas de persecución, las razonen, y concluyan entonces que son grandes personajes»[116]. Si se les pregunta por qué se les persigue precisamente a ellos, lo más frecuente es que respondan: «No sé nada de eso, usted lo sabe mejor que yo». Eso sí, los únicos que dan una explicación son los que ya tienen ideas de grandeza. «Y si en ese caso aparece el

---

114. *Cf.* J. LACAN, «Présentation des Mémoires d'un névropathe» [1966], en *Autres écrits*, París, Éditions du Seuil, 2001, p. 215.
115. En realidad, el razonamiento de Foville es el que haría una persona normal. Eso es lo que le señala Séglas en alguno de sus comentarios: «Para este autor, la concepción delirante de grandeza se deduciría lógicamente de la persecución a través del razonamiento abstracto, en todo lo semejante a lo que una mente normal podría haber considerado» (SÉGLAS, J.: «Séméiologie des affection mentales», en G. BALLET (Dir.), *Traité de pathologie mentale*, París, Dion, 1903, p 225).
116. SÉGLAS, J.: *Leçons cliniques, op. cit.*, p. 513 [ed. española: *Alucinados y perseguidos, op. cit.*, p. 111].

silogismo —añade Séglas—, da la impresión de que sólo llegó a formularse después»[117].

Estas consideraciones se enmarcan dentro de su concepción de la paranoia y los delirios, que para este autor están muy relacionados con el carácter previo, una concepción muy del gusto de la escuela francesa. Llamó *paranoïa* o *folie systématisée primitive* al conjunto de los delirios sistematizados, agudos o crónicos, enraizados en un sentimiento hipertrofiado de la personalidad (*autophilie*), donde el orgullo y la desconfianza constituyen los rasgos principales del carácter[118]. Ahora bien, el hecho de que el enfermo se sienta perseguido no impide que sea un soberbio. Al contrario, su orgullo originario se hace aún más patente. Creerse perseguido —continúa Séglas— y considerarse el foco de la atención universal es en sí mismo un acto de soberbia.

De ahí que ese sentimiento de orgullo, manifestado ya en el delirio de persecución, se multiplica al experimentar el poderío que acompaña a dicho delirio y crece a medida que se renuevan y amplían las persecuciones. Pues bien, las ideas de grandeza, según este autor, surgen precisamente de ahí «mediante una especie de trabajo inconsciente» y como explicación del motivo de la persecución. ¿Qué ocurre entonces con la deducción lógica de Foville? A lo que Séglas

---

117. *Ibídem*.

118. Se trata, por tanto, de «un estado psicopático funcional caracterizado por una desviación particular de las funciones intelectuales más elevadas, el cual no implica ni una decadencia profunda ni un desorden general, que se acompaña casi siempre de ideas delirantes más o menos sistematizadas y permanentes, con alucinaciones frecuentes. Este delirio, que no representa sino una fase, el punto culminante de la afección, es independiente de toda causa ocasional o de todo estado mórbido emocional anterior; tiene su origen en la intimidad del carácter individual, de la personalidad; es un delirio primitivo» (*Ídem*, p. 384).

contesta: «Ahí está, si así se quiere, pero en modo nada parecido a lo que creía dicho autor. Si la idea de grandeza, como explicación, procede de la idea de persecución, no es a consecuencia de un simple silogismo: es el resultado de una larga elaboración psíquica, inconsciente lo más a menudo, siempre oscura para el enfermo. Las deducciones lógicas, si es que las hace, sólo son retrospectivas; pueden encajar *a posteriori*, pero no crean nada *ex novo*»[119].

A decir de Séglas, por tanto, las ideas de grandeza se desarrollan a partir de un núcleo de orgullo enfermizo que anida en el corazón de todo paranoico. Pero la grandiosidad no es exclusiva de la megalomanía[120]. Lo es también de las ideas de persecución, puesto que también ellas surgen de ese narcisismo originario al que denomina «autofilia», mezcla de desconfianza y orgullo. De suerte que la persecución y la megalomanía serían la expresión de ese núcleo originario de la personalidad paranoica.

Ahora bien, estas atinadas consideraciones de Séglas, aunque muestran que el silogismo de Foville ofrece una explicación incierta, dejan en la sombra el paso fundamental que esa deducción lógica propone, aunque sea errónea. Se trata del paso de la persecución a la megalomanía entendido como una conquista de la invención del delirio, movimiento en el cual el sujeto transita de una posición pasiva a una activa, tal como se propone en este estudio. Este hecho

---

119. *Ídem*, p. 513 [ed. española: p. 113].
120. Kraepelin también lo considera así, ya que observa esa «monstruosa sobreestimación de nosotros mismos en varias formas de locura». Aunque es en la «estrafalaria megalomanía» donde se vuelve más patente (KRAEPELIN, E.: *Psychiatrie: Ein Lehrbuch für Studierende und Ärtze*, t. I (allgemeine Psychiatrie), Barth, Ed. Johann Ambrosius, 1899, pp. 198-199).

escapa a la especulación de Jules Séglas en la medida en que para él el delirio se crea de una forma un tanto automática, es decir, pasiva. Así lo expresó en las memorables páginas de semiología que escribió para el *Traité* de Gilbert Ballet: «Sin insistir más, es bueno recordar, al investigar el origen de las ideas delirantes, incluso cuando revistan la apariencia de un razonamiento, que frente a sus concepciones delirantes, el alienado es siempre pasivo, que ni las crea ni las dirige a su antojo, sino que se contenta con experimentarlas (Christian), y realizar parte de la actividad psíquica inconsciente»[121]. Esta consideración, finalmente, deja al sujeto maniatado y al albur de las ideas delirantes que se le vayan presentando, porque en el fondo no es él quien las delira.

La interpretación de Freud del caso Schreber

Con vistas a enmarcar la originalidad de la interpretación de Freud de las *Denkwürdigkeiten* o *Sucesos memorables*, es necesario tener en cuenta dos cuestiones principales. Téngase presente, en primer lugar, que en aquellos años se aceptaba de forma mayoritaria que un delirio se volvía incurable y no tenía vuelta atrás cuando —tal como enfatizaba Garnier— la sistematización delirante copaba todos los ámbitos de la realidad, cosa que solía coincidir con el despliegue grandioso y el afianzamiento de la terminología neológica. En estos casos ya no había nada que hacer y se les solía diagnosticar de paranoia, es decir, locura crónica. El Dr. Schreber fue uno de los muchos enfermos cuyo destino estuvo marcado

---

121. SÉGLAS, J.: «Séméiologie des affection mentales», *op. cit.*, p. 228.

por esta errónea concepción psicopatológica. Tanto es así que su traslado de la Clínica Psiquiátrica de la Universidad de Leipzig al manicomio real de Sonnenstein se debió a que el Prof. Paul Emil Flechsig lo dio, al cabo de unos cuantos meses, por incurable y lo diagnosticó de paranoia, lo que implicaba su traslado a un centro de larga estancia.

En segundo lugar, acorde a su inteligencia y a la necesidad de hallar un equilibrio, la locura delirante de Schreber alcanza unas proporciones cósmicas, de manera que el sólo hecho de compendiarla, ordenarla y captar su lógica se convierte en una tarea compleja. Y esta complejidad está en la base de la interpretación desacertada que el Dr. Weber, director de Sonnenstien, hizo del delirio schreberiano al invertir el orden de las dos ramas temáticas fundamentales.

El marco desde el que Freud desarrolla la interpretación del caso Schreber contradice dos supuestos que en aquellos años se daban por ciertos: el mal pronóstico derivado de la expansión del delirio y la incurabilidad de la paranoia. Además, aunque Freud jamás tuviera noticia de ello, participó a su manera en los debates acerca del silogismo de Foville, cuando corrigió a Weber con respecto a cuál es el delirio primario y cuál el secundario en la locura del juez sajón.

Según consta en el primer informe de Weber, director del manicomio y psiquiatra forense de los Tribunales, queda claro que la misión salvadora (megalomanía) es primordial y la mudanza en mujer (persecución), accesoria: «El sistema delirante del paciente ha culminado en su creencia de que está llamado a redimir el mundo y devolver a la humanidad la bienaventuranza perdida. Ha descubierto esta tarea mediante inspiraciones divinas directas, [...] El elemento más esencial de su misión redentora consiste en *transformarse en mujer*. No que él *quiera* esta transformación; se trata, más bien, de una "necesidad" fundamentada en el orden cósmico a la que, sencillamente, no se puede sustraer, aunque personalmente habría preferido conservar su honrosa condición masculina»[122]. Y tres años después, Weber mantiene el mismo punto de vista: «Afirma [el Dr. Weber] que el doctor Schreber está dominado por ideas delirantes, que se considera llamado a salvar al mundo y a devolverle su felicidad perdida, pero que no podrá llevar a cabo esta misión si primero no se transforma en mujer»[123].

Apenas Freud inicia la indagación de los *Sucesos memorables* y de los informes periciales de Weber, observa que el *papel redentor* y la *mudanza en mujer* —megalomanía y persecución, si queremos recuperar los términos aquí empleados— no siguen ese orden lógico en la locura schreberiana. De acuerdo con su averiguación, el delirio primario no es otro que la transformación en mujer y sólo más tarde, mediante la invención delirante, añadió a éste el delirio de redención universal: «Nos enteramos de que la mudanza en mujer (emasculación) fue el delirio primario, juzgado al comienzo como un acto de grave daño y de persecución, y que sólo secundariamente entró en relación con el papel de redentor. [...]: un delirio de *persecución* sexual se transformó en el paciente, con posterioridad, en el

---

122. WEBER, G.: «Dictamen pericial del médico forense (9 de diciembre de 1899)», en D. P. SCHREBER, *Sucesos memorables de un enfermo de los nervios*, Madrid, AEN, 2003, p. 282.

123. «Sentencia del Tribunal Supremo de Dresde de 14 de julio de 1902», *Ídem*, p. 334.

delirio religioso de *grandeza*. E inicialmente hacía el papel de perseguidor el médico que lo trataba, profesor Flechsig; más tarde Dios mismo ocupó ese lugar»[124].

Al ordenar de este modo las dos ramas temáticas del delirio, lo que consigue Freud es articular la mudanza en mujer (eviración o emasculación) con aquella representación hipnopómpica —la revelación del fantasma del goce femenino y después el delirio de ser la mujer de Dios— que asaltó a Paul Schreber en los momentos de incubación de la psicosis y que tanto le trastornó, antes incluso de que afrontara la sobrecarga de trabajo tras su nombramiento en Dresde. Más aún, desde que le sobrevino ese fantasma ya no volvería a ser el mismo de antes. Todo cuanto habría de pensar y sentir fue una derivación de «esa idea de que debía resultar muy placentero ser una mujer cuando se entrega en el coito»[125]. Su delirio o creación delirante fue un desarrollo de esa protofantasía; su locura, una traslación al plano real de lo que en el origen había sido el fantasma rudimentario del sujeto.

De esta manera se engarza esa fantasía hipnopómpica con el delirio primario (mudanza en mujer) y con el desarrollo de la invención delirante que lo llevó a la *misión* redentora. Si ampliamos esta perspectiva a la luz de los conocimientos que tenemos hoy día, se podrá seguir en la vida de Schreber una línea que une las primeras manifestaciones patológicas (hipocondriacas), sobrevenidas los días previos a contraer matrimonio, con la primera crisis melancólica (hipocondría

---

124. FREUD, S.: *Puntualizaciones psicoanalíticas sobre un caso de paranoia (Dementia paranoides) descrito autobiográficamente* [1911], *op. cit.*, pp. 18-19. Las cursivas son mías.
125. SCHREBER, D. P.: *Sucesos memorables...*, *op. cit.*, p. 50.

delirante melancólica) en la que insistía en hacerse fotografiar repetidamente, que reaparece bruscamente en la fantasía hipnopómpica tan turbadora y se desarrolla en el delirio persecutorio de mudanza en mujer y en el delirio de redención universal mediante la procreación de una nueva raza[126]. Quizás sea forzar las cosas, pero hay algunas constantes que están presentes en todos esos momentos cruciales de la vida del Dr. Schreber: la relación con el cuerpo, el exceso de goce y el telón de fondo de la procreación.

La articulación del delirio de persecución y la megalomanía resulta aquí evidente. Como sabemos, Schreber se opuso desde el inicio al destino ignominioso que Dios había elegido para él. Lo consideró una afrenta, un ultraje a sus principios morales y se defendió como gato panza arriba. Esa parte de su locura constituye una auténtica titanomaquia, una lucha sin cuartel entre un hombre sin par, el Dr. Schreber, y Dios mismo. El transcurso de ese combate le conllevó un enorme dolor y fue el periodo más tormentoso de su locura. Sin embargo, como no hay mal que por bien no venga, refinando la invención delirante dio con una solución gloriosa. La contienda cesó cuando entendió que oponerse al destino lo estaba llevando a la catástrofe. Así que decidió asumir ese *fatum*, cosa que le acarreó muy pronto prósperas consecuencias: «Mientras ésta llega [la muerte], tiene para mí algo de infinitamente consolador y estimulante la idea de que la actitud hostil que Dios ha adoptado contra mí

---

[126]. «El delirio de Schreber se presenta en su terminación con todos los caracteres megalomaniacos de los delirios de redención en sus formas más desarrolladas» (LACAN, J.: *El Seminario de Jacques Lacan. Libro 3: Las psicosis*, Barcelona-Buenos Aires, Paidós, 1981, p. 443).

pierde cada vez más su acritud y que la guerra librada contra mí adquiere formas cada vez más conciliadoras, hasta que al final tal vez desemboque en solidaridad plena»[127].

Este cambio de posición subjetiva sobrevino entre finales de 1894 y principios de 1895. Schreber dejó de oponerse a la exigencia divina de mudarlo en mujer y accedió a la reconciliación (*Versöhnung*), con lo cual se aligeró el sacrificio irremediable que su Otro malvado le exigía para saciar su sed de goce. La aceptación de cuanto «el destino me otorgase» conllevó tiempo después una estabilización. Y es en esa reconciliación donde sitúa Freud el cambio de la persecución por la grandeza, o, para decirlo con los términos que aquí se proponen, el paso de la pasividad a la actividad, de ser el objeto de la maldad del Otro a ser un sujeto que asume una misión redentora[128].

Apenas varió su política contra Dios, Schreber recobró sus antiguos hábitos: volvió a fumar, a jugar al ajedrez y a tocar el piano. Y fue de este modo como pudo taxativamente afirmar que en el mes de noviembre de 1895 «se produjo una importante cesura en la historia de mi vida, y más en concreto en mi concepción de la previsible configuración del futuro»[129]. Sin poner ya impedimentos, todo el proceso se encaminaba hacia la feminización, ahora aceptada. Ya no hay

---

127. SCHREBER, D. P.: *Sucesos memorables...*, op. cit., p. 265.
128. Al respecto, escribe Freud: «Sabemos ya que el caso Schreber llevaba al comienzo el sello del delirio de persecución, sólo borrado a partir del punto de inflexión de la enfermedad (la "reconciliación"). Desde entonces las persecuciones se vuelven cada vez más tolerables, y el carácter ignominioso de la emasculación que lo amenaza es relegado, por responder ella a una finalidad del orden del universo». FREUD, F.: *Puntualizaciones psicoanalíticas sobre un caso de paranoia* (Dementia paranoides) *descrito autobiográficamente* [1911], op. cit., p. 36.
129. SCHREBER, D. P.: *Sucesos memorables...*, op. cit., p. 145.

otra solución más que hacerse a la idea de ser transformado en mujer con vistas a ser fecundado por los rayos divinos y procrear una nueva raza[130].

Quizás Foville y Garnier hubieran considerado, como lo hizo Flechsig, que la sistematización del delirio y creación de una lengua neológica constituían los signos evidentes de un empeoramiento progresivo. El caso es que esta invención del delirio supuso la salida paulatina de Paul Schreber del periodo más estuporoso y esquizofrénico de su locura, hasta que unos años después, contra la opinión de su psiquiatra y a la vez experto forense de los Tribunales, logró el alta del manicomio. A diferencia de los psicopatólogos hasta aquí mencionados, Freud confiaba en ciertos poderes terapéuticos del delirio. Y eso solía suceder, aunque no siempre, cuando el sujeto daba un paso y cambiaba su posición frente al Otro, cuando su locura dejaba de ser una afrenta y se convertía en una misión.

Diez conclusiones breves

Primera. Está claro que se puede partir de un silogismo falso y llegar a reflexiones valiosas. Tal es lo que demuestra la deducción lógica ingeniada por Achille Foville, cuyo mérito no reside en la conclusión, sino en el interrogante que formula: ¿A qué se debe que muchos perseguidos se vuelvan megalómanos? El caso es

---

130. «Pero ahora tuve la absoluta conciencia de que el orden cósmico me exigía imperiosamente la eviración, tanto si me agradaba como si no, y que, por tanto, y por motivos racionales, no me quedaba ninguna otra solución que la de hacerme a la idea de transformarme en mujer. Como ulterior consecuencia de esta transformación sólo podía contarse con la perspectiva de una fecundación por la acción de los rayos divinos, con el objetivo de la creación de una nueva humanidad». *Ídem*, p. 180.

que, razonando como lo haría cualquier persona corriente, incluso mediante silogismos, uno puede llegar a convencerse de que el jamón quita la sed, por evocar la chirigota de Montaigne referida a los que gustan de juegos de saltimbanqui[131]. De elegir algo provechoso, quedémonos con las buenas preguntas.

Segunda. Aunque la pregunta de Foville es excelente, el método que emplea para contestarla es desatinado. Cualquiera que trate con locos y tenga alguna curiosidad por saber cómo piensan, se habrá dado cuenta de que en muchas ocasiones razonan como nosotros, incluso mejor, con más rigor y rapidez. Pero en otras, sus procesos mentales se elaboran de otro modo y están un poco *fuera del surco* habitual, por eso decimos que *deliran*. Meterse en la cabeza del loco y pretender delirar como él, es una insensatez. Porque lo que piensa y experimenta un loco paranoico está intervenido por su certeza y mediatizado por la autorreferencia, además de que sus temas están teñidos de perjuicio y grandiosidad, o las dos al mismo tiempo, como no puede ser de otro modo en alguien que ocupa un papel tan central en los destinos del Universo.

Tercera. Si a la certeza, a la autorreferencia y a los extremos persecutorio y megalómano añadimos que los delirios no sólo se inventan razonando, la metodología de Foville se revela desacertada. Como decía Séglas, no hay ningún loco que se siente a reflexionar sobre sus delirios para llegar a conclusiones sensatas. Que razonan es evidente. Pero el

---

131. «El jamón hace beber, beber apaga la sed, por tanto el jamón quita la sed» (MONTAIGNE, M. de: «La formación de los hijos», en *Los ensayos (según la edición de 1595 de Marie de Gournay)*, Barcelona, Acantilado, 2007, p. 223.

dominio implacable que ejerce el delirio no proviene del raciocinio, en el fondo subordinado a la turbiedad de la razón, sino de la luz cegadora que destella la certeza. Ese engaño por excelencia que es la certeza y la verdad que se le asocia, no están al alcance de nuestra cogitación. Una persona corriente no piensa así, puesto que su relación con el saber es demasiado laxa, a menudo tan indiferente que le trae al pairo. Una persona corriente no se juega la vida por la ceguera que deriva de su certeza. La certeza del loco no es amor al saber, sino pura necesidad de supervivencia. Y un tipo cualquiera no necesita eso para ir tirando. Precisamente por eso se deja llevar por el engaño del deseo y del amor. Su fortaleza como persona se la da adentrarse en el juego del engaño, la capacidad de consentir a la seducción, el admitir ser uno más entre tantos otros, la conformidad con un saber siempre provisional y la falta de adhesión incondicional a cualquier verdad, sea la que sea.

Cuarta. Desconozco si hay estadísticas que lo avalen, pero es bien sabido que la mayoría estamos de acuerdo en que la persecución y la megalomanía son los temas por excelencia explotados por los locos paranoicos. Así se ha venido repitiendo desde la época dorada de la psicopatología, como hizo Henri Dagonet, uno de los más entendidos en esta materia: «En el fondo, el delirio de persecución y la megalomanía son los dos tipos principales de delirios sistematizados»[132]. En eso tiene mucho que ver la sustancia narcisista de la que estamos hechos, en la que no hay una sin la otra, en la que el poderío

---

132. DAGONET, H.: *Traité des maladies mentales*, París, Baillière, 1898, p. 350.

que atribuimos al enemigo es proporcional a la infatuación que necesitamos para vivir. Esa es la argamasa que configura nuestro yo, rudimentariamente paranoico, según los desarrollos de Lacan. Es evidente, como decía Séglas, que tan soberbio es el perseguido como el megalómano.

Quinta. Pero la persecución y la megalomanía no tienen por qué darse en ese orden, como propone Foville, aunque admite también algunas excepciones. Ni tampoco el paso de la primera a la segunda está sujeto a una elaboración parsimoniosa, oscura e inconsciente incluso para el propio delirante, según da a entender Séglas, puesto que la iluminación, la revelación y la luz cegadora de la certeza delirante se presentan con la velocidad del rayo y el estruendo del trueno. De ahí la huella indeleble que dejan, dado que llegan por una vía distinta a la del conocimiento habitual, razonado, meditado, pausado y reflexivo. Aunque observemos con frecuencia casos donde esa transición se da de forma paulatina y encaminada hacia a la grandiosidad, lo cierto es que —así se ha hecho constar, entre otros por Krafft-Ebing— al inicio de la locura asistimos a veces a borbotones de megalomanía sobre un trasfondo persecutorio radical. ¿Quién no ha oído contar, en medio de una experiencia de acoso generalizado, que el perjudicado ha tenido la brusca ocurrencia, la revelación sorprendente, la iluminación desconcertante, de que es Cristo, el Anticristo o alguna cosa parecida? Ahora bien, ser Cristo o ser el Anticristo puede implicar una misión a la que dedicarle la vida y la muerte. Mas esa labor no es algo al alcance de todos ni con la que todos los locos se comprometen. Schüle decía que a menudo al delirio sombrío le sucede una locura expansiva, un delirio sistematizado exaltado, en el que el enfermo cree que es un enviado de Dios y que se consagra a luchar por los derechos de Dios. Ahora bien, esa misión conlleva un alto precio: «Proclama que está dispuesto a morir en el patíbulo en lugar de retractarse y en consecuencia mentir o abandonar su gran misión»[133].

Sexta. A fin de transmitir estas impresiones, se me ocurrió la imagen del columpio, ajustada, creo, a la enseñanza de los clásicos de la psicopatología y al trabajo diario. Su interés radica en hacer de la persecución y la megalomanía dos extremos de un mismo proceso. Tiene muchos inconvenientes, sin duda, pero cuenta con la ventaja de mostrar que sólo hay un eje o centro compartido y sus extremos forman parte del mismo aparato, cuyo movimiento de contrabalanceo favorece cierta regulación mediante el paso de una posición a otra. Tiene también la ventaja, me parece, de que el movimiento del delirio es causado por alguien. Y ese alguien lo acelera o detiene, porque su vaivén no es algo automático, como sugería Séglas, con lo que dejaba las cosas en manos de una voluntad ajena, no se sabe si en la de los dioses o en la de los átomos[134].

---

133. SCHÜLE, H.: *Traité clinique des maladies mentales*, París, Delahaye & Lecrosnier, París, 1888, p. 452 (Traducción de la 3.ª edición alemana, revisada y aumentada por el autor).

134. En una de sus reflexiones sobre la ética estoica, Marco Aurelio escribe: «Si depende de ti, ¿por qué lo haces? Pero si depende de otro, ¿a quién censuras? ¿A los átomos o a los dioses?» Átomos y dioses, ciencia y religión, son los dos grandes determinismos con los que se suele dejar fuera de juego al más interesado, en este caso al delirante. Y el emperador romano concluye así: «Porque nada debe hacerse al azar» (MARCO AURELIO: *Meditaciones*, Madrid, Gredos, 1977, p. 149; Medit., Libro VIII, 17).

Séptima. En ese movimiento del delirio, Garnier y otros vieron la aparición de la megalomanía como un signo de mal pronóstico, inspirándose seguramente en el modelo de la parálisis general (neurosífilis). El caso es que la presencia de las ideas de grandeza lo único que indican es que el delirante está inventando su delirio y que la posición del perseguido se le hace difícil de sobrellevar. Cuando el delirante está sumido en un continuo *work in progress* es porque su invención no acaba de funcionar, pues de haberlo hecho no gastaría su vida en un continuo intento de reequilibrio. Ya se sabe que los delirios más efectivos son los que necesitan menos fuegos de artificio, su perímetro es menor y además pasan desapercibidos. En esto se pueden comparar con las obras literarias. Cuántas veces un breve poema dice más que una voluminosa novela. Y, sobre todo, qué poco tiempo ha gastado el autor y cuán pocas palabras ha necesitado para decir algo tan intenso y afianzado.

Octava. Ni deducción lógica ni mal pronóstico ni delirio automático, sino pura invención delirante de un sujeto necesitado de una luz cegadora que le impida ver su propia miseria. Así enfocadas las cosas, cabe entender el paso de la persecución a la megalomanía como un cambio de posición subjetiva. Muchas veces el perseguido se siente inerme, a punto de derrumbarse una vez más o de sucumbir definitivamente. En esos momentos es cuando bracea para agarrarse a la grandiosidad que le conforma y a veces da con la clave salvadora de la misión. De hecho, la misión salvadora o redentora está siempre rondando. Aunque para consagrarse a ella en cuerpo y alma es necesario renunciar a algo del exceso que aporta la conocida persecución, circunstancia en la que muchos locos acaban haciéndose expertos y saben cómo sobrellevarla. Pero la misión aporta un valor distinto y abre las puertas a una decisión activa y creativa. Schüle decía, tocante a este asunto: «Adivinando y conociendo esta misión, [el enfermo] se siente siempre dichoso; en toda situación, es siempre guiado y acompañado»[135].

Novena. En síntesis, el olvidado silogismo de Foville se ha interpretado aquí de otro modo a la tradicional visión temática de los delirios de persecución y de grandeza, y diferente también a las formas evolutivas que hacen de la megalomanía el destino de muchos perseguidos. Al contrario, la perspectiva que se le da en este estudio enfatiza el paso de una posición pasiva (persecución) a otra activa (megalomanía; misión). Esta oscilación saca provisionalmente al loco de una posición que se le vuelve a veces insufrible, una posición en la que está reducido a mero objeto del goce malvado del Otro. Mejor ocuparse de restaurar el desorden del mundo, salvarlo de no se sabe qué terribles amenazas o catástrofes, que ser uno mismo el objeto a restaurar, naturalmente al arbitrio de un malvado que nos necesita tanto como nosotros a él. Está claro que allí donde hay un salvador o un redentor hay un loco. Por eso Lacan insistió tanto en verificar, mediante las preguntas a Jacques Aubert, sobre si Joyce se consideraba un redentor[136].

---

135. SCHÜLE, H.: *Traité clinique, op. cit.*, p. 158.
136. Véase J. LACAN, *El seminario de Jacques Lacan. Libro 23. El sinthome*

Cuando se da una respuesta afirmativa a esa pregunta, es casi seguro que se trata de locura.

Décima. Esencia de la clínica, las preguntas se miden por su hondura y sencillez. Si se diera el caso de que la articulación de la persecución y la megalomanía, tal como Freud la avistó en la interpretación del caso Schreber, tuviera la fuerza heurística que aquí le hemos atribuido, se podría extrapolar esa cuestión a otros delirios con vistas a estudiarlos con ese enfoque. Como se ve, lo que interesa del silogismo de Foville es lo que pudiera aportar al entendimiento de la lógica del delirio y a su función, es decir, al paso de pasivo a activo y de objeto del goce del Otro a sujeto de una misión, y a la comprensión general de la dinámica de la locura y su tratamiento. Como sabemos, la partida de la vida se complica en la locura y no hay garantía ninguna de terminarla con éxito. Cuando no se tienen cartas y los triunfos escasean, más vale jugar con cabeza, se sea loco o cuerdo. Es más fácil que el delirio ayude a recuperar cierto equilibrio cuando esa partida la juega el propio delirante que cuando está petrificado a la espera de que el Otro avance hacia él. Los siguientes dos capítulos tratarán de eso a propósito de Wagner y Aimée. Aunque son casos muy diferentes, uno de melancolía paranoica o paranoia melancólica y otro de paranoia genuina, valdrá la pena poner a prueba con ellos la pregunta de Foville, renovada, eso sí, con las claves aportadas en este estudio. A ver qué resulta.

(1975-1976), Buenos Aires, Paidós, 2006, pp. 77-82.

V
Ernst Wagner, el impuro

Lo que no cuadra / Gaupp encuentra a Wagner / Lo que no cuadra de la paranoia / La paranoia viva / Wagner, entre el autorreproche y la autorreferencia / Los crímenes / Los efectos subjetivos del acto / El delirio y el axioma delirante / Misión poética / El purificador / Cuatro preguntas sobre Wagner / Un comentario sobre el diagnóstico

Lo que no cuadra

No hay caso clínico sin intérprete. Ni intérprete sin un caso. Y si el caso es valioso y el intérprete curioso y perspicaz, entonces se produce algo cercano al milagro. ¿Qué hubiera sido de Ernst August Wagner sin Robert Eugen Gaupp? ¿Y de Gaupp sin Wagner? Durante años, Wagner odió intensamente a Gaupp, a quien no perdonaba que su diagnóstico de paranoia le hubiera salvado de ser ejecutado, como correspondía al criminal que era. Aún así, éste le dedicó sus mejores trabajos de psicopatología. Además, gracias a él estableció su teoría de la paranoia. Incluso lo presentó en la *Tagung der südwestdeutschen Psychiater*, el 22 de octubre de 1932, para demostrar que no era esquizofrénico. Y continuó visitándolo casi hasta la muerte.

Convertido en el «caso Wagner», más de un siglo después de que cometiera aquellos crímenes espeluznantes, sigue despertando el interés de muchos especialistas. Hoy día es objeto de publicaciones de ámbitos diferentes. No importa que se lo enfoque desde la psicología patológica, la criminología, la terapéutica y la transferencia, la historia cultural y social de la Alemania guillermina, las relaciones de la locura y la creación, y un largo etcétera, el caso Wagner mantiene su interés.

También Wagner despertó un gran interés a orillas del Pisuerga. Desde hace más de veinte años, con más o menos acierto, este caso se ha vuelto tema habitual en nuestros trabajos. Y creo que hemos colaborado a su difusión con la edición de algunas publicaciones en castellano de Gaupp sobre Wagner y algunas contribuciones propias. Durante estas dos décadas, Wagner nos ha servido para desarrollar distintas líneas de pensamiento y análisis que se nos figuraban apenas en esbozo. Como cualquier caso clínico de gran valor y bien documentado, éste, dependiendo del enfoque que se le diese en cada momento, daba mucho juego para dotar de argumentos robustos ciertas hipótesis un poco osadas, a medio camino entre lo obsoleto y lo novedoso, entre ellas la autonomía de la paranoia en relación a la esquizofrenia, la defensa de algunas formas benignas de paranoia (sobre todo los delirios sensitivos), la recuperación de las olvidadas relaciones entre la paranoia y la melancolía, la elaboración de una teoría de la psicosis única como una estructura con tres polos esenciales, el dotar de base sólida a la intuición del fondo melancólico de toda locura, la distinción esencial entre axioma delirante (certeza) y delirio (invención de un delirio sistemático), el análisis de las relaciones entre el crimen (paso al acto) y la locura o el discernimiento de la conexión de la creación y la locura.

En esta ocasión, Wagner servirá a otro propósito. Se estudiará desde el punto de vista del silogismo de Foville, tal como se plantea en esta sección del libro, es decir, la articulación de la maldad del Otro y la asunción de una misión por parte del sujeto, esos dos extremos del balancín de los delirios paranoicos y paranoides. Con arreglo a este planteamiento, se resaltarán las dos caras principales de este Jano suabo: la primera, el hombre afligido que se desprecia, carcomido por el pesar y el dolor del alma, pero también henchido de odio y objeto de continuas autorreferencias siempre injuriosas acerca de su goce bestialista; la segunda, el soberbio militante antisemita que se trae entre manos la purificación de la lengua alemana. De esa oscilación entre la inferioridad de un insignificante maestro a la egolatría de quien quiere creerse el mejor de los escritores alemanes, del joven abatido por la culpabilidad sin límite al malvado lleno de odio, del trasgresor o pecador que se denigra al hombre en carne viva, que por todos los costados recibe las punzadas de las difamaciones en forma de autorreferencias, del melancólico al que la paranoia no le acaba de funcionar al paranoico lastrado por la melancolía esencial, en fin, de esta oscilación o quizás duplicidad se tratará en estas páginas, nada fáciles, por cierto.

Aún usando un doble procedimiento de análisis, se me antoja de entrada que a Wagner incluso este enfoque se le queda pequeño y quizás por ello achique su potencial. Porque a Ernst August Wagner no se le puede compactar ni alisar sus aristas, ni reducirlo a un único componente, ni tampoco examinarlo desde una sola perspectiva, ni menos aún disminuirlo y hacerlo encajar en un diagnóstico típico. No fue un paranoico al uso, uno de esos escasos paranoicos kreapelinianos, si es que existen. Y tampoco fue un paranoico sensitivo *stricto sensu*, como el propio Kretschmer reconoció. Hay algo en él que desborda cualquier plantilla. Y por supuesto, también la que se aplicó en el capítulo dedicado al silogismo de Foville, que sirve para explicar muchos otros casos de delirantes, pero no éste.

Lo que descuadra de Wagner es el fondo melancólico de su locura y los fallidos intentos de sobrellevarla mediante la paranoia. Melancólico y paranoico, las dos cosas. Melancólico en su esencia originaria, como indica su axioma, formulado en primera persona y con el verbo ser por medio: *Ich bin Sodomit* [soy bestialista]. Pero paranoico también por su locura autorreferencial y persecutoria, esto es, por las continuas alusiones experimentadas desde la adolescencia, que se volvieron insufribles a partir del año y medio que ejerció en Mühlhausen, y muy especialmente cuando inventó el delirio de haber sido plagiado por un judío, en quien veía personificada la maldad esencial del Otro. Como Rousseau, Wagner fue un melancólico perseguido, un culpable que a la vez es víctima. No veo otra forma de entender su desesperado contrabalanceo de la posición de degenerado (el *kakón* o maldad está en mí) a la de purificador (la maldad está en el Otro)[137]. Veremos si esta perspectiva aclara algo de las relaciones entre el paso al acto criminal, el delirio de ser plagiado y la misión purificadora de la lengua.

La complejidad de este caso y las numerosas preguntas que formula son un indicador fiable de haber acertado al elegirlo, aunque lo que se concluya contribuirá aún más a desajustar el molde inicial de la indagación. A Wagner y a locos parecidos hay que reservarles nuestro mejor ingenio. Porque son los casos que no cuadran con los que aportan nuevas enseñanzas

---

137. *Kakón*, término griego con el que se refería el mal o la maldad, también el dolor y la desgracia, fue incorporado a la psicopatología por Constantin von Monakow y Roaul Mourgue (*Introduction biologique à l'étude de la neurologie et de la psychopathologie*, París, F. Alcan, 1928), y más tarde usado por algunos clínicos franceses, en especial Paul Guiraud («Les meurtres immotivés», *L'Evolution psychiatrique*, 1931, n.º 2, pp. 25-34) en su estudio de los crímenes inmotivados y Lacan en su tesis doctoral y en «Acerca de la causalidad psíquica», entre otros textos. En términos generales, *kakón* refiere el mal que llevamos dentro, la maldad que podemos reconocer en nosotros mismos o en el Otro y que se expresa unas veces en la agresividad, otras en el paso al acto y otras aún se deriva mediante la sublimación. En el estudio del paso al acto, es fundamental hacerse una idea de ese *kakón* oscuro, ese objeto malo, ese goce del que los enfermos tratan de liberarse con el acto, ese objeto *a*, al que se refiere Lacan. A menudo, «lo que el alienado trata de alcanzar en el objeto al que golpea no es otra cosa que el *kakón* de su propio ser», según palabras de Lacan evocando a Guiraud (LACAN, J.: «Acerca de la causalidad psíquica», en *Escritos 1*, Siglo XXI, México DF, 2009, p. 173). Aunque se golpee o apuñale algo exterior, en realidad es lo más íntimo del sujeto lo que se está agrediendo. A partir de esta lógica es como se pueden entender los efectos del paso al acto.

clínicas, siempre y cuando consintamos en flexibilizar los esquemas epistemológicos a los que nos agarramos con uñas y dientes por el vértigo que ocasiona pensar fuera del surco habitual. Una de las actuales estudiosas del caso, Anne-Marie Vindras señaló en varias ocasiones la paradoja que lo hace tan singular, a la que califica de «dicotomía sintomática»[138]. También Fernando Colina llamó en su momento la atención sobre la alternancia, sucesión y simultaneidad de la culpa y la inocencia, el delirio y la razón, la crítica y el dogma, la piedad y el desprecio, de tal forma que «compromete al psicopatólogo y le obliga a rectificar y matizar permanentemente»[139]. Y es que en este clásico de la literatura psicopatológica, a pesar de las muchas publicaciones que le dedicó el profesor Gaupp, los estudios de Kretschmer, los comentarios de Lacan y otros muchos, «sigue habiendo una parte —como afirma Hilde Bruch— que está más allá de la comprensión humana»[140].

Si se quiere dar un paso para entender un poco más a locos como Wagner, uno está obligado a dejar a un lado la seguridad del pensamiento binario y optar por el oxímoron. Poco nos ayudan aquí las oposiciones tradicionales con las que enfocamos nuestra psicología patológica: psicosis de la razón *versus* psicosis del humor, paranoia versus melancolía, inocencia *versus* culpabilidad, delirio de indignidad *versus* delirio de persecución, etc. En estos casos conviene entrar por

---

138. *Cf.* Anne-Marie VINDRAS, *Ernst Wagner, Robert Gaupp: un monstre et son psychiatre*, París, E.P.E.L., 2009.
139. COLINA, F.: «Las enseñanzas de Wagner», en R. GAUPP, *El caso Wagner*, Madrid, Asociación Española de Neuropsiquiatría, 1998, p. 227.
140. BRUCH, Hilde. «Mass Murder: The Wagner Case», *American Journal of Psychiatry*, 1967, 124, n.º 5, Noviembre, pp. 693-698 (p. 698).

la puerta de al lado, la que abre a estancias que se han diseñado con otros esquemas que admiten la paradoja, la mezcla y el oxímoron: autoacusadores perseguidos, melancólicos paranoicos, criminales altruistas, perseguidos perseguidores y otras muchas figuras, a primera vista chocantes, que irán desfilando a lo largo de este estudio.

Gaupp encuentra a Wagner

Cuando Wagner llegó a Tubinga para el examen psiquiátrico, Gaupp no sabía nada de él, excepto lo que contaban los periódicos. Su amor a la clínica le obligaba a la prudencia, de ahí que prefirió no adelantar ningún juicio hasta haberlo conocido y estudiarlo con atención. Lo cierto es que esperaba encontrarse con un hombre terriblemente violento, con un ser de una brutalidad animal, uno de esos verdaderos lobos para el hombre, de los que hablaba Plauto y popularizó Hobbes[141]. Así que había tomado algunas precauciones especiales para evitar que se fugara o que pusiese en peligro a otras personas. Cuando lo llevaron a su consulta el 11 de noviembre de 1913, todas esas prevenciones le parecieron exageradas y comprendió que se había dejado llevar por suposiciones completamente equivocadas. «Me salió al encuentro un hombre serio, curvado por el pesar, de porte digno, cortés y dispuesto a resignarse a todo; su comportamiento era, en líneas generales, el de una persona

---

141. Plauto escribió en *La comedia de los asnos*: «Cuando una persona te es desconocida, pues es para ti, como un lobo, no un hombre», en PLAUTO, *Comedias I*, Madrid, Gredos, 1992, p. 138 (*Com. asnos*, 496). Thomas HOBBES la popularizó en *De cive* (Madrid, Alianza, 2000).

culta»[142]. Ante ese hombre de estatura mediana, de ojos de un intenso color lapislázuli, aún magullado y al que acababan de amputar el antebrazo izquierdo, no había gran cosa que temer. Eso parecía.

Gaupp anotó que, cuando hacía buen tiempo, salía a pasear por el jardín cercado del pabellón de los más alterados en compañía de un enfermero. «Acató sin rechistar los reglamentos de la casa. Nunca se quejó de la comida ni de que se la sirvieran sin tenedor ni cuchillo. Con los médicos y enfermeros se mostraba siempre educado y respetuoso; su porte y su conducta dejaban traslucir su condición de hombre serio y cultivado»[143]. Señaló también que a Wagner le asombraba el hecho de que lo trataran con tantos miramientos. En realidad, ya llevaba asombrado varias semanas. Siempre con voz suave, su expresión facial sólo se endureció un poco al confesar a su psiquiatra que después de cometer sus crímenes se había formado una mejor opinión del género humano.

En cualquier caso, Wagner no parecía tan aterrador como lo pintaban. Hablando con él, con aquella dicción tan perfecta y echando mano de palabras tan engoladas, costaba hacerse a la idea de que era un monstruo. Pero el reguero de sangre y fuego que había dejado a su paso era la obra de un desalmado. Había matado a 14 personas. En cambio, parecía tan normal. Claro que, bien pensado, eso lo hacía más inhumano aún. Y más temible. Al fin y al cabo, con Wagner no funcionó aquello de «Lo vi de inmediato», adagio que a

---

142. GAUPP, R.: *El caso Wagner, op. cit.*, p. 218.
143. *Ídem*, p. 166.

menudo alerta del peligro potencial[144]. Y eso porque en este Jano la cara más visible era la educada y culta.

Ese primer encuentro del 11 de noviembre entre Gaupp y Wagner, en presencia de un médico de la Clínica Universitaria de Neurología de Tubinga, dejó en ambos una huella indeleble. «Para ese joven profesor adjunto de Tubinga —escribe Friedrich Mauz—, que siendo un joven residente en Breslau había indagado con diligencia acerca de las enfermedades mentales, debió de ser un acontecimiento impactante en muchos sentidos que, a sus cuarenta y tres años, se le encargara del peritaje del maestro titular Ernst Wagner, enviado a la universidad para su evaluación. [...] para Gaupp el encuentro con el enfermo mental y asesino en serie Wagner se convirtió, durante veinticinco años, en una fuente suprema de productividad»[145]. Durante más de dos décadas esos encuentros se multiplicaron y de las muchas conversaciones, Gaupp presentó un extenso informe psiquiátrico-forense sobre Wagner y otros varios trabajos sobre él y la paranoia. En una de las entrevistas que mantuvieron, la del 18 de noviembre de 1913, Wagner le advirtió a Gaupp: «Quiero decirle sin tapujos algo que he estado pensando estos últimos días. Veo en usted a un enemigo, no uno personal, pero sí uno que ha socavado el sentimiento de seguridad que tenía hasta ahora. A ratos siento remordimientos y hasta me pongo a pensar en los habitantes de Mühlhausen, que después de los hechos se me habían borrado por completo de la memoria...

---

144. *Cf.* Hans SCHMID, «Schwaben-Amok, oder auch: Ich bin Sodomit», *Telepolis*, 2009, 7, Noviembre; disponible en: https://bit.ly/2P43f7W.

145. MAUZ, F.: «Robert Gaupp (1870-1953)», en K. KOLLE (Ed.), *Große Nervenärzte*, t. II, Stuttgart, Georg Thieme Verlag, 1970, p. 143 (pp. 139-149).

No soy tan tozudo como para no dejarme aconsejar»[146]. Estas palabras indican la necesidad tan acuciante que sienten algunas personas de agarrarse a una certeza sobre la maldad del Otro. Porque si no lo hacen así, se abismarían en el fondo de la melancolía. Y todo ello, como puede leerse, intermediado por el marco de la transferencia, cuya carga de odio parece proporcional a esa inseguridad de un calado ontológico.

Con el diagnóstico de loco paranoico (irresponsable), confirmado además por otro peritaje del profesor Wollenberg, Wagner fue enviado al manicomio de Winnental, en Winnenden, donde permaneció desde el 3 de febrero de 1914 hasta su muerte en 1938. Durante esos años, Wagner siguió escribiendo sus dramas y Gaupp publicó casi una docena de artículos sobre su paciente más demostrativo. Su teoría de la paranoia la basó esencialmente en él. Y durante buena parte de esos años, Wagner siguió odiando a Gaupp por haber impedido con su informe pericial que lo decapitasen, porque eso es lo que creía justo. Conforme a ese convencimiento, en mayo de 1916, escribió al ministerio público para que reabrieran su caso, aunque no lo consiguió. Cuatro años después, en mayo de 1920, le escribió al psiquiatra en estos términos: «No quiero ocultar que usted y el profesor Wollenberg se encuentran entre los hombres que he odiado a muerte; les podía haber despedazado durante horas»[147].

Pero el odio no fue el único afecto. También se respetaron

---

146. GAUPP, R.: *El caso Wagner, op. cit.*, p. 181.
147. GAUPP, R.: «Der Fall Wagner. Eine Katamnese zugleichein Beitrag zur Lehre von der Paranoia», *Zeitschrift für die gesamte Neurologie und Psychiatrie*, 1920, Diciembre, vol. 60, n.º 1, pp 312-327 (p. 313).

y necesitaron. A los estudiosos les ha llamado mucho la atención la influencia recíproca que se causaron, en especial a Bernd Neuzner, quien vio un flujo de intercambios en los terrenos científicos y de pensamiento[148]. Es evidente, aparte de otras correspondencias, el conocimiento de la locura que llegó a adquirir Wagner, como se pone de relieve en su obra *Wahn*[149]. Pero es también llamativo cómo Gaupp se convirtió en un defensor convencido de la eugenesia, algo que su paciente había realizado con sus cuatro hijos y su mujer[150]. Si Wagner, para su desgracia, salvó el cuello gracias al informe de Gaupp, éste también tuvo que aguantar lo suyo por ser el psiquiatra que lo había mandado al manicomio en lugar de dejar que lo llevaran al patíbulo. En algunos

---

148. *Cf.* B. NEUZNER, «Hauptlehrer Wagner und Professor Gaupp - eine 25jährige Beziehungskatamnese», *Fortschritte der Neurologie-Psychiatrie*, 1996, Jul, 64 (7), pp. 243-249. En 1997 se celebró un simposio sobre el caso Wagner en la Clínica Universitaria de Neurología de Tubinga, en el que se presentaron y discutieron detalladamente ocho ponencias, posteriormente publicadas por Klaus FOERSTER (Ed.): *Wahn und Massenmord. Perspektiven und Dokumente zum Fall Wagner*, Frickenhausen, Verlag Sindlinger-Burchartz, 1999. Lo interesante para la relación entre Wagner y Gaupp está en una transcripción del Winnentaler Krankenblatt (expediente médico de Winnental) de 1914 a 1938, que muestra más detalles sobre la relación especial entre Wagner y su antiguo experto psiquiatra Gaupp (pp. 135 y ss.).

149. «La profundidad con la que había leído mi libro sobre su enfermedad se mostró pronto en el drama que escribió en Winnental titulado *Delirio*, al que él mismo consideraba su mejor trabajo» (GAUPP, R.: *El caso Wagner*, *op. cit.*, p. 269). En este drama, Wagner escribió: «Wahn war alles, bevor es Wirklichkeit wurde» [El delirio lo era todo antes de que se hiciera realidad].

150. «[Wagner] fanfarroneaba de haber sido el primero en llevar a cabo la eugenesia», señala Martin MÜLLER, «Point de vue actuel d'un psychiatre sur le cas», en Anne-Marie VINDRAS, *Ernst Wagner, Robert Gaupp...*, *op. cit.*, p. 386. Con respecto a la defensa de Gaupp de la eugenesia, la higiene racial y la esterilización forzada, punto de vista, por lo demás, compartido por la mayoría de los médicos de aquellos años, véase en especial: Rolf van RADEN, *Patient Massenmörder. Der Fall Ernst Wagner und die biopolitischen Diskurse*, Münster, Unrast, 2009.

pasajes Robert Gaupp menciona ciertos ataques que sufrió, como en el siguiente: «Yo mismo —con frecuencia de modo equivocado— fui duramente atacado en artículos periodísticos y tuve que soportar también todo tipo de insultos anónimos, de entre los cuales el típico era una postal sin firma, cuyo texto estaba únicamente constituido por las palabras: "Pedazo de psiquiatra animal". La conmoción por las atrocidades cometidas por el maestro permaneció viva en el sentir popular todavía un tiempo después hasta que, con el comienzo de la Guerra mundial, el caso Wagner poco a poco pasó a un segundo término»[151].

La gente de la calle, es cierto, vinculaba instantáneamente a este educado y culto maestro con el horror más desenfrenado y solía referirse a él como «der blutdurstige württembergische Lehrer» [el sanguinario maestro de Württemberg][152]. Después de los crímenes y los incendios, ahora sí, su nombre estaba en boca de todos. Cuando se quería asustar a alguien o meterlo en vereda para que se quedara quieto, bastaba con decir: «Wenn du nicht parierst, mach ich's wie der Wagner» [Como no pares, haré como el Wagner][153].

Todo el horror que causaba Wagner se transformaba en respeto y admiración cuando, tanto en el medio académico como en el sanitario, se mencionaba al profesor Robert

---

151. GAUPP, R.: «Enfermedad y muerte del maestro titular Wagner, asesino en serie paranoico. Una epicrisis (1938), II», *Revista de la Asociación Española de Neuropsiquiatría*, 1999, n. 70, pp. 259-278 (p. 268).

152. Así lo recogen Bernd NEUZNER y Horst BRANDSTÄTTER: *Wagner: Lehrer - Dichter - Massenmörder (Samt Hermann HESSES Novelle, Klein und Wagner)*, Frankfurt am Main, Eichborn Verlag, 1996.

153. Véase, Robin SZUTTOR, «Amoklauf vor hundert Jahren (Seite: Ruf der Hölle)», *Stuttgarter Zeitung*, 2013, 2, Enero; en: https://bit.ly/2IsUCkK.

Gaupp. Nacido el 3 de octubre de 1870 en Neuenbürg, Württemberg, su padre, el Consejero de Estado Robert von Gaupp, al final consiguió convencerlo para que renunciara a estudiar Filosofía y se matriculara en Medicina, cosa que hizo a regañadientes. Durante los años de universidad trabó amistad con Karl Bonhoeffer, quien le recomendó, el 1 de octubre de 1894, para acceder al nombramiento de residente de Wernicke en Breslau, con quien adquirió una formación neurológica muy alejada de sus intereses por la psicología patológica y el conocimiento de los procesos mentales. En 1899 se instaló como neurólogo en Breslau y un año después se convirtió en redactor jefe de la *Zentralblatt für Nervenheilkunde und Psychiatrie*. Sus comentarios y artículos llamaron la atención de Kraepelin, por entonces en Heidelberg, quien le propuso trabajar con él. Gaupp aceptó la oferta, empaquetó sus enseres y se trasladó a la ciudad del valle del Neckar, donde pasó la agregación con un estudio sobre la dipsomanía. Poco después, en 1903, cuando Kraepelin ganó la cátedra en Múnich, su alumno lo siguió al nuevo destino en calidad de *Oberarzt* (médico jefe).

Gaupp consideró a Kraepelin su maestro y decía que a sus ojos representaba la figura de la psiquiatría alemana: «Con la doctrina de Kraepelin la psiquiatría alemana llegó a su punto culminante»[154]. Tres años más tarde, cuando contaba treinta y cinco, regresó de nuevo a Tubinga para suceder a Robert Wollenberg en la dirección de la clínica, cargo que ocupó hasta su jubilación, en 1936. Sin embargo, pese a tan brillante trayectoria, Gaupp no consiguió cumplir uno de

---

154. GAUPP, R.: «Les tendances du developpement de la psychiatrie allemande», *Annales médico-psychologiques*, 1938, t. II, n.º 3, pp. 321-359 (p. 324).

sus sueños más codiciados. Ansiaba suceder a su maestro Kraepelin en Múnich, un anhelo compartido también por el insigne profesor. Pero la plaza, finalmente, la obtuvo Oswald Bumke. Pese a esa desilusión, sus seguidores han sido muchos y notorios, sobre todo Kretschmer, Reiss, Brodmann, Storch y Kurt Schneider. Y así como dejó su impronta en muchos discípulos, también contribuyó a la psiquiatría clínica y a la psicopatología con numerosos estudios, en especial los de psiquiatría infantil, suicidio, histeria, neurosis traumática, psicoterapia de la esquizofrenia y, por encima de todo, el delirio y la paranoia.

No hay vida sin desgracias, merecidas unas e inmerecidas otras. Algunas de las inquietudes que tuvo que sobrellevar Gaupp le llegaron a cuenta de su defensa de la eugenesia y la eutanasia. Se ha dicho de él, con demasiada ligereza y faltando al rigor, que simpatizaba con el nacional-socialismo. Este tipo de afirmaciones confunden su activa participación a favor de la esterilización de algunos enfermos mentales y débiles con la militancia nazi. Como tantos médicos de aquellos años, Gaupp se mostró partidario de aplicar medidas eugenésicas sobre todo en los casos profundos de debilidad mental hereditaria. «Robert Gaupp no era ni nacional-socialista ni antisemita», señalan con énfasis Claudia Leins y Klaus Foerster, dos de los autores que más lo han estudiado[155]. Durante los años veinte y treinta, a través

---

155. LEINS, C. y K. FOERSTER: «Point de vue actual sur Robert Gaupp», en Anne-Marie VINDRAS, *Ernst Wagner, Robert Gaupp...*, *op. cit.*, p. 393. Por si las cosas no han quedado suficientemente claras, los mismos autores añaden: «No existe ningún signo evidente de que Gaupp, que vivió retirado desde 1936, haya podido contribuir entre 1939 y 1945 de ninguna manera posible a hacer morir enfermos mentales» (*Ídem*, p. 395). Quien sí se mostró públicamente

de la influencia del darwinismo social y de la teoría de la degeneración, se discutió acaloradamente sobre la cuestión de la eugenesia. Estos debates servirían de preparación para la elaboración de la ley de esterilización de 1933. Aunque hoy día nos echemos las manos a la cabeza, la mayoría de los médicos de aquel entonces compartían estas causas, no sólo en Alemania. Pero para opinar también de estos asuntos conviene informarse y situar las cosas en su contexto, si uno quiere mantenerse en los márgenes de la coherencia[156].

El caso es que la polémica aún colea. Como recoge el *Schwäbischen Tagblatt* del 22 de octubre de 1991, los grupos que coordinaban las asociaciones de discapacitados y de las asociaciones para la memoria histórica se negaron a honrar a Gaupp con el nombre de una calle a causa de su defensa de la esterilización y la castración de enfermos. Menudo de cuerpo, vivaz de expresión y lúcido de mente, el profesor Gaupp enseñó en la *Universitätsklinik für Nerven und Gemütskrankheiten* entre 1906 y 1936. Murió el 30 de agosto de 1953 en Stuttgart, cuarenta kilómetros más al norte[157]. Su contribución a la psiquiatría clínica se

---

partidario del Führer fue el sucesor de Gaupp, Hermann Hoffmann, un investigador genético sin relevancia alguna. *Cf.* Uwe Henrik PETERS, «Un siglo de psiquiatría alemana», *Persona*, 2001, n.º 4, pp. 11-52 (p. 32).

156. Sobre este particular, véase, antes que cualquier otro, la tesis doctoral de Claudia LEINS, *Robert Eugen Gaupp: Leben und Werk*, Diss., Tübingen 1991.

157. Tocante a la vida de Gaupp, véase sobre todo las obras ya citadas de Claudia LEINS y F. MAUZ. A las anteriores se puede añadir la breve semblanza de M. L. SÁNCHEZ MARTÍN, «In memoriam. Robert Gaupp (1870-1953)», *Revista de la Sociedad Venezolana de Historia de la Medicina*, 1953, vol. 1, n.º 3; R. GAUPP (hijo): «Robert Gaupp (1870-1953)», en S. R. HIRSCH y M. SCHEPHERD, *Themes and variations in european psychiatry. An anthology*, Bristol, John Wright & Sons Lts, 1974. De cara a obtener una visión más cercana a la psiquiatría alemana de aquella época, se puede

desvanece paulatinamente, pero su legado sobre la paranoia permanece aún vivo.

Lo que no cuadra de la paranoia

Además de un tipo de locura bien caracterizado en sus manifestaciones clínicas y en sus mecanismos patogénicos, desde el punto de vista histórico y epistemológico la paranoia es uno de los referentes esenciales para entender cómo se ha construido la psicopatología, cuáles son sus miserias escondidas y cuáles sus logros más admirables. Porque con la paranoia, desde el inicio de la moderna psicopatología, se ha incurrido repetidamente en dos graves forzamientos que han acabado descoyuntándola. Y esos forzamientos estaban destinados a hacerla desaparecer, cosa que al final los ideólogos de clasificaciones internacionales han conseguido, aunque bien es cierto que entre los pensadores de la psicología patológica sigue viva. La primera de esas torpezas consistió, durante muchas décadas, en considerarla una forma de locura exclusivamente crónica. La segunda se basó en desligarla de la melancolía, como si no guardaran relación alguna entre sí, como si una y otra no estuvieran hechas de la misma sustancia sólo que en proporciones algo distintas. Ambos desaciertos, llevados a cabo de forma deliberada, han enturbiado el entendimiento de algunos tipos de locura que descuadran la plantilla oficial. El caso Wagner es uno de ellos, porque su meollo reabre la polémica sobre las formas curables de la paranoia y sobre la hermandad de ésta

---

completar con E. KRAEPELIN, *Memorias*, Madrid, Ergon. La Biblioteca de los Alienistas del Pisuerga, 2010.

y la melancolía. De ahí la disparidad de opiniones que ha suscitado en materia diagnóstica, donde los rígidos moldes que se le aplica devalúan su riqueza y lo convierten en un caso más.

Está claro que nadie gasta las fuerzas al tuntún. Y si se pone en marcha la maquinaria ideológica para sacarse de encima la paranoia, seguro que hay alguna buena razón para ello. Cuando se analiza la psicopatología psiquiátrica con cierto detenimiento, la paranoia se nos presenta como la objeción mayor al discurso médico de las enfermedades mentales. Ella representa la locura parcial, lúcida, razonante, normalizada, la locura sin menoscabo de las facultades cognitivas, la locura sin el ruido y el olor de la locura. Y eso no cuadra muy bien con la idea médica de la enfermedad. De este modo se entiende la posición marginal que esta visión le concede; también así puede explicarse el lugar especial que ocupa respecto al resto de enfermedades psicóticas.

Sin embargo, más allá de los ideales de la psiquiatría positivista y su política de suprimir este tipo de locuras de aspecto tan poco enfermo, el paranoico sigue expresando ejemplarmente la trabazón entre la historia subjetiva y el *pathos*, entre los acontecimientos que marcan su vida y las manifestaciones clínicas, al tiempo que nos ilustra sobre las maniobras con las que trata de enderezar el drama que protagoniza. De ahí que a los interesados en deshacerse de la paranoia les resulte tan difícil darle la puntilla definitiva. Al fin y al cabo, la paranoia es la locura por excelencia. Y el polo paranoico de la locura, el resorte que todo loco escudriña para emerger de las glaciares aguas de la melancolía y amurallar la fragmentación propia de la esquizofrenia.

Junto con la melancolía, la paranoia simboliza la transición inconclusa entre la locura tradicional y las enfermedades mentales. Una y otra mantienen una línea de continuidad entre la Antigüedad y el presente, entre el hombre de ayer y el de hoy, de manera que los hilos que las componen son también los que dan cuerpo a la condición humana. Con respecto a la paranoia, y de forma sintética, pueden apuntarse tres consideraciones que aclaran su posición intermedia entre la locura antigua y las enfermedades mentales actuales, como son la terminología clínica con que se la nombra, lo genuino de la paranoia y las reacciones que suscitó dentro del discurso psiquiátrico[158].

En primer lugar, resulta llamativa la terminología que los distintos autores han empleado para nombrar el polo paranoico de la psicosis, porque muchos de ellos han echado mano de un léxico popular y desprovisto de locuciones médicas. Kraepelin, el inventor de las taxonomías psiquiátricas más duraderas y renovador de su léxico, la seguía llamando unas veces locura y otras paranoia, indistintamente. Y lo hacía, como la mayoría de sus contemporáneos, porque este polo de la psicosis se asienta en el territorio nosográfico de las antiguas locuras parciales, monomanías, locuras razonantes, locura lúcida o, simplemente, locura (*Verrücktheit*). Se trata del ámbito del *pathos* en el que resuenan una amalgama

---

158. Con respecto a la melancolía, téngase presente que se dio, desde principios del siglo XIX, un proceso parecido que se inició con el intento de Esquirol de cambiarle el nombre y culminó cuando se la convirtió en una forma clínica grave de la depresión.

de ecos alusivos a la coalescencia tradicional locura-razón, ámbito a su vez heterogéneo en el que la medicina y la filosofía se entrecruzan y debaten acerca de esos restos de razón que cohabitan con la alienación. El uso de estos términos populares en el lenguaje médico contrasta con otros más especializados, como hebefrenia, demencia precoz y esquizofrenia, creados *ad hoc* por Kahlbaum, Hecker, Kraepelin y Bleuler para designar nuevas *Geisteskrankheiten* (enfermedades mentales), y desentonan con las abundantes siglas actuales, como TOC, TEA, TDHA, etc.

En segundo lugar, las investigaciones psiquiátricas sobre la paranoia ponen de relieve al menos tres puntos de fricción y desacuerdo entre autores y escuelas: por un lado, el debate permanente acerca de la patogenia, a la que algunos consideran intelectual y otros afectiva (paranoia «primaria» *versus* paranoia «secundaria»); por otro lado, la compatibilidad o no de la paranoia con las alucinaciones (formas alucinatorias *versus* formas combinatorias); a los anteriores se añade la controversia sobre las formas agudas y curables de paranoia (formas abortivas o benignas *versus* formas crónicas), polémica que recorre todo el periodo clásico de la psicopatología.

Ante estas dificultades que presenta la paranoia, en tercer lugar, el discurso psiquiátrico reaccionó siguiendo dos patrones bastante constantes. La gran mayoría de los tratadistas, como Kraepelin y Bleuler, estrecharon su perímetro nosográfico, de tal manera que aún hablando de paranoia, daban a entender que ésta no existía o era una forma atenuada de esquizofrenia. Diferente a la anterior pero con idénticos efectos fue la solución acordada por Clérambault, quien propuso dividirla en tantos subtipos que acabó pulverizándola, convencido como estaba de la multiplicidad y variedad constitutiva de la paranoia, cuya exuberancia vuelve imposible ahormarla en un tipo clínico concreto. Contrarios a las dos tendencias anteriores, un grupo reducido de clínicos adoptaron una posición excepcional, entre ellos Gaupp, Kretschmer y Lacan. Ellos vieron en la paranoia, como hiciera Freud, un rayo de luz capaz de iluminar el conocimiento de la psicosis y propusieron ampliar su contorno con la descripción de nuevos tipos clínicos, entre ellos las formas abortivas de paranoia, el delirio sensitivo o la paranoia de autocastigo.

Si Freud, Gaupp, Kretschmer, Lacan y algunos otros eligieron la paranoia como modelo de conocimiento de la psicopatología y la terapéutica de la locura, fue porque ella cuenta desde tiempo inmemorial con unos mentores privilegiados. Pues son los propios paranoicos los que con más rigor y profundidad vienen mostrando —mediante sus autobiografías, memorias, ensayos, piezas teatrales y novelas— los dramas que habitan y que ellos mismos alimentan. Aquí radica la principal razón por la que muchos siguen considerando la paranoia como la vía regia para el conocimiento clínico de la estructura psicótica.

Pero también la paranoia, cuando se investiga desde el punto de vista historiográfico, resulta aleccionadora respecto a las limitaciones del discurso psiquiátrico. No deja de ser significativo que los grandes teóricos de las enfermedades mentales tropezaran con la paranoia una y otra vez a la hora de definirla y explicarla según sus concepciones nosológicas importadas de la medicina. Tal es lo que sucedió con los modelos de Griesinger, Magnan, Kraepelin y Kurt Schneider[159].

La paranoia viva

Cuando se indaga en la historia de la paranoia suelen distinguirse las aportaciones de la escuela francesa y las de la escuela alemana, al menos como guía propedéutica. Con vistas a detallar el punto de vista de Gaupp sobre esta locura y su comprensión del caso Wagner, se evocarán con brevedad algunos aspectos históricos y conceptuales. Comenzaré por las aportaciones francesas, debido a la importancia que atribuyen a los aspectos del carácter y la constitución, referentes esenciales también en la concepción desarrollada por la escuela de Tubinga[160].

Como decía, la escuela francesa acentuó de siempre los rasgos del carácter o las peculiaridades de la constitución llamada *paranoïaque*. La «constitución psicopática» (psicopatológica) designaba la existencia de un grupo concreto de tendencias psíquicas que forman parte de la personalidad. Aunque se manifiesten desde los primeros años de la vida, su expresión continúa a lo largo de toda la existencia, bien sea mediante tendencias ligeras o marcadas, las cuales influyen, por su relación con otros grupos de tendencias, en todas las formas y en todas las combinaciones recíprocas. De duración

---

159. Quien busque información más detallada puede dirigirse al estudio «Qué fue de la paranoia», en *Estudios sobre la psicosis*, Barcelona, Xoroi, 2018 (4.ª ed.), pp. 229-306.

160. El estudio psicopatológico alemán de la caracterología comenzó con Tiling y Neisser y alcanzó un amplio desarrollo con Gaupp, Ewald y Kretschmer.

indefinida, las constituciones psicopatológicas pueden contribuir al desarrollo de psicosis cíclicas, remitentes o también progresivas. En una personalidad anormal, ellas representan la parte morbosa, cuya proporción varía de acuerdo con el grado y el número de las constituciones en juego. De acuerdo con este punto de vista se describieron, de forma detallada, las constituciones esquizoide, ciclotímica, hiperemotiva, perversa, mitomaniaca y paranoica[161].

Al revisar las definiciones de los principales tratadistas, sea cual sea el periodo al que pertenecieron o la orientación que los guió, son continuas y abundantes las referencias a la constitución psíquica que sirve de base a la paranoia. Tal es lo que propuso Séglas cuando destacó —siguiendo a Ball— la «autofilia» y consideró que el delirio paranoico «tiene su origen en la intimidad del carácter individual, de la personalidad; es un delirio primitivo»[162]. Haciéndose eco de la tradición francesa, Sérieux y Capgras recuerdan que al mando de la génesis del «delirio paranoico está un tipo específico de constitución psíquica»[163]. Diferente a los anteriores en cuanto a visión teórica, Clérambault afirmó que el paranoico delira con su carácter, que es, *grosso modo*, «el total de las emociones cotidianas mínimas, llevadas al

---

161. Sigo aquí la definición propuesta por Achille DELMAS, «Rapport de Psychiatrie. Le rôle et l'importance des Constitutions en Psychopathologie», *Annales médico-psychologiques*, 1932, n.º 2, pp. 219-224.

162. SÉGLAS, J.: *Leçons cliniques sur les maladies mentales et nerveuses*, París, Asselin y Houzeau, 1895, p. 384 [ed. española: *Alucinados y perseguidos. Lecciones clínicas sobre las enfermedades mentales y nerviosas (selección)*, Madrid, Ergon. La Biblioteca de los Alienistas del Pisuerga, 2012].

163. SERIEUX, P. y J. CAPGRAS: *Las locuras razonantes. El delirio de la interpretación*, Madrid, Ergon. La Biblioteca de los Alienistas del Pisuerga, 2007, p. 174.

estado habitual, cuya cualidad está prefijada para toda la vida y cuya medida está casi prefijada para toda la vida»[164].

Con respecto a la etiología, las teorías de las constituciones patológicas son proclives, de una u otra forma, a la génesis hereditaria de las enfermedades, incluso se muestran partidarias de la teoría de la degeneración, de ahí la vinculación de algunos de estos autores con los planteamientos eugenésicos. De acuerdo con esta perspectiva, existiría una relación entre constitución patológica, predisposición y causa hereditaria, de tal manera que cuando se transmite una enfermedad mental —tal como propone H. Schüle, por citar un ejemplo—, la constitución psíquica de esa persona es defectuosa ya desde el inicio, con lo cual el trastorno mental existe en germen antes de desarrollarse[165].

En este sentido se expresa uno de los mentores más destacados, Georges Genil-Perrin, cuando escribe: «Las tendencias paranoicas se presentan como un complejo constitucional psicopático en el que se mezclan de modo indisoluble los componentes orgullo, desconfianza, falsedad de juicio e inadaptabilidad, que habíamos encontrado sumamente exagerados en el delirio de interpretación»[166].

---

164. CLERAMBAULT, G. G. de: «Les délires passionnels; Érotomanie. Revendication. Jalousie» [1921], en: *Œuvre Psychiatrique*, t. I, París, P.U.F., 1942, p. 341.
165. Véase al respecto la tesis doctoral de Georges Genil-Perrin, uno de los mayores promotores de las constituciones patológicas: G. GENIL-PERRIN (1913): *Histoire des origines et de l'évolution de l'idée de dégénérescence en médicine mentale*, París, Albert Leclerc, pp. 139 y 151. Uno de los autores de lengua alemana, en los que también arraigó el punto de vista constitucionalista y hereditario, fue Mercklin, quien habló de «gérmenes paranoicos» (*paranoischen Keimen*) que luego evolucionan hacia la enfermedad.
166. GENIL-PERRIN, G.: *Les paranoïaques*, París, Maloine, 1926, p. 199.

De manera que siguiendo las directrices de este autor, si queremos obtener el retrato de la constitución paranoica bastará con retomar esos síntomas, aunque atenuados, difuminados, situados más acá de las fronteras de la enfermedad y aplicados únicamente a la descripción de inclinaciones propias de la condición humana. Desde esta perspectiva y en este contexto, se entiende a la perfección la afirmación de Genil-Perrin, síntesis de su teoría: «Se nace paranoico, no se llega a serlo. [...] Hay muchos más paranoicos no delirantes que paranoicos delirantes»[167].

En lo que se refiere al modelo nosológico, las teorías constitucionalistas suelen abogar por el *continuum* entre lo normal y lo patológico. Así las cosas, la paranoia no podría surgir bruscamente, es decir, en forma de crisis o ruptura. Comoquiera que la paranoia no podría ser aguda, es decir, benigna, habríamos de afirmar —con Kraepelin y la mayoría de los autores— que la paranoia es una locura crónica de la que no cabe esperar curación. Enfocada desde la visión constitucionalista, la paranoia clínica sería el resultado de la acentuación gradual de rasgos o tendencias de la constitución. Quiere esto decir que, franqueando un límite indefinible, alguien egocéntrico, suspicaz y porfiado se convertiría, de buenas a primeras, en un enfermo paranoico.

Con vistas a concebir que la paranoia pueda presentarse bajo la forma de crisis, es necesario introducir algún factor reactivo que sirva de desencadenante y propicie un desequilibrio brusco, de lo contrario no podrá pensarse otro

---

[167]. *Ídem*, p. 22. La traducción del capítulo II, dedicado a las tendencias paranoicas, puede asimismo leerse en: J. M.ª ÁLVAREZ y F. COLINA, *Clásicos de la paranoia*, Madrid, Dor, 1987, pp. 309-358.

inicio y evolución distinta a la larvada, insidiosa y progresiva. Estos factores reactivos pueden, además, hacerse compatibles con una teoría que tenga en cuenta la disposición caracterial. Esta confluencia y trabazón de una visión constitucional y de otra que tiene en cuenta los aspectos vitales fue especialmente desarrollada por Robert Gaupp con respecto a la paranoia, como ahora se expondrá. Si la escuela francesa acostumbraba a describir y explicar la paranoia en relación con una teoría de las constituciones patológicas, en los autores de lengua alemana el énfasis se desplaza hacia los factores reactivos y las situaciones vitales que pueden conllevar la aparición de determinadas alteraciones. Sin embargo, hay que tener en cuenta una particularidad de la clínica alemana: el referente no es tanto una visión teórica sino la autoridad doctrinal del profesor Emil Kraepelin, cuyas definiciones, clasificaciones y descripciones determinaban el *statu quo* de la patología mental. Y Emil Kraepelin, no hay que olvidarlo, fue sobre todo un profesor que destacó por su labor de compendiar, de forma ordenada y sencilla, las aportaciones de otros. Su brillantez no proviene directamente de la clínica sino de su capacidad expositiva.

Tocante a la paranoia, hay que leer muchas páginas y a muchos autores para dar con una definición tan paradójica y al mismo tiempo tan trascendente como la que Emil Kraepelin ofreció de esta forma de locura. A nadie que la lea con atención le deja de resultar chocante cómo se puede definir una enfermedad por lo que no tiene —exceptuando el delirio inquebrantable, que tampoco tiene que ser necesariamente así—, como si fuera una grave enfermedad mental a la que le faltan los lastres y deficiencias que deben caracterizarla. Da la impresión de que es una definición muerta, sin un sujeto que encarne el drama que pretende describir. Si se la toma al pie de la letra, estoy seguro de que le sería más fácil a Diógenes de Sinope encontrar un hombre que a nosotros dar con un paranoico kraepeliniano. A pesar de ser tan problemática, se convirtió en el referente fundamental de la psicopatología psiquiátrica en esta materia: «[...] se trataría del *desarrollo insidioso de un sistema delirante permanente e inamovible, surgido a consecuencia de causas internas, con total mantenimiento de la claridad y del orden en el pensar, en el querer y en el actuar.* A la vez se produce un cambio profundo ante la vida, y por ese "desplazamiento" [*Verrückung*] de la posición ante el mundo se ha elegido el nombre de "locura" [*Verrücktheit*]»[168].

Al conocedor de la sistemática kraepeliniana no le sorprende la estrechez que asigna a la paranoia, esto es, a la locura parcial. Resulta evidente que la batalla ideológica que libra en su nosología médica está orientada a la aniquilación de las locuras parciales del ámbito de la patología mental y de ese modo tirar a la basura al sujeto de la locura. Si se analiza la historia de la clínica desde esta perspectiva, es fácil colegir que las contribuciones mayores a la paranoia son las

---

168. KRAEPELIN, E.: *Psychiatrie. Ein Lehrbuch für Studierende und Ärtze*, Leipzig, J. A. Barth, t. III, 1915, pp. 1714. Esta definición, prácticamente con la misma redacción, había sido propuesta en la edición de 1899 (*Cf.* KRAEPELIN, *Psychiatrie. Ein Lehrbuch für Studierende und Ärtze*, Leipzig, J. A. Barth, t. II, 1899, p. 430). Sobre las palabras de Kraepelin, Lacan afirmó: «Esta definición, fruto de la pluma de un clínico eminente, tiene algo llamativo, y es que contradice punto por punto todos los datos de la clínica. Nada en ella es cierto» (LACAN, J.: *El Seminario de Jacques Lacan. Libro 3. Las psicosis (1955-1956)*, Barcelona, Paidós, 1984, p. 31).

que, de una u otra forma, se originan en los márgenes de la doctrina de Kraepelin, aquéllas que la cuestionan, matizan y corrigen. Entre estas aportaciones críticas destacan las de Robert Gaupp sobre la *abortive Paranoia* y el caso Wagner, la monografía de Ernst Kretschmer dedicada a los delirios sensitivos de referencia y la tesis doctoral de Jacques Lacan acerca de la paranoia de autopunición. Frente a Kraepelin, los tres autores mencionados tienen en común la defensa de la locura parcial y el ser partidarios de las formas agudas y curables de la paranoia. Lacan lo dejó muy claro en su tesis doctoral cuando afirmó: «[...] todos estos hechos nos quitan por completo la repugnancia a asimilarles [a las psicosis paranoicas] los casos llamados abortivos o curables, puesto que en éstos observamos la misma etiología, los mismos modos de aparición, los mismos síntomas y la misma estructura»[169]. Con esta nueva orientación, la paranoia parece vivificarse en la medida en que se engrana con experiencias concretas que afectan a personas de carne y hueso. Gente a la que la vida le muerde y la huida a través de la locura se vuelve una opción más soportable.

Con anterioridad a Kraepelin, muchos tratadistas alemanes consideraban las formas agudas y las curables dentro del legítimo territorio de la paranoia[170]. Uno de ellos, Max Friedmann, había investigado desde finales del siglo XIX algunas formas delirantes a las que denominó «formas benignas de paranoia» (*milde Paranoiaformen*), es decir,

---

169. LACAN, J.: *De la psicosis paranoica en sus relaciones con la personalidad*, México DF, Siglo XXI, 1979 [1932], p. 78.

170. Kraepelin consideraba «especialmente funesto para el futuro desarrollo de la cuestión de la paranoia» el concepto de paranoia aguda (*akute Paranoia*), propuesto inicialmente por Westphal.

locuras surgidas en circunstancias penosas y cuyos delirios se desvanecían al cabo de algunos años sin una rectificación aparente[171]. Como indica en el segundo de sus trabajos, a él le interesaba estudiar la paranoia desde el punto de vista psicológico y se centró en casos «leves, incipientes y sin complicaciones somáticas». Según Friedmann, la inmensa mayoría de estos delirantes eran mujeres de inteligencia normal, de entre treinta y cuarenta años. Al examinar las circunstancias que concurrían en los desencadenamientos, este neurólogo de Manheim concluyó que en todos los casos los delirios estaban determinados por conflictos exteriores. Después de uno o dos años delirando, los pacientes solían recobrar la calma y regresar al surco de la razón. Sólo de forma excepcional volvían a mencionar ese episodio, aunque el delirio prosiguiera sin demasiado estruendo. Los casos puros curaban al cabo de pocos años, razón por la cual la llamó «paranoia recuperable» y señaló la enorme dificultad que conlleva distinguirla de la normalidad.

Al corriente de las propuestas de Kraepelin, Friedmann debatió con él argumentando que en los casos por él observados, el desarrollo no era insidioso ni los delirios cuajaban de forma permanente e inquebrantable, al menos en el sentido de mantenerse activos. Sin embargo, admitió que la paranoia de Kraepelin y las formas leves de paranoia que él describía, se parecen en algunas características de los trastornos formales de la ideación. Sin embargo, en sus casos se observa, por lo

---

171. El primer trabajo de Friedmann sobre el delirio, una monografía, lleva por título *Ueber den Wahn: Eine klinisch-psychologische Untersuchung. Nebst einer Darstellung der normalen Intelligenzvorgänge* (Wisbaden, J. F. Bergmann, 1894).

general durante algunos días, que las ideas paranoicas son ocasionales y la mayor parte del tiempo los pacientes se mantienen ocupados con actividades normales y provechosas. Pese a las matizaciones que acaban de anotarse, en ningún momento Friedmann consideró que las formas crónicas de paranoia, las recogidas por Kraepelin, fueran menos relevantes que las que él estudió. Tanto es así que describió tres variantes: «Tenemos entonces las siguientes tres formas de formaciones endógenas de delirio. Primera: la formación del delirio, una vez iniciada, progresa de manera lenta pero imparable, y el efecto no vuelve a apaciguarse (paranoia crónica genuina [kraepeliniana]). Segunda: los delirios permanecen circunscritos al conflicto, pero los delirios se desvanecen de nuevo y el afecto desaparece al cabo de pocos años. Tercera: no tenemos otra cosa que el oscurecimiento del juicio de modo discreto y la presencia de ideas de referencia, pocas o totalmente insuficientes, y este tipo de situaciones clínicas siguen a menudo un curso episódico»[172].

Si hay algo que desmerece esta contribución es la escasa profundización en las cualidades específicas de esas experiencias («conflicto exterior» o «conflictos que agitaron claramente los sentimientos de los pacientes», según sus palabras), aspecto que poco después ampliarán Gaupp y su alumno Kretschmer al describir el sustrato caracterógeno y reactivo de este tipo de paranoias. Friedmann se limitó a señalar que esas experiencias perturbadoras son susceptibles de desencadenar una paranoia benigna. A pesar de estas limitaciones, su aportación allanó el terreno

---
172. FRIEDMANN, M.: «Beiträge zur Lehre von der Paranoia», *Monatsschrift für Psychiatrie und Neurologie*, 1905, t. XVII, p. 532 (pp. 468-532).

a futuros trabajos orientados a iluminar las relaciones entre los conflictos vitales y la paranoia, y contribuyó a mantener viva la paranoia y con ella la llama del sujeto de la locura.

Con estos antecedentes y la presencia indeleble de Kraepelin en el firmamento de la clínica, Gaupp elaboró sus aportaciones a esta materia. Si hubiera que resumir las principales, bastaría con mencionar las seis siguientes. Primera, la defensa de las formas abortivas de la paranoia. Segunda, la consideración de la paranoia como un tipo clínico distinto e independiente de la esquizofrenia[173]. Tercera, la evidencia de que la paranoia es un trastorno mental que puede entenderse y al que no cabe concebir como un «proceso» en el sentido jaspersiano. Cuarta, la relación consustancial que guarda la paranoia con el desarrollo de la historia y la vida del sujeto, en la que se dan ciertos acontecimientos perturbadores que propician su desencadenamiento. Quinta, el papel que el carácter desempeña en la formación del delirio, base sobre la que se construye la afectividad que aportará la elaboración paranoica de los acontecimientos[174]. Por último, la posibilidad de establecer con el paranoico un tipo de relación de empatía, imprescindible de cara al tratamiento, puesto que, en resumidas cuentas, este tipo de locura constituye un desarrollo psicológico comprensible.

---

[173]. Refiriéndose a la reducción kraepeliniana de la paranoia y la tendencia que ésta determinó, Gaupp escribió en 1938: «Personalmente, nunca he estado de acuerdo con esta eliminación de la concepción de la paranoia, ni tampoco lo estoy hoy» (GAUPP, R.: «Les tendances du developpement de la psychiatrie allemande», *op. cit.,* p. 341).

[174]. Sobre este particular Gerd HUBER y Gisela GROSS (*Wahn. Eine deskriptiv-phänomenologische Untersuchung schizophrenen Wahns*, Stuttgart, Ferdinand Enke, 1977) consideran que Gaupp fue el primero en proponer el estudio de la personalidad paranoica desde un nuevo punto de vista.

Característico de su orientación es el papel decisivo que asignó en la edificación del delirio a la disposición del carácter, esto es, la forma de ser de la personalidad prepsicopática del paciente, con todas sus disposiciones psíquicas[175]. A su juicio, dicha disposición paranoico-depresiva pone de relieve unos rasgos marcadamente psicasténicos. Sobre la base de estos rasgos se gesta, a consecuencia de la presión ejercida por ciertos acontecimientos espinosos, un delirio de relación desconfiado latente (*schleichend ein misstrauischer Beziehungswahn*), de desarrollo oscilante, que llega a adquirir una sistematización rígida.

Los paranoicos que describió son personas tendentes a la depresión y al escrúpulo; sujetos reflexivos, autocríticos, pusilánimes, medrosos, apocados, sin autoestima, de los que se echan para atrás y rehúyen los enfrentamientos; de esos que en el fondo siempre se preguntan qué han hecho ellos para que los acosen y los traten de ese modo. A raíz de algún suceso concreto relacionado con una vivencia afectivamente intensa, se instaura en ellos de forma insidiosa una expectación ansiosa con un tinte persecutorio, estado del que a menudo tienen cierta consciencia. Es tal la visión autocrítica que les atormenta que llegan a pensar, en ocasiones, si sus perseguidores o enemigos no tendrán razón en acosarlos, humillarlos o difamarlos, aunque sin llegar al extremo —insiste Gaupp— de moldear una melancolía con delirio de autoacusación. Al contrario, las ideas de persecución se van puliendo y adquieren cada vez

---

175. *Cf.* R. GAUPP, «Über paranoische Veranlagung und abortive Paranoia. Vortrag auf der südwestdeutschen Psychiaterversammlung in Heilbronn u. Weinsberg am 6. u. 7.11.1909», *Zentralbl. Nervenheilk.*, 1910, n.º 21, pp. 65-68.

más coherencia y fundamento lógico. Pese a que el delirio de referencia se extiende, siempre permanece acotado y deja libres determinadas figuras, instancias, entidades o personas a las que el enfermo necesita, como sucede con el médico y el hospital, a los que acude en busca de sosiego. A medida que se desarrollan, las vivencias del enfermo están mediatizadas por la desconfianza enfermiza, la cual da pie a nuevas interpretaciones delirantes contra su persona. Resulta llamativo el contraste entre momentos álgidos del delirio referencial y otros más serenos y lúcidos en los que no es extraño que atribuya ciertos fenómenos intuitivos a su calenturienta imaginación. Lo más habitual es que la enfermedad no progrese, de manera que puedan seguir con los trabajos y desempeños corrientes de la vida.

Con respecto a las formas más crónicas de paranoia, las palabras que siguen, referidas a Wagner, expresan con precisión la concepción de Gaupp: «[...] en la paranoia crónica sistemática ha de verse una evolución, psicológicamente comprensible, de una personalidad degenerativa innata que, bajo la influencia de las vivencias personales, llegó a un progresivo distanciamiento del mundo exterior, a una distorsión de la visión del mundo y a una formación delirante sistemática lógicamente articulada. De especial interés eran: la parcialidad del delirio y su limitación a ciertos intervalos y a ciertas zonas de su pensamiento y de su vivencia»[176].

A diferencia de los paranoicos «combativos» de Bumke y a los presuntuosos suspicaces retratados por Genil-Perrin y los autores franceses, este otro tipo de paranoicos descritos por

---

176. GAUPP, R.: «Der Fall Wagner. Eine Katamnese, zugleichein ein Beitrag zur Lehere von der Paranoia», *op. cit.* p. 312.

la escuela de Tubinga son, por lo general, sujetos instruidos, de mediana edad, afables, modestos, concienzudos y sumamente escrupulosos, poco dados a la combatividad y sobrevaloración, sujetos a los que Kretschmer seguirá perfilando en su descripción del delirio sensitivo.

Continuador de las indagaciones de Gaupp en esta materia, Ernst Kretschmer se dio cuenta muy pronto de que la paranoia era el gran caballo de batalla de la psiquiatría clínica. Y fue consciente también de que la definición de Kraepelin seguía obstaculizando el análisis estructural de la personalidad como un todo y el estudio de sus líneas psicológicas evolutivas, aspectos necesarios para llegar a la aplicación del tratamiento psicoterápico adecuado[177]. Apoyándose en los elementos que acaban de apuntarse, Kretschmer amplió las descripciones de su maestro, a las que dio forma en el *sensitive Beziehungswahn* (delirio sensitivo de referencia).

Se trata de un tipo de delirio que surge como defensa frente a conflictos internos, los cuales se desencadenan en relación con el medio social. Estos pacientes se consideran el centro de múltiples referencias y alusiones en las que se les humilla y menosprecia. Las ideas de culpabilidad y de perjuicio les abruman, a la vez que se sienten bajo el foco de la continua observación de los otros. Los sensitivos presentan unos rasgos de carácter específicos. Son tímidos, pusilánimes, raros, inteligentes, de fina y profunda sensibilidad, de una ética que llega hasta el escrúpulo y con una marcada tendencia a la autocrítica y al autorreproche. Ese carácter sensitivo

---

[177]. *Cf.* E. KRETSCHMER, «Prólogo a la tercera edición (1949)», en E. KRETSCHMER, *El delirio sensitivo de referencia*, Madrid, Triacastela, 2000, pp. 21-22.

no es ni innato ni definitivo, como podría serlo un estado constitucional, sino una disposición que se adquiere con el paso de los años y la suma de experiencias vividas, sobre todo por ciertos traumas afectivos. Kretschmer concede una importancia decisiva al sentimiento de inferioridad, muy acusado de por sí en estos sujetos, inferioridad que se reaviva en cada fracaso y tropiezo vital[178]. Conforme a estas características, este tipo de delirio sería un síntoma perfectamente «comprensible» si se tiene en cuenta el medio social, las vivencias particulares y la personalidad. De ahí su raigambre psicogenética y su evolución relativamente benigna en los casos más típicos.

Kretschmer atribuyó la génesis de esta afección a factores psicológico-reactivos, en concreto los conformados por la tríada «carácter, vivencia y ambiente», a su vez condicionada por el carácter asténico. Desde el punto de vista sintomatológico, el núcleo del cuadro patológico está constituido por un delirio de referencia centrado, que surge de un fundamento afectivo gradual entre «la vergonzosa inseguridad y la desesperada autoacusación». Con poco más de tres frases, el autor resume el conjunto de la sintomatología: durante el periodo culminante del trastorno, el contenido de las representaciones y la situación afectiva se centran sensiblemente en torno a la vivencia

---

178. La inferioridad está muy presente en el análisis de sus casos. Adolf Krumm, uno de sus enfermos, lamenta: «Siempre he sido moralmente inferior; no lo puedo soportar». Y el propio Kretschmer, en otro momento de su monografía, destaca: «La vivencia *de la insuficiencia vergonzante,* de la inferioridad moral, actúa patogénicamente sobre el carácter sensitivo. El sensitivo se traba cada vez más en su lucha interior —oculta y sin remedio— con su resuelta falta de egoísmo, su blanda profundidad emotiva y consecuente intimidad». *Ídem,* p. 170 y p. 242, respectivamente.

patógena; los síntomas de la psicosis sensitiva constituyen el efecto incrementado de las cualidades del carácter sensitivo; el cuadro patológico aparece frecuentemente entreverado de síntomas neurasténicos de agotamiento[179].

En lo tocante a Wagner, uno de sus referentes esenciales para la elaboración de su descripción y teoría, es muy probable que Kretschmer lo conociera en otoño de 1913, cuando pasó seis semanas en la Nervenklinik de Tubinga para un examen forense[180]. En aquel momento todavía trabajaba como médico interno en la Clínica de Nefrología, pero Gaupp se percató rápidamente de sus cualidades y quiso tenerlo cerca. Algunos años después, en marzo de 1920, cuando viajó a Winnenden para participar en una conferencia médica en sustitución de Gaupp, tuvo ocasión de tratar con el asesino loco más de cerca y hablar con él[181]. En su opinión, la psicosis de Wagner fue un delirio sensitivo de referencia típico sólo durante unos años, hasta que cometió los crímenes, cuando desencadenó esa «la acción liberadora» con la que cierra, en virtud de su propia fuerza, el vía crucis espiritual mediante

---

179. *Ídem*, p. 245.
180. *Cf.* Claudia LEINS, *Robert Eugen Gaupp. Leben und Werk, op. cit.*, p. 123.
181. Las notas de la conversación entre Kretschmer y Wagner que el primero tomó pueden leerse en la tesis doctoral de Martin PRIWITZER, *Ernst Kretschmer und das Wahnproblem*, Inaugural-Dissertation zur Erlangung des Doktorgrades der Medizin, Tubinga, 2004. En el apéndice que las recoge («4.4.1. Protokoll der Exploration von Hauptlehrer Wagner durch Ernst Kretschmer in Winnental, März 1920»), entre las anotaciones de Kretschmer pueden leerse continuas alusiones de Wagner a animales, sobre todo al cerdo y la vaca, y dos apuntes reseñables: el primero de Kretschmer sobre Wagner: *Stark egozentrisch* [Altamente egocéntrico]; y más adelante, de forma literal y después de numerosas alusiones a cerdos y otros animales, en los que se sentía reconocido: [...] *aber 1 Schlapp- schwanz bin ich nicht (in großer Erregung)* [pero no soy 1 picha floja (con gran excitación)] (pp. 323-329).

una violenta catástrofe externa. Este último tramo de su locura, nuevo y sorprendente, «no es la acción propia de un sensitivo», sino «el *final expansivo brutal* del delirio sensitivo de referencia de Wagner»[182].

Como se ve, la mixtura característica de Wagner introduce en la discusión psicopatológica muchos matices a los que conviene atender, mezcolanza que desborda las proposiciones rígidas y rompe los moldes demasiado agarrotados. Por una parte, como se verá enseguida, aquí predomina la amalgama melancólica y paranoica, la culpa y la inocencia, la inferioridad consumada y la soberbia megalomaniaca, contrastes, en definitiva, a los que conviene acostumbrarse si se quiere sacar algún provecho del maestro Wagner. Kretschmer se percató de ello y lo reflejó con palabras hermosas: «Si alguna vez han coexistido dos almas en un mismo pecho, ha sido en Wagner. Esta misteriosa cabeza de Jano había inducido a error a muchas personas antes de su delito, a muchas les había mostrado una cara y a muchas la otra»[183].

Wagner, entre el autorreproche y la autorreferencia

Ernst August Wagner nació el 22 de septiembre de 1874 en Eglosheim, una población al noroeste de la ciudad de Ludwigsburg (Luisburgo). Murió el 27 de abril de 1938 en el manicomio de Winnental, situado en el corazón de Winnenden. Entre Eglosheim y el castillo de Winnental, reconvertido en manicomio en 1834, hay apenas veinte kilómetros. Las dos

---

182. KRETSCHMER, E.: *El delirio sensitivo de referencia, op. cit.*, p. 233 y p. 195, respectivamente.
183. *Ídem*, p. 224.

localidades pertenecen a Baden-Wurtemberg y forman parte de Suabia, una región histórica, cultural y lingüística situada en el suroeste de Alemania, donde se habla un alemán con contrastado acento que se conoce como *Schwäbisch*. El dialecto suabo se distingue claramente del alemán del norte, de Hannover, por ejemplo, por ciertos elementos fonéticos y un amplio vocabulario propio.

Como espero mostrar, el hecho de que su lengua materna fuera el dialecto suabo, impuro con respecto al alemán que se habla en la Baja Sajonia, tiene en este caso gran importancia de cara a su cabal comprensión. De hecho, Wagner se negaba a hablar suabo con sus colegas y tenía a gala hablar el alto alemán (Hochdeutsch), el alemán más puro. Cuando Gaupp entrevistó a algunos de sus colegas, familiares y conocidos, uno de ellos, Ho., le respondió que el maestro titular nunca hablaba suabo, «[...] siempre prefería el alemán culto y literario»[184].

Wagner fue el noveno de diez hijos nacidos en el seno de una familia pobre y campesina. Su padre, Jakob Friedrich Wagner había nacido también en Eglosheim en 1832 y murió de roséola a una edad temprana, en septiembre de 1876. Seis años menor, su madre, Luise Christiane Roth, provenía de Poppenweiler, un pueblo cercano situado en la margen derecha del Neckar. Wagner se quedó huérfano de padre muy pronto, de ahí que le llamaran coloquialmente «el chavalín de la viuda». Aunque casi no lo conoció, le atribuía la causa de los males que sufría la familia, la «estirpe enfermiza» de la que provenía y la «degeneración» que

---

184. GAUPP, R.: *El caso Wagner, op. cit.*, p. 180.

padecía[185]. La mala opinión que tuvo de él se refleja en un pasaje de la *Autobiografía*, la obra en tres tomos que concluyó inmediatamente antes de pasar al acto: «No conocí a mi padre, que murió cuando yo tenía dos años. Es muy poco lo que he oído sobre él, pero ese poco no me permitió forjarme una imagen paradigmática de su persona. Mi madre decía que fue una suerte que muriera. Muchas veces lo he maldecido por haberme traído al mundo. Pero para que no se anoten demasiadas deudas en su haber juzgando al palo por la astilla, quisiera decir que lo único malo que se comentaba de mi padre era: 'Jakob Wagner es un hombre presuntuoso y descontento, al que más le valdría ocuparse de las labores del campo que pasarse la vida bebiendo cerveza'. Que cada cual juzgue si este es también mi caso»[186].

Su madre descendía de una familia con varios casos de enfermedad mental, y da la impresión de que ella no estaba muy cuerda. Con una concepción melancólica de la vida, Luise fue una mujer frívola y promiscua, pesimista y desconfiada, y a menudo se metía en líos de pleitos y litigios. Sobrevivía gracias a una tienducha. Se le conocieron varios amantes, bebía mucho y al parecer se prostituía algunas veces. Se volvió a casar en 1879 con un labrador, K. Baumhauser, del que se divorció en 1881, después de tener un hijo que murió al cabo de seis meses.

Por lo visto, según informa Gaupp, la madre había tratado con excesiva suavidad al talentoso niño, y Ernst Wagner, que ya de por sí tendía al aislamiento, empezó a ir por mal

---

185. «El propio Wagner veía en su padre la fuente principal de la degeneración familiar». *Ídem*, p. 196.
186. *Ídem*, p. 37.

camino[187]. Desde muy pequeño había sido un salvajillo. Creció con total libertad, a su aire, sin que nadie mirara mucho por él. Pero en el chaval Ernst ya latía un pesar poco común, tanto por su hondura como por su carácter. Según Gaupp, la madre le legó «su pesimismo, su propensión a sentirse perseguida, su excitabilidad sexual exacerbada y su neurastenia»[188]. Y, según él mismo, conforme a lo que escribió en la *Autobiografía*, estaba seguro de que ya era pesimista en el vientre de su madre y que había llegado al mundo con los nervios frágiles. Cuando era aún pequeño y puro (*klein und rein*), se sentía preso del abatimiento y de la angustia, sin saber de dónde le venía la culpa. «Y ahora que la culpa está ahí, mi sufrimiento ha llegado a su punto culminante. Y soy pesimista»[189].

Las desgracias de Wagner, sobre todo el abatimiento, la vergüenza, la zozobra, la culpabilidad y el autodesprecio, el autorreproche y las autorreferencias, comenzaron cuando contaba dieciocho años, a cuenta de iniciarse en el onanismo. Fue poco después de comenzar sus estudios en la Escuela de Magisterio de Eßlingen, en 1892. Los escrúpulos y las autoacusaciones alcanzaron una intensidad fuera de lo común, tanto que se instauró un cuadro de esos que la antigua psicopatología calificaba de «delirio de los masturbadores». Henchido de culpa, vergüenza y autodesprecio, para zanjar el asunto intentó imponer la fuerza de voluntad y recurrió a la lectura de libros sobre la materia, incluso consultó con un neurólogo en Stuttgart. Nada le sirvió. Agobiado por su sentimiento de culpa, se dedicó a

---

187. *Ídem*, p. 42.
188. *Ídem*, p. 197.
189. *Ídem*, p. 129.

averiguar si los demás le notaban su pecado secreto y si aludían a él[190]. Así fue como surgió y se expandió la autorreferencia enfermiza, la experiencia paranoica por excelencia con la que habría de convivir toda la vida[191]. De manera que en este caso se aprecia con gran nitidez la transición, a través de una banda moebiana, de la culpa y el autorreproche a la autorreferencia, una maniobra en la que el *kakón* se traslada del sujeto al Otro en un intento de apaciguamiento.

Desquiciado por su mala conciencia, Wagner interpretaba de forma autorreferencial ciertos acontecimientos del mundo exterior que, de por sí, carecían de valor y no tenían que ver con él. «A mí mismo nadie me lo dijo nunca directamente —aclara Wagner—, pero todo el tiempo percibía alusiones»[192]. Como aquel día que encontró junto a su espejo una hojita de papel donde un compañero de

---

190. La raigambre psicótica de la autorreferencia es evidente y su presencia anticipa, en caso de producirse una crisis *stricto sensu*, que este sujeto ya tiene un pie en la paranoia. A diferencia del fenómeno elemental característico de la esquizofrenia, el propio de la paranoia trasluce la presencia del Otro malvado, pues si alguien se siente aludido o referido es porque hay Otro que le observa o murmura de él. Por otra parte, estos matices clínicos advierten de la estructura subyacente, la cual, al estar configurada por la forclusión, incide directamente en la precipitación de un tipo de goce deseslabonado de la ley fálica, la que encarrila al hombre de deseo. Sobre la autorreferencia, véase, antes que cualquier otro, Clemens NEISSER, «Erörterungen über die Paranoia vom klinischen Standpunkte», *Centralblatt für Nervenheilkunde und Psychiatrie*, 1892, Enero, t. III, n.º 15, pp. 1-20.

191. «Surge, así pues, el síntoma fundamental de la paranoia, la significación personal patológica (delirio de referencia, delirio interpretativo)» (GAUPP, R.: *El caso Wagner, op. cit.*, p. 198). En el original, Gaupp escribe: «[es entsteht das paranoische Grundsmptom, die krankhalfte Eigenbeziehung (Beziehungswahn, Beachtungswahn)]» (GAUPP, R.: *Hauptlehrer Wagner. Zur Psychologie des Massenmords*, Frickenhausen, Sindlinger-Burchartz, 1996, p. 163). Aquí, como en otros textos, he preferido traducir *krankhalfte Eigenbeziehung* por 'autorreferencia enfermiza'.

192. GAUPP, R.: *El caso Wagner, op. cit.*, p. 199.

estudios había escrito en letra redondilla grande: «¡Levántate, juerguista!» y quedó firmemente convencido de que el mensaje era una alusión a su onanismo. «La vergüenza y el pesar —continúa Wagner— me mantenían sumido en una depresión constante, y al final perdí toda esperanza de recuperar la salud algún día. La naturaleza, me decía a mí mismo, destruye sin piedad a quien la hiere en esa zona tan sensible»[193].

A juzgar por los escritos autobiográficos de Wagner y los comentarios de Gaupp, la iniciación en el goce masturbatorio fue una catástrofe y supuso un antes y un después en su vida, aunque lo peor estaba por llegar. Con todo esto encima, continuó con éxito sus estudios de magisterio y los culminó en 1894. A partir de ahí, comenzó a desempeñarse como maestro ayudante en distintas poblaciones, hasta que en 1901 llegó, en calidad de maestro aspirante, a Mühlhausen/Enz, «el pueblo causante de mi desgracia», según diría años después.

En esta pequeña población de vinateros, con empinadas terrazas de viñedos expuestas al sol, Wagner apenas permaneció un año. Pero fue suficiente tiempo para vivir los tormentos que culminarían en los crímenes que lamentablemente le hicieron célebre. Los autorreproches, la vergüenza y las autorreferencias relativas al onanismo dieron paso a «una serie de actos delictivos (relaciones sexuales con animales) de los que nadie se enteró por aquel entonces. [...] Según me confesó aquí en el hospital —prosigue Gaupp—, empezó a cometer esos actos delictivos unas semanas o meses después de su traslado a Mühlhausen, a altas horas de

---

193. *Ídem*, p. 199.

la noche, cuando volvía del mesón a su casa. Jamás confió a nadie los detalles de esas prácticas aberrantes»[194]. A lo largo del proceso judicial, la mayoría de los testigos consultados negaron tener conocimiento o suposición de las prácticas de bestialismo mencionadas por Wagner. Además, dejaron bien claro que nadie se burlaba o mofaba de él. Al contrario, se le respetaba como persona y se le valoraba por su trabajo de maestro. Wagner nunca dio detalles, salvo la confesión de esas prácticas. Y Gaupp, aunque entrevistó a sus convecinos, tampoco estaba seguro de que fueran reales o delirantes. Sin embargo, existen muy contados testimonios que coinciden en señalar que los trajes del maestro presentaban en ocasiones pelos y bosta de vaca en la parte delantera de los pantalones. Al hilo de estas últimas declaraciones, Gaupp comenta con prudencia que «cabe suponer que se trataba de relaciones con vacas, bueyes o terneras»[195].

Según declaró, en el periodo que cometió sus «delitos» (*Verfehlungen*), Wagner comenzó a galantear a la hija de mesonero S., Anna Schlecht, a la que dejó embarazada al cabo de unos meses[196]. Cuando las autoridades académicas supieron que Wagner había encintado a una joven soltera, decidieron de inmediato trasladarlo a otra población. Y así fue como, en diciembre de 1902, el mismo mes y año que

---

194. *Ídem*, p. 53.
195. *Ídem*, p. 56.
196. Wagner usa habitualmente, para referirse a sus faltas de carácter sexual, el término *Verfehlung*, esto es, trasgresión o delito. En ocasiones más contadas, prefiere *Sünde*, pecado. En *El Nazareno*, Wagner escribió: «¡Qué desdichado es el espíritu humano! Sufre incluso en su último refugio, sufre incluso en la locura... Lo que arruina hoy a los hombres es el pecado contra el sexto mandamiento, el pecado contra la mujer, el pecado de Onán, el pecado de Sodoma, toda esa ciénaga de inmunda voluptuosidad» (*Ídem*, p. 130).

murió su madre, se le envió a Radelstetten, a poco más de cien kilómetros al sur, donde ejercería hasta 1912 con una conducta «irreprochable», según los informes del inspector educativo del cantón.

El caso es que aún poniendo tierra de por medio, se fueron adensando las autorreferencias enfermizas, esas continuas «habladurías» de la gente referidas a sus prácticas de bestialismo; a veces, también, ocasionales alucinaciones («palabras que no pienso repetir»). Wagner vivía en un sobresalto continuo. A cada instante temía ser descubierto. Así que decidió llevar siempre consigo un pequeño revólver cargado, porque en caso de que se descubrieran esas prácticas abominables, se mataría al instante. Con ese revólver en el bolsillo se casó con Anna Schecht, en Ludwingsburg, el 29 de diciembre de 1903, después de que en febrero de ese año naciera su primera hija, Klara. Anna, a la que describen como una mujer hacendosa, sabía que su marido se había casado de mala gana y que no era un hombre como los otros, tan engolado y reconcentrado en aquellas obras dramáticas grandilocuentes. Y no le faltaba razón, porque Wagner, en el fondo, la despreciaba[197].

El suicidio, es cierto, se le presentaba como una alternativa a su padecimiento. Con ese propósito viajó por segunda vez a Suiza, en 1904. Cuando se hallaba en el lago de Neuchâtel, dispuesto a ahogarse o tirarse al tren, se acobardó y se echó para atrás. Solo y ante sí mismo comprobó lo que ya sabía, que era un gallina, y que matarse no era tan fácil como odiar a los otros y vengarse de ellos. Sobre ese viaje a Suiza

---

197. *Cf.* B. NEUZNER y H. BRANDSTÄTTER, *Wagner: Lehrer - Dichter - Massenmörder, op. cit.*, p. 143.

y su plan suicida anotó en su *Autobiografía*: «Me hallaba, pues, al borde del abismo y me apostrofé en los siguientes términos: ¡Eres un cobarde, de lo contrario ya hace rato que estarías destrozado en las vías del tren!; [...]»[198]. Y poco más adelante: «De ahogarte nada, me dije a mí mismo, tendrían que meterte en un saco. Pero sí podrías dar un traspié y caerte de un vagón de ferrocarril. Sólo sería un momento. '¿Qué te importa tu mujer? ¿Qué te importa tu hija?'. Tienen dinero y una pensión»[199]. La otra salida, la que de sobra conocemos por el espanto causado, consistió en arrasar el linaje de los Wagner, incendiar el lugar donde había cometido sus «delitos» para borrarlo de la memoria y vengarse de quienes se mofaban de su abyección.

Como señalara Kretschmer, Wagner tenía dos caras. Mientras daba clase en Radelstetten y progresaba su carrera profesional, llenó su hogar de hijos y continuó escribiendo sus dramas altisonantes: *El viejo Jehová*, *Nerón*, *Imágenes de la Roma antigua*, *David y Saúl*, *Joab*, *Absalón*, *La nueva ortografía*, *El suboficial maestro de escuela* y *El Nazareno*, donde anota: «todo cuanto he escrito versa sobre mí mismo»[200]. El sobrio, atildado y educado Wagner sólo perdía la compostura en ocasiones muy puntuales, cuando levantaba el codo más de la cuenta y decía toda aquella sarta de bobadas: «¡Qué Schiller ni qué Goethe! Yo soy el dramaturgo alemán

---

198. GAUPP, R.: *El caso Wagner*, op. cit., p. 68.
199. *Ídem*, p. 68.
200. Según dijo, en *El Nazareno* había expuesto su ideario y en parte también su vida. En realidad, nunca hizo otra cosa que escribir sobre él. «Quien conozca un poco al ser humano convendrá conmigo en que el pesimista es siempre vanidoso, pretencioso y enormemente egoísta. Ninguno quiere admitirlo, pero a ratos yo lo creo incluso de mí mismo». *Ídem*, p. 129.

más importante», y cosas parecidas que los parroquianos escuchaban pasmados. Nunca llegó a ser lo que se dice un bebedor, más bien se echaba rápidamente al coleto varias jarras de cerveza y se ponía eufórico. Y entonces es cuando empezaba a darse bombo y platillo, a autoproclamarse el más grande autor dramático, a ningunear a escritores célebres que no eran nadie si se los comparaba con él, y cosas parecidas. Estas salidas de tono sucedían de tanto en tanto, por lo que Wagner seguía siendo apreciado y respetado.

En septiembre de 1911 solicitó su traslado de Radelstetten a otra escuela más importante, y en mayo de 1912 recibió su confirmación del nuevo destino, en calidad de maestro titular, a Degerloch, un barrio periférico al sur de Stuttgart. Esa petición estuvo motivada por la intensificación de las autorreferencias en Radelstetten, que le resultaban demasiado insoportables y deseó trasladarse a una gran ciudad, con la excusa de que sus hijos se estaban haciendo mayores. Como se ve, Wagner ensayó algunas maniobras tendentes a posponer o aplazar su firme plan de asesinato, programado meticulosamente desde hacía más de cuatro años. Pero la fuerza para consumarlo se esfumó durante años cada vez que llegaba el momento. Dado que como profesor ofrecía un buen rendimiento, en la primavera de 1912 llegó a Degerloch. Cuando abandonó Radelstetten, la gente manifestó el disgusto porque había sido muy querido. Allí nadie supo nada de sus delitos sexuales y jamás sufrió la *burla* o el *escarnio*. Eso, al menos, es lo que declararon sus convecinos. Pero para él esas murmuraciones estaban por doquier, como su sentimiento de culpa, del cual eran el reverso. En el fondo, como se lamentaba Ovidio, en sus *Pónticas*, «el castigo me puede ser retirado, pero mi sentimiento de culpa durará siempre»[201].

De lo que escribió y después escribiría, lo que más interesa al clínico es su *Autobiografía*, compuesta de unas 300 páginas. A lo largo de sus tres partes se puede seguir paso a paso el itinerario de su trágica vida, así como la gestación detallada de sus planes criminales y el goce concentrado que le despertaba. La primera la escribió en Radelstetten en el otoño de 1909, la segunda la concluyó en 1911, y la tercera («Los paseos por Stuttgart») la redactó en el periplo de Degerloch y la concluyó pocos días antes del paso al acto. Las muchas páginas dedicadas a la premeditación sistemática de la matanza y los incendios impresionan por esa mezcla de horror y ardor que le «embriagaba» más que la cerveza misma. La vergüenza por su goce degenerado le había llenado de tanto odio, que sólo veía salida en el crimen, como si éste bastara para anestesiar el dolor que le aguijoneaba a causa de la culpa suscitada por el onanismo y el bestialismo: «Con la mano, el puño, el pie y el codo. La porra y el mazo son mis armas, el puñal, la espada, la pistola y cualquier artefacto mortal que escupa fuego. La naturaleza de mi guadaña los irá segando como briznas de hierba»[202].

«Me habría gustado ser puro y bondadoso, y una vida modesta, pero independiente», escribió en *Autobiografía*. Nada más lejos de lo que fue su mísera realidad. La ceguera de su locura tuvo mucho que ver con eso. Fue impuro, egoísta

---

201. OVIDIO: *Tristes. Pónticas*, Madrid, Gredos, 1992, p. 359 (*Pónticas*, I, 1, 64-65).
202. GAUPP, R.: *El caso Wagner, op. cit.*, p. 106.

yególatra, y necesitó la locura para sobrevivir. Siempre reconoció que en él, antes de los crímenes, eran más fuertes los sentimientos de culpabilidad que el odio. Lo que quiere decir que buscó en el odio una mala salida para la culpa. El odio le resultaba arrebatador. Cuando se lo acaricia tan de continuo y se goza tanto de él, es muy fácil despeñarse al abismo del acto, como sucedió aquella madrugada de septiembre de 1913 en Degerloch y al día siguiente en Mühlhausen.

Los crímenes

De acuerdo con las declaraciones posteriores de la viuda S. y su hija, en una de las últimas jornadas soleadas de aquel año, ellas habían cenado plácidamente con el matrimonio Wagner y sus cuatro hijos la noche del 3 de septiembre de 1913, es decir, horas antes de los crímenes. En aquella ocasión Ernst Wagner se mostró interesado en la gimnasia, lo que aprovechó, como era habitual, para alardear de su correcta dicción alemana y de una precisión sintáctica inusual entre aquellas gentes de Degerloch, al sur de Stuttgart, donde tanto arraigo tenía el dialecto suabo. Al recogerse, el director de la escuela y maestro titular Ernst August Wagner, de treinta y nueve años, se despidió con cordialidad de ellas, entró en su casa y cerró la puerta con firmeza. No hay testigos de lo que sucedió después, en la madrugada del 4 de septiembre de 1913, sólo las palabras del asesino y los cinco cadáveres degollados.

Sobre las cinco de la madrugada del 3 al 4 de septiembre de 1913, Wagner se dirigió a la alcoba conyugal armado con una porra y un largo y afilado cuchillo. Anna, su esposa, dormía sobre la cama. Para evitar que gritara, la noqueó de un porrazo e inmediatamente la cosió a puñaladas. Cuando comprobó que ya no rebullía, se dirigió al dormitorio de sus dos hijos varones Robert y Richard, a quienes asestó repetidas puñaladas en los pulmones, el corazón y el cuello. A continuación, pasó por el cuchillo a sus dos hijas Klara y Elsa. Después de la masacre, se quitó el camisón ensangrentado, se lavó y se vistió. Todo había sucedido de acuerdo al guion previsto. Ahí concluía la primera parte de su plan criminal.

Antes de abandonar su domicilio cubrió con mantas los cinco cadáveres, se pertrechó con unos garfios de hierro, sus tres armas de fuego y abundante munición, unas 500 balas. En una pizarra colgada delante de la puerta de la casa, escribió: «Excursión a Ludwigsburg». Así haría creer a los vecinos que pasarían la jornada fuera de casa y nadie sospecharía nada. Después de eso, salió sigiloso de la casa en medio de la noche. Sacó su bicicleta del trastero, ató firmemente a la parte delantera el maletín, muy pesado debido a las armas y a la munición, montó y puso rumbo a la estación de Stuttgart. Una vez allí, subió al tren en dirección a Ludwigsburg con su Elberfelder, como llamaba socarronamente a su bicicleta[203]. Al llegar, comió un tentempié y se desvió hacia su pueblo natal, Eglosheim, donde visitó la casa de su hermano, al que no encontró. Pero sí estaba su cuñada, Martha. Le dijo que se dirigía

---

203. Se conoce como *Biblia Elberfeld* una traducción alemana de la *Biblia*, que apareció en dos partes: la primera en 1855 (*Nuevo Testamento*) y la segunda en 1871 (*Antiguo Testamento*).

a Mühlhausen a buscar a sus hijos, que los cuatro estaban allí, y le pidió una camisa limpia, porque la que llevaba estaba empapada en sudor. Aunque se esforzó por dar la impresión de que todo era normal, su sobrino sintió miedo de él. Después de esconder casi la mitad de la munición cerca de la casa, regresó a la estación. La próxima parada era Bietigheim, a poco más de seis kilómetros de Eglosheim. Con la Elberfelder recorrió los alrededores y se acercó a Großsachsenheim, donde echó al correo algunas cartas, incluyendo una tarjeta para su casera en Degerloch, donde le pedía que lo disculpase, pero que no podía hacer otra cosa[204].

Hacia las siete de la tarde abandonó Bietigheim y se dirigió en bicicleta a Mühlhausen. Subiendo y bajando colinas, entre viñedos, su itinerario lo condujo a través de Großsachsenheim, Sersheim, Vaihingen, Kleinglattbach e Illingen hasta los collados que dominan Mühlhausen, adonde llegó a eso de las once de la noche. De acuerdo con lo previsto, se dispuso a ejecutar el segundo acto de su plan criminal. Escondió la bicicleta en un maizal, sustituyó su sombrero de fieltro por una gorra de conductor de coche y se cubrió la mitad inferior de su cara bajo un velo negro. Después de haber inspeccionado nuevamente aquel terreno de sobra conocido y de haber intentado sin éxito cortar las líneas del teléfono, se guareció en un pajar a la espera del momento propicio. Cuando éste llegó, el «ángel exterminador» comenzó a sembrar el terror y desencadenó

---

204. Otras cartas son de despedida. Una de ellas está dirigida a la Caja de Pensiones de Stuttgart con vistas a disponer el reparto de las primas de un seguro. Otra al desconocido Profesor X. para solicitarle la publicación de sus obras. Y dos, al periódico *Neues Tagblatt*.

su terrorífica venganza por las calles de Mühlhausen. Primero prendió fuego en cuatro sitios e incendió también un granero. Después, con las dos pistolas Mauser sujetas a sus muñecas con cuerdas, se paseó por el pueblo y, entre el fuego, el humo y los gritos, derribó a veinte personas y dos reses. De los tiroteados, doce quedaron heridos graves, ocho fallecieron en el acto y otro más unas horas después.

Los vecinos, que corrían asustados y perplejos a sofocar los incendios y a rescatar al ganado, se convirtieron en presas fáciles para las balas de las Mauser del enlutado vengador. Vació las recámaras sobre los lugareños que se pusieron a tiro. Pero sus disparos no fueron indiscriminados. A algunas mujeres con las que se cruzó e incluso preguntó algo, las dejó marchar. De hecho, sólo pretendía disparar a los varones adultos, aunque sus balas también alcanzaron a dos niñas, a una joven y a dos mujeres adultas, cosa que después lamentaría. Algunos intrépidos lograron reducirlo a mamporros antes de que volviera a recargar las pistolas, o antes quizás de que pudiera hacer uso de su pequeño revólver. Le arrebataron las Mauser a palos y con una azada. Y Wagner calló al suelo inconsciente, con una mano destrozada y la otra malherida. Lo curioso es que ninguno de los antiguos vecinos reconoció de inmediato ese rostro tan familiar, el del pirómano y asesino que yacía en el suelo malherido, en diagonal, el rostro del antiguo maestro de la aldea, hasta que su cuñado, el mesonero del Zum Adler, cayó en la cuenta horas después. Y seguramente lo que le salvó de ser allí mismo ajusticiado fue que lo dieron por muerto.

Advertida la policía de los hechos, se personó en el lugar un comandante, quien decidió el traslado del yacente a un asilo vacío. Allí, una vez recobrada la consciencia, Wagner advirtió que no hablaría hasta que fuera conducido a Vaihingen, sede del Juzgado de Primera Instancia más próximo. Sin embargo, no pudo contenerse y al cabo de un rato confesó a uno de los gendarmes lo que había hecho a su familia en Degerloch, cosa que pudieron corroborar por teléfono. Poco después, en Vaihingen, declaró lo mismo ante la policía y el juez, que escucharon estupefactos aquellas palabras del asesino. La madrugada anterior había pasado por el cuchillo a su propia familia, les dijo. Y como no había tenido oportunidad de suicidarse —añadió—, le parecía legítimo que lo decapitasen.

Al ser detenido, Wagner dejaba sin realizar el tercero de los actos programados, el cual culminaba con su propio suicidio. Según escribió en la *Autobiografía*, después de su «trabajo» —así denominó a la masacre de Mühlhausen— pretendía detener el tren expreso de Mühlacker a Ludwigsburg y dejarlo en vía muerta. Había estado husmeando en la estación de Stuttgart a ver cómo funcionaba una locomotora. A la altura de Eglosheim se proponía tirar del freno de emergencia y luego matar a su hermano y a los siete miembros que componían su familia, además de incendiar la casa de éste y otros edificios del pueblo. Wagner había soñado con un final apoteósico, más propio del otro Wagner y de alguna de sus óperas. Quería matarse por todo lo alto en el palacio de Ludwigsburg. Le prendería fuego, se tumbaría en el lecho de la duquesa y ardería entre las llamas, como Nerón, hinchado y lleno de ínfulas[205].

---

205. En una de sus sátiras, Juvenal escribió: «Con esto basta respecto al joven que la fama nos transmite lleno de arrogancia, engreído y a punto de reventar

Está claro que el palacio de Ludwigsburg era la última etapa del viaje y su propia muerte el final de la historia. Pero no queda nada claro ni en su relato ni en su *Autobiografía* cómo pondría fin a su vida, si se ahogaría, se envenenaría, se cortaría las venas o se clavaría un puñal. Da la impresión de que ni siquiera en este enardecido final, propio de un megalómano exultante rayano en lo bufonesco, Wagner se veía capaz de darse muerte[206].

La ejecución de su plan sanguinario se detuvo en el segundo acto. Después vendría las curas en el hospital, el primer interrogatorio del juez del tribunal de Vaihingen y dos meses después, el examen de los médicos del tribunal de Vaihingen y Heilbronn, que solicitaron un peritaje psiquiátrico, razón por la cual se le trasladó a la clínica de Tubinga. Y ahí es donde entró en escena el profesor Robert Gaupp, el reputado psiquiatra y experto en la paranoia, autor de un exhaustivo peritaje que culminó con el diagnóstico de paranoia, lo que implicó, de cara a la sentencia, que se le considerara inimputable por loco, con lo cual se le envió al manicomio de Winnental de por vida.

La verdad es que se sospechó enseguida de que podía tratarse

---

por su parentesco con Nerón» (JUVENAL: *Sátiras. Edición bilingüe*, Madrid, CSIC, 1996, p. 107; sátira VIII, 70.).

206. El relato de los hechos criminales puede leerse en R. GAUPP, *El caso Wagner, op. cit.*; R. GAUPP, «Krankheit und Tod des paranoischen Massenmörders Hauptlehrer Wagner. Eine Epikrise», *Zeitschrift für die gesamte Neurologie und Psychiatrie*, 1939, nº 163, pp. 48-82 [ed. española: «Enfermedad y muerte del maestro titular Wagner, asesino en serie paranoico. Una epicrisis (1938)» (I y II), *Revista de la Asociación Española de Neuropsiquiatría*, 1999, n.º 69, pp. 89-98, y n.º 70, pp. 259-278.]; B. WAAG, "L'incendiaire-meurtrier Wagner" (1913), en A.-M. VINDRAS, *Louis II de Bavière selon Ernst Wagner, paranoïaque dramaturge*, París, E.P.E.L., 1993, pp. 143-180; Hans SCHMID, «Schwaben-Amok, oder auch: *Ich bin Sodomit*», *op. cit.*

de un loco, mejor dicho de un paranoico. Porque el paranoico es uno de los trastornados más peligrosos y sus atentados más frecuentes tienen por objeto a personas. Además, porque esos actos presentaban ciertos signos distintivos, como la premeditación, la falta de arrepentimiento y la consideración del delito como algo necesario. La matanza y los incendios de Wagner parecían calcados de esa plantilla. Ya se vería después, al cabo de unas semanas, qué efectos subjetivos causaba en el criminal loco, es decir, qué había logrado tocar de su *kakón* interior el apuñalamiento y el asesinato de los otros. Porque es evidente que esos crímenes tenían una función y que esa realización criminal, como escribió Séneca en *Medea*, en algo aprovecharía al ejecutor.

Los efectos subjetivos del acto

Tras su detención, impertérrito y sereno, Wagner explicó que había asesinado a su familia por piedad y compasión. Según dijo, se sentía en la «obligación de asesinar a sus descendientes» y jamás se arrepentiría de ello. Como si se tratara de asesinatos altruistas, justificó la matanza de sus hijos por el miedo a que hubieran heredado las mismas «tendencias inmorales» que él, de manera que pretendía evitarles con la muerte el calvario que les aguardaba. Sobre esta cuestión, todo estaba muy claro: «Éramos [...] gente degenerada» e «ir contra natura era el más grande de los crímenes»[207]. En uno de los pasajes más emotivos del peritaje, Gaupp anotó los recuerdos de la última Navidad

---

207. GAUPP, R.: *El caso Wagner*, *op. cit.*, p. 190 y 168, respectivamente.

que el asesino pasó con los suyos, cuando llevó los regalos a sus hijos y se dio un paseo después para atemperar la intensa agitación psíquica que lo embargaba, puesto que ya sabía lo que les esperaba. En otra ocasión, Wagner contó a Gaupp en Tubinga que muchas veces algunos conocidos le habían reprochado no ser lo suficientemente severo con sus hijos. Él lo admitía, pero por qué iba a contrariarlos con el poco tiempo de vida que les quedaba. Desde que decidió que los iba a matar, trató de ahorrarles cualquier dolor y sufrimiento, por mínimos que fueran. «Mientras hablaba —advierte Gaupp— los ojos se le llenaron de lágrimas»[208].

La compasión por su familia, que de haber vivido habría quedado expuesta para siempre a la miseria y al escarnio del mundo debido a los delitos sexuales del marido-padre, así como el miedo a transmitir a sus hijos el lastre de la degeneración, ambas cosas, lo llevaron finalmente a vencer los temores que le impedían matarlos. De acuerdo con su convicción delirante, para ejecutar su plan eligió una hora en la que pudiera distinguir los contornos de los cuerpos infantiles con la precisión suficiente como para hacerlo rápido y sin dolor. Aunque nos encoja las tripas y nos cueste tanto entender su motivación, al igual que Althusser estranguló a su esposa Hélène, también Wagner ejecutó a sus hijos con una vocación, de cara a sí mismo, altruista: «Considero que muertos están perfectamente protegidos y a buen recaudo»[209]. Es cierto que se declaró responsable ante el Código Penal, pero en todos los años que le quedaban de

---

208. *Ídem*, p. 211.
209. Eso fue lo que escribió, en una carta sin fecha echada al correo en Großsachsenheim el 4 de septiembre de 1913, dirigida a su cuñado B. *Ídem*, p. 150.

vida jamás mostró el más mínimo gesto de arrepentimiento por los asesinatos de sus hijos[210].

Quiere esto decir que los delitos cometidos por Wagner tienen un orden y una lógica. Lo primero era matar a los hijos, porque ellos compartían con él, como él compartía con su familia de sangre, «la degeneración heredada y la miseria familiar», cosa que lo sumía en «la más negra de las melancolías», según sus propias palabras[211]. Y la degeneración, a su parecer, no tenía más tratamiento que la muerte. Bien distinto fue el asesinato de su mujer, cosa que se le ocurrió tiempo después. Está claro que ella le importaba poco: «La idea de matar también a mi esposa me vino mucho más tarde, pues mis hijos estaban más cerca de mí que de mi mujer»[212]. La mató por pena y compasión, para evitarle la desgracia de sobrevivir al asesinato de sus cuatro hijos a manos de su propio padre, su marido.

Después de concebir la matanza de sus hijos y de su mujer, Wagner incluyó en su plan los asesinatos de Mühlhausen, el pueblo en el que cometió las aberraciones sexuales y donde los convecinos comenzaron a cuchichear sobre su abyección («difamaciones»). Estos actos tenían una motivación distinta. Se engendraron en el odio y la venganza contra la colectividad, porque no iban dirigidos contra nadie en concreto. En realidad, cada una de las tres partes de su plan tenía distintos motivos y perseguía fines diferentes, si bien

---

210. «Y declaro que asumo por entero la responsabilidad prevista en el Código Penal y que me siento plenamente responsable», así se pronunció Wagner para dejar claro que él sabía lo que hacía y que no le movía a actuar ninguna enfermedad mental. *Ídem*, p. 158.
211. *Ídem*, p. 106.
212. *Ídem*, pp. 179-180.

todos derivan y están engarzados al axioma fundamental o la certeza de ser un degenerado y vivirlo como la mayor de las indignidades. Purificar la raza mediante el asesinato y matar a su mujer por piedad, vengarse de los difamadores y borrar con fuego el pueblo donde se inició en el bestialismo, y arder finalmente en el palacio de Ludwinsbung como un Nerón patético, los tres actos del loco drama wagneriano, se originan en el mismo postulado pero están animados por tres pasiones distintas, a cuál más ciega: el altruismo, la venganza y la egolatría.

Ich bin Sodomit, es decir, «soy bestialista»[213]. En esta frase se reconcentra todo el drama de Ernst August Wagner. Ese axioma o primer motor del delirio y del paso al acto ensambla a la vez la vertiente culpable y la odiosa, confluencia que se manifiesta en el autorreproche y la autorreferencia, por este orden. Porque para él era más fuerte la culpabilidad que el odio. De acuerdo con los comentarios expuestos por Gaupp en su «Informe general psicocriminológico y psiquiátrico», Wagner se veía a sí mismo como el «vástago degenerado de una estirpe con antecedentes patológicos», ya que estaba convencido del «carácter inexorable de la degeneración

---

213. Aunque en desuso, la palabra alemana *Sodomie* se aplica a las relaciones sexuales de hombres con animales. El término proviene de una interpretación de un pasaje de la Biblia (*Génesis* 19:1-29) en el que se anuncia la destrucción de Sodoma y Gomorra. Pese a que en la mayoría de las lenguas *sodomía* se refiere las relaciones sexuales entre hombres, el alemán, a lo largo del siglo XVI, adoptó ese cultismo latino con el significado de 'relación sexual de personas con animales', lo que Santo Tomás llamaba 'bestialismo'. En español, de acuerdo con el DRAE, contamos con tres términos: *sodomía* ('práctica del coito anal'), *zoofilia* ('amor a los animales' y también 'bestialismo') y *bestialismo* ('relación sexual de personas con animales'). Sobre este particular, véase el comentario, a veces confuso, de A.-M. VINDRAS, «Frenesí de lo visible. Ernst Wagner declara: "Ich bin Sodomit"» (https://bit.ly/2y53isX).

progresiva de su familia»[214]. Y es «el amor que siente por ella» lo que le obliga, en su locura y maldad, a arrastrarla consigo a la muerte.

Si se tiene en cuenta esta lógica del acto y sus locas motivaciones se estará en mejores condiciones de entender lo que habría de suceder al cabo de muy poco tiempo, puesto que con su acto sobre otros tocó algo propio, como si la degeneración fuera una mancha que se extendiera más allá de su cuerpo y se alojara en el cuerpo de los suyos. Los días siguientes a los asesinatos e incendios, mientras permaneció en observación en la clínica de Tubinga, Wagner se mostró tranquilo, respetuoso y educado. Algo de su mal interior o *kakón* había sido alcanzado con sus crímenes, de manera que sobrevino un importante alivio[215]. Aunque su efecto no duró de por vida, Wagner por fin se sentía «puro», «totalmente puro»[216]. Y eso que, como abiertamente reconocía, estaba dominado por un «impulso sexual muy poderoso». Ahora el criminal Wagner podía, por fin, descansar y tocar con la punta de los dedos lo que consideraba su ideal de pureza, bondad, modestia e independencia. También su odio había cedido en intensidad. Al cabo de unos días, cuando el horror

---

214. GAUPP, R.: *El caso Wagner, op. cit.*, p. 215.
215. A partir de las observaciones de Sérieux y Capgras sobre los delirios de interpretación y las de Clérambault relativas a las psicosis pasionales, Lacan señaló que mientras los primeros no pasan al acto, los segundos se alivian con el acto, el cual "pone fin al delirio" ("el acto criminal sofoca y sacia") (*Cf.* J. LACAN, «Estructura de las psicosis paranoicas" [1931], *El Analiticón*, 1987, nº 4, pp. 5-20). Una excelente perspectiva de las aportaciones de Lacan a la criminología puede leerse en la compilación de textos de I. RUIZ (comp.), *La sociedad de la vigilancia y sus criminales*, Madrid, Gredos, 2011, sobre todo los textos de S. Cottet y J.-C. Maleval. También muy recomendable es el ensayo de L. SEGUÍ, *El enigma del mal*, Madrid, FCE, 2016.
216. GAUPP, R.: *El caso Wagner, op. cit.*, p. 168.

seguía extendiéndose por Alemania, él contemplaba su masacre con cierta apatía.

Hasta su esperpéntica megalomanía había cedido algo, aunque muy poco. Según reconoció ante Gaupp, después de todos aquellos tormentos y padecimientos, tenía que surgir en su interior, «por contraste», la idea de ser un hombre extraordinario, situado muy por encima de su época. «Mis padecimientos —decía— han exacerbado mi orgullo y mi altivez»[217]. Al principio sólo en forma de quimeras, poco a poco fueron surgiendo las ideas egolátricas en las que no faltaba cierta dosis de ironía, esas representaciones megalomaniacas en las que se veía a sí mismo como alguien superior con una misión que cumplir, un escritor, político, pedagogo y «purificador de la raza humana»[218]. Esta grandiosidad se expresa cada vez con más claridad en sus escritos a partir de 1911. Al principio —comenta Gaupp— se trataba más bien de cierta fanfarronería que luego, en la taberna y bajo los efectos del alcohol, iba exacerbándose hasta llegar a una autoglorificación desmesurada. Cuando llegaba a ese extremo, Wagner se elevaba al mismo nivel que Shakespeare, Goethe y Schiller, como uno de los grandes hombres de la historia universal. Esta grandiosidad se manifiesta con claridad en el drama *Delirio*, dedicado a Luis II, donde se muestra el certero conocimiento que tenía de la locura al destacar los dos grandes temas delirantes de este rey paranoico, la persecución y la grandeza. Son como el sonido y su eco, el objeto y su imagen reflejada, el va y viene del péndulo. Según señaló Danilo Cargnello, en

---
217. *Ídem*, p. 210.
218. *Ibídem*.

referencia a Wagner y Luis II, el delirio de la persecución es el rostro y la esencia; el delirio de la grandeza, la máscara y la apariencia. Esta es la defensa necesaria de los atormentados, la autoalienación de los que se hunden, la lucha desesperada y necesaria por la autoafirmación[219].

La mejoría inicial sobrevenida a consecuencia del paso al acto fue poco a poco desvaneciéndose. En su celda de aislamiento de Winnental, Wagner se mantenía al corriente de lo que pasaba en el mundo a través de la prensa. Leía mucho, entre otras cosas libros de psicopatología. Y, por supuesto, continuó escribiendo. Entre 1914 y 1920, aunque con altibajos, cedió ligeramente el componente persecutorio. Sus ideas de grandeza, en cambio, no cambiaron gran cosa. Pero Wagner continuó sufriendo en carne viva el tormento de las autorreferencias, del que en cierta ocasión, refiriéndose a su estancia en Mühlhausen, había escrito: «La cosa llegó a tal extremo que, en cuanto se reunían dos, yo era el tercero del cual se hablaba. La verdad es que el aire debió de espesarse tanto con mi nombre que hasta hubiera podido ensacarlo»[220].

Está claro que quien tiene conciencia y puede asumirse como sujeto de sus dichos y hechos no necesita del tormento de la autorreferencia, esto es, que sea sólo a través de los otros como uno puede decirse lo que no quiere oír. En esto hay que darle la razón a Quintiliano cuando recogió aquel dicho célebre en el que la conciencia vale más que mil testigos[221].

---

219. *Cf.* Danilo CARGNELLO, *Il caso Ernst Wagner: lo sterminatore e il drammaturgo*, Giovanni Fioriti, Roma, 2011, pp. 66 y ss.

220. GAUPP, R.: *El caso Wagner, op. cit.*, p. 133.

221. «La conciencia supone por mil testigos» es uno de los adagios más famosos que se toman por autoridad, según comenta al final del capítulo XI (QUINTILIANO: *Instituciones oratorias*, t. I, Madrid, Imprenta de Perlado

El tormento de la autorreferencia enfermiza, en forma de continuas «habladurías» referidas primero al onanismo y después al bestialismo, estuvo siempre presente desde su aparición en la adolescencia. Aunque lo corriente era verlo tranquilo y comportarse con educación, la intensidad de las alusiones se recrudeció al menos en dos episodios sobrevenidos en el manicomio y alcanzó una intensidad fuera de lo común. En el primero de ellos, en noviembre de 1916, Wagner entró en un estado de gran excitación por ciertos acontecimientos: un paciente imitaba el canto de un gallo; otros enfermos entonaban canciones relativas a animales, en una de las cuales un toro montaba a una vaca. Él consideraba que estas canciones «hacían alusión a sus desviaciones sexuales» y sospechaba que los enfermos habían sido incitados a realizar tales vejaciones. En este caso, la excitación y la furia no durarían mucho tiempo[222]. En el segundo episodio, acaecido en marzo de 1920, se agitó y encolerizó como no lo había hecho antes en la institución. Lo usual era que algunos enfermeros e internos imitaran, de vez en cuando, voces de animales. Pero las puyas y vejaciones llegaron a su momento más álgido ese mes de marzo cuando a un criminal enfermo mental, llamado Gockeler, le dio por fastidiarlo reproduciendo continuamente sonidos de animales. Entonces Wagner se puso furioso porque veía en ello una burla intencionada de su desgracia tolerada por la dirección de la clínica. Obsérvese que en ambos episodios autorreferenciales —en cualquier autorreferencia paranoica, cabe decir— se da siempre la misma experiencia subjetiva:

Páez y compañía, 1916, p. 279).
222. *Cf.* R. GAUPP, «Der Fall Wagner. Eine Katamnese, zugleichein ein Beitrag zur Lehre von der Paranoia», *op. cit.*

el sujeto se sabe aludido por los otros en algo tocante a su abyección (autorreferencia) y sabe también que el Otro goza de eso porque es quien lo instiga. En este contexto, anota Gaupp en la epicrisis del caso, «el delirio de relación» surgió en él de nuevo con la gravedad de antaño»[223]. Incluso un año antes de morir volvió a confiarle al médico que «casi todo el mundo», recientemente, había dicho que «yo era follador de animales (*Tierficker*)»[224].

El delirio y el axioma delirante

Como ya se ha dicho, durante los años que permaneció ingresado, Wagner continuó escribiendo, sobre todo piezas dramáticas. Una década después de los crímenes, en 1923, se produjo un giro inesperado. Tanto que hasta Gaupp se sorprendió del nuevo rumbo del delirio y lo calificó de «un nuevo delirio», «un delirio literario», «la segunda etapa del delirio paranoico»[225]. Un buen día, mientras leía un drama de Franz Werfel titulado *Schweiger*, Wagner cayó en la cuenta de que había sido objeto de plagio. Quizás no era la primera vez que pensaba eso, porque en el fondo él también

---

223. GAUPP, R.: «Enfermedad y muerte del maestro titular Wagner, asesino en serie paranoico. Una epicrisis (1938), II», *op. cit.*, p. 269.
224. GAUPP, R.: «Enfermedad y muerte del maestro titular Wagner, asesino en serie paranoico. Una epicrisis (1938), I», *op. cit.*, p. 94. De acuerdo con Gaupp, Murk Westerterp precisó: «Wagner nunca escuchó nada concretamente circunscrito. Se ríen de él, se mofan de él, se le acosa ininterrumpidamente y se le persigue» (WESTERTERP, M.: «Prozeß und Entwickelung bei verschiedenen Paranoiatypen», *Zeitschrift für die gesamte Neurologie und Psychiatrie*, 1923, t. 91, pp. 259-379; p. 300).
225. GAUPP, R.: «Enfermedad y muerte del maestro titular Wagner, asesino en serie paranoico. Una epicrisis (1938), II», *op. cit.*, p. 271.

plagiaba a otros. Pero en esta ocasión había demasiados paralelismos con su obra *Wahn* (*Delirio*), el drama en tres actos que desarrolla la locura del Rey Luis II de Baviera y el médico Von Gudden, con su trágico final. Demasiadas similitudes como para que fuera mera casualidad. Él, que estaba tan orgulloso de su última pieza dramática, plagiado así, de esa manera tan descarada por ese tal Werfel.

Este hecho dio a Wagner en su línea de flotación e hizo zozobrar sus pretensiones de hacerse un nombre como escritor, sobre todo porque la intendencia del teatro de Stuttgart le acababa de rechazar esa pieza dramática. Eso le dolió mucho y le ofendió aún más. Y de nuevo reapareció la furiosa excitación que multiplicaba la ola de autorreferencia enfermiza. Este incidente, en opinión de Gaupp, inició la segunda etapa de su delirio paranoico, el cual le dominó hasta su muerte.

Como se sabe, los delirios no se definen por su adecuación o no a la realidad, sino por la certeza y la determinación absoluta que tienen para quienes los inventan. De hecho, hay delirios mucho más realistas que bastantes concepciones que aceptamos de buen grado en nombre de la ciencia y no son más que puro delirio, aunque se ajusten a la realidad común y den el pego. Puede parecer absurdo todo este asunto del plagio, pero los paranoicos no suelen dar puntada sin hilo. Como sugieren Bernd Neuzner y Horst Brandstätter, después de todo había un editor que conocía la obra de Wagner y la había rechazado; además, como empleado de Kurt Wolffs Verlag, ese editor tenía contacto con Werfel al mismo tiempo[226]. En esto sucede como con los

---

226. *Cf.* Bernd NEUZNER y Horst BRANDSTÄTTER: *Wagner: Lehrer - Dichter - Massenmörder, op. cit.*

celos, que se puede ser cornudo y celópata al mismo tiempo. Eso pensaba Clérambault. Y no le faltaba razón.

El caso es que, de acuerdo con las informaciones de Gaupp, la mejoría más evidente no se dio a raíz de la comisión de los crímenes sino como consecuencia de la asunción de la nueva posición subjetiva que Wagner descubrió, a la que el psiquiatra consideró un «nuevo delirio». Seguramente Gaupp lo calificó de «nuevo» porque no cayó en la cuenta de la conexión entre la degeneración sexual y la degeneración de la lengua, ambas eslabonadas por la impureza familiar, tanto la sexual como la del dialecto suabo; y si Gaupp se dio cuenta de esa correlación, no le dio la importancia que podría tener. En cambio, sí es nueva la posición subjetiva de Wagner, la cual dio pie, en mi opinión, a comenzar a delirar, si por tal se entiende construir, a partir de un axioma, un delirio que le dé razón al sujeto de la trama persecutoria en la que un Otro malvado lo ha tomado como su objeto de goce. Esta es una de las dos razones por las que titulé este epígrafe «El delirio y el axioma delirante». La otra se expondrá en los párrafos que siguen y trata de la diferencia entre autorreferencia y delirio.

Con vistas a profundizar un poco más en este asunto, convendría distinguir la experiencia de la autorreferencia enfermiza y el delirio *stricto sensu*. Una cosa es tener la convicción de que a uno se le difama y que hay un Otro que goza de eso, puesto que se ha tomado las molestias de ponerlo en marcha y de mantenerlo, y otra muy distinta es inventar una historia delirante con las razones que mueven a ese Otro a la difamación, al acoso, la persecución, etc.

Si insisto más de la cuenta en este asunto es para llamar la atención de que la invención delirante puede favorecer el surgimiento, como una brusca iluminación, de algún tipo de misión salvadora con la que el sujeto pueda comprometerse y llevarla a cabo si es viable.

A mi modo de ver, a menudo las invenciones delirantes (*Wahnbildungsarbeit*) aportan un margen de maniobra mayor que el propiciado por la atmósfera de la experiencia de la autorreferencia, de por sí cerrada a cal y canto. Por otra parte, no hay que olvidar que la autorreferencia no implica, al menos inicialmente, ninguna significación, es decir, ningún delirio como tal[227]. Y precisamente es la falta de significación la que multiplica el efecto subjetivo de sentirse concernido por algo oscuro, indiscernible y ambiguo, pero algo que sucede alrededor. Vaya a donde vaya, el sujeto sabe que cuanto sucede a su alrededor tiene ineluctablemente que ver con él y se refiere a él, aunque no se sepa a veces ni qué se dice ni por qué. Conocemos muchos locos que pueden permanecer en este estado autorreferencial un tiempo prolongado, capeando el temporal como pueden sin asentar las bases de la edificación del delirio, salvo pequeños rudimentos que no llegan a hilar una trama. Con respecto a la paranoia, la autorreferencia sería el encofrado y el delirio, el conjunto de los revestimientos.

---

227. Como se hace en este texto, sería recomendable traducir *krankhafte Eigenbeziehung* por 'autorreferencia enfermiza' y no por 'significación personal', conforme a lo que expliqué en otros lugares. La razón principal, de acuerdo con los argumentos que acaba de exponerse, es que la autorreferencia implica tan sólo la experiencia de sentirse concernido por algo, algo que en principio no se sabe bien qué es, algo sin una significación concreta, simplemente algo enigmático que se refiere al sujeto.

Como es natural, el paso de la experiencia de la autorreferencia al delirio implica la concreción de una fórmula o axioma, el eureka del delirio. Se trata de un postulado en el que se formula la relación del sujeto con el Otro (paranoia) o la relación del sujeto con el objeto (melancolía). Este axioma condensa el conjunto del delirio, orienta su dirección e incluso apunta ciertos matices de la persecución y la misión, si la hubiera. Quintaesencia del conjunto del delirio y marco de su potencial perímetro, dicho axioma tiene en la paranoia una estructura gramatical genuina. Reproduce la relación del Otro malvado con el sujeto e indica el motivo y el fin de ese abuso originario que consiste en adueñarse de alguien, inicialmente situado en posición de inocente.

«El Otro me...». Esta breve fórmula, específica de la paranoia, tiene dos características que la diferencian de la melancolía y la esquizofrenia, aunque éstas puedan llegar a ser delirantes[228]. La primera indica que hay Otro, condición necesaria para que el delirio sea paranoico. La segunda muestra que es ese Otro el que ha tomado la iniciativa con respecto al sujeto, ese Otro que, de buenas a primeras y por motivos aún inexplicables, pretende algo turbio con el sorprendido sujeto. Quizás sean sólo disquisiciones propias de la semiología clínica, pero si Wagner no rompió a delirar y sólo experimentó difamaciones pudo tener mucho que ver con esa falta de elaboración delirante, con lo cual la salida mediante el paso al acto se fue perfilando como única opción. Y la razón principal de ese encasquillamiento

---

228. Una exposición más detallada de estas cuestiones se podrá leer en el estudio que cierra esta obra.

autorreferencial estribaría en el lastre melancólico que frenaba la deriva de su locura hacia el polo paranoico. Para que se dé una transición de la melancolía a la paranoia es necesario un movimiento subjetivo en el que el *kakón* bascule del sujeto al Otro y se instale en él. Así es como se establece el equilibrio paranoico habitual: el Otro malvado gozador y el sujeto inocente.

Sin embargo, da la impresión de que esto no sucedió en el periodo previo a los crímenes ni en los diez años siguientes. Como sabemos, el odio no le bastaba para achicar el sentimiento de culpa, la vergüenza, la mala conciencia por los pecados cometidos, el autorreproche y el autodesprecio, de manera que los escasos destellos delirantes que aparecían eran demasiado oscuros, culposos y atrabiliarios. En el fondo, el saberse impuro, esencialmente impuro desde la juventud —en la infancia, como dijo en varias ocasiones, era pequeño y puro (*klein und rein*)— dificultaba cualquier invención de un saber delirante sobre el Otro, un saber que le hubiera permitido distanciarse, posponer o dar con una clave delirante que templara esa relación cerrada y autorreferencial del sujeto en posición de objeto de goce/persecución del Otro. Sólo había eso: el Otro de la difamación y el sujeto degenerado que únicamente podía acceder a cierta verdad sobre la pulsión mediante las habladurías de los parroquianos. En la fórmula paranoica, como decía, hay primero un Otro, después un Otro que toma la iniciativa, y, por último, un sujeto sustituido por el *me*. Ese *me* es lo más variable de la invención delirante. Y lo es porque ya viene troquelado por el fantasma de cada quien.

Por eso unos son perseguidos de una manera y otros de otra, unos huyen y otros atacan, por eso unos asumen una misión y otros otra. Ahora bien, la relación entre la persecución y la misión es inherente y además inversamente proporcional. Si éste delira con lo impuro que es, su misión consistirá en purificar al mundo; si aquélla delira con que quieren matar a su hijo, aplacará su querencia homicida mediante una misión benéfica para las familias y la felicidad de las madres y los hijos, etc.

Según este punto de vista, hasta la comisión de los crímenes, Wagner permaneció asediado por la presencia real de lo que escapa a la simbolización y se le presentaba como autorreferencias. El axioma *Ich bin Sodomit*, en el que se encierra su certeza pulsional, no daba mucho juego a la elaboración delirante y Wagner permaneció atorado en esa trama de alusiones, más densa e insufrible cada vez, sin poder dar ningún sentido ni explicación delirante a esa verdad absoluta e indeleble que sólo podía escuchar mediante las maledicencias de sus convecinos varones. Toda la potencialidad estabilizadora del delirio chocaba con «Soy un degenerado» («Somos una familia de degenerados»), la vertiente melancólica del axioma en el que converge toda su locura, y se detenía ahí. Como se ve, a diferencia del axioma paranoico, el melancólico está cerrado sobre sí mismo y permite muy pocas derivaciones y asíntotas. De resonancias ontológicas, el postulado melancólico se formula en primera persona, lleva el verbo ser por medio y un calificativo que resalta la infamia y la indignidad de quien lo pronuncia: «Yo soy el causante de...», «Yo soy el peor de los pecadores...».

En el fondo, el melancólico es un paranoico de sí mismo. El *kakón* está pegado a la piel del melancólico y no es fácil arrancarlo. Su autodesprecio es una acusación, como señaló Freud, pero el aguijón del dolor del alma que el melancólico revierte contra sí, a cada paso que da, y la irradiación de su mal a todo lo que tiene alrededor, lastra la salida delirante de esa locura. A no ser que surja el milagro del cambio de posición del polo melancólico al polo paranoico, hecho más habitual de lo que se cree.

Misión poética

Cuanto acaba de plantearse está sujeto a debate, desde luego. Sin embargo, se da por seguro que Wagner mejoró más con el delirio de plagio que con la comisión de los crímenes. Así lo señaló su psiquiatra: «La obstinación en su delirio poético le fue más necesaria para vivir que el delirio de persecución provocado por los habitantes de Mühlhausen»[229]. A raíz de la iluminación del plagio —cuyo axioma, por seguir con el argumento anterior, sería «el Otro me plagia»—, Wagner se reactivó de forma llamativa y recobró la energía de antaño. El axioma paranoico, como decía, da mucho juego en la medida en que permite al sujeto abrirse a las estancias del delirio y responder a las preguntas sobre la mala intención del Otro y las razones de haberle escogido a él para satisfacerse. Así fue como Wagner, durante los trece últimos años de su vida, se esforzó por convencer a

---

229. Los entrecomillados de este párrafo pertenecen a las últimas páginas de «Enfermedad y muerte del maestro titular Wagner, asesino en serie paranoico. Una epicrisis (1938)» (II), *op. cit.*, pp. 274 y ss.

las autoridades médicas, sobre todo a Gaupp, a las judiciales de Heilbronn y a la editorial Meyer y Jessen de que el célebre escritor Werfel le plagiaba. Desde la soledad de su celda del manicomio, se dedicó a estudiar escrupulosamente las obras de Werfel publicadas entre 1913 y 1923. La conclusión a la que llegó no daba margen a la duda. Todas ellas eran una elaboración de las actas judiciales, en las que se recogían sus escritos anteriores a los crímenes y los informes psiquiátricos. Estaba seguro de que Werfel, «el plagiador», era judío. Y no había más que hablar.

Así que siguió atando cabos, es decir, interpretando a partir de la certeza de ser objeto de plagio. Se le hizo evidente que para conseguir las transcripciones de las actas del juzgado, seguro que Werfel había sobornado a su abogado, quien con toda seguridad también era judío. Cuando supo de hecho que Werfel era de esa ascendencia, desarrolló un odio apasionado contra todo lo judío, cosa que antes le resultaba indiferente. Esto azuzó todavía más su aspiración a ser reconocido como escritor y a combatir sin piedad contra el mundo literario judío. Incluso, como señaló Gaupp en un artículo de 1926, se vio «investido de una misión, la de llegar al fondo del asunto presentando una reclamación oficialmente. Convencerá a Werfel del robo *y contribuirá a purificar la literatura alemana de la influencia perniciosa de los judíos*»[230]. Este nuevo delirio en ebullición ensanchó sin cesar sus círculos concéntricos y Wagner puso en él toda su energía, su afectividad y sus quiméricas especulaciones. Tanto

---

[230]. GAUPP, «Die dramatische Dichtung eines Paranoikers über den "Wahn". Ein weiterer Beitrag zur Lehre yon der Paranoia», *Zeitschrift für die gesamte Neurologie und Psychiatrie*, 1921, n.º 69, pp. 182-210 (p.). La cursiva es mía.

es así que cuando se lo contrariaba —observa Gaupp—, montaba en cólera con un ardor propio de otros tiempos.

Por fin Wagner había dado con el eureka del delirio y con la luz de una misión a la que entregarse sin necesidad del crimen. La lucha contra los judíos le mantenía vivo y la misión purificadora de la lengua le devolvió a la actividad literaria y reactivó sus fabulosas aspiraciones de convertirse en un escritor de éxito. En julio de 1929 redactó su escrito *Werfel el plagiador*. Según decía en él, al menos cuatro escritos de Werfel componían una larga cadena de plagios que se remontaban a 1913. En concreto, el plagio se refería a los tomos de poemas de Werfel *Wir sind*, *Einender*, *Der Gerichtstag*, y a la trilogía *Spiegelmensch*. «Mi autobiografía es —afirmaba con toda rotundidad— especialmente el arsenal de donde Werfel ha extraído su bagaje intelectual»[231]. Y en otro pasaje de *Werfel el plagiador*, señalaba: «Que Werfel sea judío es algo que debe decirse aquí. Pues justamente, por eso, mi combate es tan duro. Estoy solo y tengo que luchar con dificultades de las que los otros no saben nada. Werfel, él, dispone del poder de los Judíos»[232].

A partir de la revelación del plagio, con respecto a Werfel el plagiador y a los judíos siempre habló encolerizado. En la nueva realidad, *Judíos* ya no se refería a ese pueblo con larga historia de persecuciones cuya población ha ido variando de emplazamiento a lo largo de los siglos; *Judíos* —escrito con mayúscula— encarnaba ahora al Otro de la maldad por

---

231. GAUPP, R.: «Enfermedad y muerte del maestro titular Wagner, asesino en serie paranoico. Una epicrisis (1938)» (II), p. 271.
232. WAGNER, «Der Plagiator», citado en Anne-Marie VINDRAS, *Ernst Wagner, Robert Gaupp...*, *op. cit.*, p. 93.

excelencia, al enemigo, al *kakón*, al Otro al que combatir. Pero esa cruzada se podía librar en estos momentos sin echar mano de las pistolas ni del fuego, sólo usando el ingenio, una pluma y un papel. Como buen loco, ahora sí paranoico, Wagner, asumió esa misión de devolver la pureza que el mundo había perdido con la malvada presencia de los judíos.

De manera que cuando en 1923 cayó de repente en la cuenta de que Werfel lo plagiaba y se hizo la luz en la noche oscura de la locura saturnina, los mismos elementos de su locura anterior se reordenaron con una lógica algo diferente. La sempiterna certeza sobre la pulsión, plasmada en la convicción melancólica de impureza y degeneración —tan melancólica como que su mal no se limitaba sólo a él sino que se transmitía a los suyos—, derivó en una lucha sin cuartel contra el judío Werfel y en «contra de la judaización de la literatura alemana».

A mi manera de ver, la degeneración sexual es también degeneración de la lengua, el dialecto suabo. Claro que la degeneración sexual es algo que se transmite de padres a hijos, se convierte en parte de uno y uno no la puede extraer de sí mismo, de ahí el asesinato de los hijos. También pasa de padres a hijos la lengua, el suabo, ese alemán impuro y degenerado. Pero con la lengua es más fácil hacer algo que con el *kakón* de la degeneración sexual. De hecho Wagner jamás habló suabo y siempre mostró su disgusto con esa lengua del populacho, en la que no se reconocía pero formaba parte de él, porque era su lengua materna. Ahora bien, una vez inventado el enemigo exterior, el plagiador y corruptor del alemán, se produce un movimiento esencial en la lógica de la locura: el mal ya no está en él sino en el Otro. Si el *kakón* de la degeneración sexual sólo se puede extirpar con el crimen, el *kakón* de la lengua se puede purificar aportándole mejoras, hablándola con corrección, escribiéndola conforme a lo que prescribe la gramática y la ortografía, cultivando el estilo y combatiendo contra el enemigo, el degenerado que introduce esa impureza lingüística. Eso sí estaba en su mano. Y es lo que hizo. El folio en blanco y el lapicero sustituyeron a las Mauser, las palabras a la sangre, el delirio al acto.

La asunción de esta misión, redentora como todas las misiones, le aportó una calma de la que en otro tiempo había carecido y una pasión más fácil de sobrellevar. Schülle tenía razón cuando decía que los delirios de los melancólicos lo único que hacen es aportar más dolor, pero, en cambio, los delirios de los paranoicos al menos los alivian[233]. Creo que Wagner muestra con claridad cómo el mismo sujeto puede intercambiar su posición en la locura, lo que se sustancia mediante el movimiento de un polo a otro, en este caso de la melancolía a la paranoia. Wagner enseña además, eso creo, que toda locura discurre sobre las negras aguas de la melancolía. Y de ese fondo turbio e inerte, el sujeto trata de emerger braceando hacia la esquizofrenia o hacia la paranoia.

Quizás la lección más importante del maestro titular Ernst Wagner es que el loco está siempre en movimiento, al acecho de algún equilibrio. En su caso, el odio inicial contra sí mismo derivó después hacia los difamadores de Mühlhausen y más

---

233. SCHÜLE, H.: *Traité clinique des maladies mentales*, París, Delahaye y Lecrosnier, 1888, p. 124.

tarde aún se volvió contra Werfel y los judíos, de manera que el *kakón* cambió de ubicación. De acuerdo con ese reparto, la primera solución que se le antojó fue suicidarse, después matar y más tarde aún se concretó en la misión purificadora. Como se ve, dentro de las peculiaridades del caso, Wagner sigue un itinerario que discurre de la persecución a la grandeza, esto es, de ocupar el lugar de objeto de goce del Otro malvado a asumir una misión; eso sí, el fondo melancólico de esta paranoia le confiere múltiples peculiaridades. En cualquier caso, el ardor con el que emprendió la misión le ayudó a soportar el dolor, la culpa y el autodesprecio por los crímenes perpetrados. Porque aunque la locura es una defensa, los estragos ocasionados por las atrocidades cometidas necesitan a veces defensas más potentes para sobrellevarla. Wagner debía estar muy blindado de locura para soportar los crímenes que realizó. Sin duda, se necesita mucha locura para soportar tanta maldad.

El purificador

Wagner convivió con las alusiones y los autodesprecios desde los dieciocho años. Y nunca dejó de odiar ni odiarse. Tampoco se arrepintió de matar a sus hijos. Y quien sabe si llegado de nuevo el caso, lo hubiera vuelto a hacer. Vivió como una mosca metida en un vaso boca abajo, atormentado por el eco de sus malos pensamientos. En los últimos años de su vida, tras asumir la misión redentora, los límites de su pequeño mundo se ensancharon ligeramente y su amargura pudo desplazarse a la militancia contra el mal judío: tomó partido radical por la eugenesia, la eutanasia y otras medidas de higiene racial que proponía el nacionalsocialismo, y rechazó con vehemencia la literatura y el arte judíos, medidas acordes, en general, con la política interior del Tercer Reich, en la que veía «una confirmación de su propia doctrina, de su propia lucha contra el mundo literario judío»[234]. Por eso, en su locura odiosa, se afilió en 1930 al partido nacionalsocialista. De hecho, presumía de ser el primer nazi de Winnental, alababa el proyecto del Führer, apoyaba incondicionalmente un antisemitismo esencial e incluso se ofreció para dirigir un batallón y combatir en el campo de batalla. De él no podría decirse aquello que Virgilio escribiera en *Eneida*: «presta la lengua pero frío su brazo en el combate»[235].

Está claro que este criminal loco sabía muy bien qué hacer con los otros para purificarlos. Su dificultad estribaba en qué hacer consigo mismo. A estas alturas de su vida, con la causa abierta contra Werfel y los judíos y la misión de purificar la lengua alemana, la pureza significaba para él vivir en paz con su conciencia, lo que implicaba no atormentarse con la culpa, los autorreproches y el autodesprecio. Y esa pureza de la que hablaba está vinculada, como no puede ser de otro modo, con la salud física (no degenerada), porque un hombre sano no es pesimista y resiste a la melancolía. De eso habló en la presentación que escribió de su drama *Der Nazarener*, después de dejar claro que la obra no trataba de la figura histórica de Jesús, sino que la usa para hacerla portador de

---
234. GAUPP, R.: «Enfermedad y muerte del maestro titular Wagner, asesino en serie paranoico. Una epicrisis (1938)» (II), *op. cit.*, p. 273.
235. VIRGILIO: *Eneida*, Gredos, Madrid, 1992, p. 493 (*Eneida*, XI, 335).

su propio pesimismo. Comparándose con Jesús, Wagner enfatiza algunas diferencias entre ambos. El Nazareno no era pesimista ni vanidoso, señaló. Y no podía ser pesimista porque era sano. «Además, no vivía atormentado por la conciencia de ninguna culpa. Cierto es que no lo considero libre de pecado, pues para mí era un hombre. Pero era un hombre puro, que vivía en paz con su conciencia»[236]. Poco después añade que es así como el Nazareno mantendrá muy erguida la cabeza incluso en la peor de las adversidades. Si se diera el caso de que el espíritu maligno de la melancolía llegara a perseguirlo, él no lo dejaría instalarse en su interior. Porque el sol de su ánimo alegre y optimista acabaría atravesando los nubarrones más sombríos. Y concluye: «Lo cual dista mucho de ser mi caso»[237].

Conforme al señalamiento anterior, se puede considerar que lo puro es el conector entre los dos periodos de esta locura y establece en la existencia de Wagner un hilo conductor que eslabona la purificación de la degeneración sexual con la de la lengua alemana. Wagner mismo llama la atención sobre sus composiciones y las destaca por la bondad literaria y también por ser «puras», según decía en uno de sus escritos[238]. Ni la continuidad entre los dos periodos de su locura ni el elemento que los anuda han sido destacados por los comentaristas. Quizás no exista tal

---

236. WAGNER, E.: *Der Nazarener. Autobiographische Zeugnisse*, Múnich, Belleville, 2015, p. 121. La palabra 'puro' (*rein*) vuelve a repetirse una vez más en su texto, de manera que actúa como uno de los significantes fundamentales de la locura wagneriana [Aber er war doch ein reiner Mensch mit freien Gewissen].
237. *Ibídem*.
238. GAUPP, R.: «Enfermedad y muerte del maestro titular Wagner, asesino en serie paranoico. Una epicrisis (1938)» (II), *op. cit.*, p. 271.

encadenamiento y se trate sólo, como consideró Gaupp, de la aparición de un «nuevo» delirio. Tampoco se le ha dado mayor importancia al dialecto suabo ni menos aún a cómo se articula la impureza de la lengua con la impureza sexual, conforme a la interpretación que aquí propongo de cara a entender un trasfondo común en la vida y la locura de Wagner. De hecho, incluso hubo quien consideró como una «excentricidad esquizoide» el gusto del maestro por un alemán «lo más puro posible», según advierte Gaupp. Además, ese hablar tan encumbrado y culto entre gentes de pocas luces, cuya lengua habitual era el dialecto suabo, le supuso algunas burlas a las que no dio importancia alguna, cosa llamativa en alguien con una suspicacia tan hipertrofiada. Pero claro, la relación que él tenía con el suabo iba mucho más allá de una mera anécdota de un tieso y excéntrico maestro. En cierta ocasión que Gaupp le comentó algo acerca de su acusada y perfecta pronunciación del alemán, le preguntó además si sabía hablar bien suabo, a lo que Wagner le respondió que sí aunque prefería no hablar en la «lengua de los campesinos»[239].

Creo que aquí se muestra con más claridad aún la urdimbre común de la degeneración sexual y la idiomática. Una y otra preceden a su nacimiento. Para él se trata de una doble impureza, la sexual (el fuerte componente sexual de la madre y algo relativo al padre que no acaba de precisarse) y la idiomática (lengua de campesinos, la de sus padres, unos degenerados suabos). Esas dos degeneraciones fueron tratadas de forma muy distinta por el maestro titular. La purificación,

---

239. *Ídem*, pp. 259-260.

por tanto, se despliega en esos dos ámbitos: purificación de lo sexual mediante el asesinato de la familia y la venganza contra los difamadores; purificación de la lengua de las impurezas judías a través de la escritura y la denuncia, una escritura que ya practicaba desde mucho tiempo atrás y que le había permitido posponer durante cuatro años el paso al acto. Es de suponer que las alusiones y las alucinaciones que le recordaban su goce abyecto fueran formuladas en el lenguaje materno, el suabo, la lengua de los paisanos de los pueblos en los que trabajó, la lengua impura destinada a hablar de un goce en el que no podía reconocerse. Quizás también las prácticas de bestialismo significaban un acercamiento a esa historia de hombres pobres, vinateros, campesinos, incultos, esos hombres y mujeres que constituyen la parte oscura de su historia, de esa historia de la que no pudo escapar haciéndose maestro y que le empujó a una huida más radical, la locura, quizás su forma de repudiar la miseria humana llevada a lo más descarnado y animal.

El rechazo radical de todo ese ardor pulsional se mitigó en los últimos años de su vida, cuando, empeñado en que se le reconociera como autor y que su nombre figurara entre los escritores alemanes, se volvió un redentor de su propio apellido. Pero la gran diferencia es que en ese momento, a medida que maduraba su delirio, Wagner admitió entrar a formar parte del selecto grupo de los escritores suabos, celebridades que, por otra parte, gozaban de fama mundial, como Schiller, Hölderlin, Hegel y Hesse, quien, por cierto, lo convirtió en protagonista de una de sus novelas, *Klein und Wagner*. Da la impresión de que Wagner finalmente puso rumbo a su Ítaca suaba, después de mil calvarios, mucha pólvora, fuego, sangre y muerte. No hay como tener un potente enemigo para reencontrase con el destino, es decir, con el origen.

Como decía, la mejoría experimentada por Wagner y la vivacidad con la que Gaupp desarrolló su cruzada en favor de la paranoia frente al atropello kraepeliniano, sacaron momentáneamente al temido maestro del manicomio. Sucedió el 22 de octubre de 1932, con motivo de la Conferencia de Psiquiatras del Sudoeste de Alemania. Custodiado por algunos policías, Wagner fue trasladado a Tubinga para ser entrevistado en público por el insigne psiquiatra. Al corriente de la carnicería que Wagner había llevado a cabo casi dos décadas antes en una población cercana, los congresistas, un tanto atemorizados, vieron aparecer a un viejo manco, delicado de salud e indefenso, pero encantado. A vueltas con la defensa de la paranoia, el profesor Robert Gaupp enfatizó que después de tantos años de locura no se apreciaba en él signo alguno de esquizofrenia, hecho que constaron las autoridades del Congreso.

Con sesenta y cuatro años Wagner ya era un anciano. El desgaste ocasionado por esa demasía que es la locura no puede disimularse. El 2 de abril de 1938 intentó suicidarse hiriéndose la barriga y el cuello con un trozo de vidrio. Murió poco después, el 27 de abril de 1938, en el manicomio, a consecuencia de una tuberculosis de la que llevaba algún tiempo enfermo. Quizás Wagner tuvo suerte de que esa dolencia pulmonar se lo llevara por delante. Porque dos años después de su fallecimiento, los 396 pacientes del manicomio de Winnental fueron deportados a los centros de exterminio de Grafeneck y Mauthausen[240]. Allí murieron gaseados, como correspondía al aciago destino de los discapacitados, enfermos y chiflados. Acérrimo defensor de la eugenesia y la eutanasia, si Wagner hubiera vivido dos años más, habría probado las bondades de lo que con tanto ardor defendió y practicó con otros.

La cercanía de la muerte restablece del delirio a muchos locos, como sucede en *Don Quijote de la Mancha*, la novela de Cervantes. Y lo hace de repente. Ahí se ve que el delirio es un engaño necesario para sobrevivir, una argucia cuya función desaparece a las puertas de la muerte. Cuando muchos años antes Wagner había estado en un tris de morir, malherido en Mühlhausen por los golpes de sus antiguos convecinos, durante un instante tuvo la fugaz ocurrencia de que todo aquello no era más que un «error», un «delirio»[241]. Lo mismo pensó, un par de días antes de sucumbir, cuando supo de seguro que la vida se le escurría entre los dedos. Eso sí, jamás se arrepintió de matar a su mujer y a sus hijos. Pero admitió que la venganza de Mühlhausen pudo haberla evitado. En el fondo, como reconocía en ocasiones, «sólo el error es la vida».

---

240. *Cf.* Bernd NEUZNER y Horst BRANDSTÄTTER, *Wagner: Lehrer - Dichter - Massenmörder*, *op. cit.*

241. «Cuando estaba medio muerto en el suelo con un brazo desgarrado —escribe Gaupp—, el rostro herido de gravedad de un sablazo y sufriendo la oleada de excitación de los habitantes de Mühlhausen, tuvo la fuerza mental necesaria para percibir que los artífices de su desgracia, *cuyos sarcásticos comentarios se imaginaba estaban en la boca de toda la gente*, no aludían a sus "delitos". Con frecuencia se acordó más tarde de este momento cuando luchaba contra la evidencia de que había podido caer en un "error"» (GAUPP, R.: «Enfermedad y muerte del maestro titular Wagner, asesino en serie paranoico. Una epicrisis (1938)» (II), *op. cit.*, p. 267).

El único criterio que determina la gravedad de la locura es la posibilidad de renunciar a ella, aunque sea por un breve periodo de tiempo. En eso se ve con claridad que la locura de Wagner era de las más graves, porque hasta el último suspiro necesitó cegarse con que la «obra de mi vida», es decir, la matanza de su hijos y de su mujer, había sido necesaria. Al mismo tiempo, sin embargo, cuando los dolores le atormentaban y sabía de su muerte inminente, reconoció ante el médico que lo atendía en Winnental: «Yo sé que todo mi pensamiento de aquel entonces era un delirio». Y poco después añadió: «Ya no podría vivir entre los hombres, porque para mí sería una tortura insoportable el notar como hablan de mí»[242]. En 1920, Ernst August Wagner había escrito en su drama *Wahn*, refiriéndose a Luis II de Baviera, que lo más grande que este rey había tenido era su propio delirio. Esas palabras explicitaban algo esencial del rey Luis II, pero sobre todo lo definen a él.

Tan pronto Wagner murió, algunos interesados en hallar el secreto de su locura criminal se interesaron por su cerebro e hicieron lo posible por examinarlo. Así fue como tan preciado trofeo se trasladó a varios centros de investigación: primero al Instituto de investigación Kaiser Wilhelm für Hirnforschung, en Berlín, después a la clínica psiquiátrica de Friburgo y finalmente al Oskar Vogt Institute. Pero el cerebro de Wagner no atesoraba ninguna información de interés. Las preguntas fundamentales sobre su locura y sus crímenes que cualquier curioso se haría siguieron a la espera de respuestas.

---

242. *Ídem*, p. 270.

Cuatro preguntas sobre Wagner

Hasta aquí el caso Wagner, analizado y expuesto a partir de las preguntas clínicas esenciales: qué, cómo, dónde, cuándo, por qué y para qué. Además de esta parte general, todos los casos poseen ciertas singularidades que conviene entender. A esos aspectos particulares podemos llegar también a través de preguntas sencillas y evidentes. En esta ocasión apuntaré cuatro cuestiones que van desde lo que interesa a toda persona curiosa hasta lo que atrae sobre todo al psicopatólogo.

Tanto a Gaupp, como a Kretschmer, a los jueces y allegados lo primero que les llamó la atención de este hombre fue su apariencia normal, en contraste con los horrendos crímenes que acaba de cometer y con los años que sobrellevaba en silencio el tormento de autoacusaciones y las autorreferencias. ¡Qué cosa más chocante y turbadora! ¿Cómo es posible que una misma persona pueda desarrollar tan superlativo grado de locura y dar el pego de tanta normalidad?

A esta primera pregunta se puede responder con palabras engoladas y diagnósticos sofisticados, de los que ocultan más que muestran. Pero la sencillez es preferible a la complejidad. A la vista de los hechos, estaremos de acuerdo en que la locura pasa a veces desapercibida y se confunde con la normalidad. Ni siquiera los pequeños destellos que emite son llamativos. Y no lo son porque la locura, a pequeña escala, forma parte de la condición humana; y la maldad, también. Salvo algunos ínfimos pormenores o pequeños signos, al alcance tan sólo de los expertos si acaso el paciente los diera a mostrar, todo lo demás sería corriente y cotidiano. Tanto que si llegara a estallar una crisis, las primeras palabras del entorno serían: «Me sorprende, parecía tan normal». La locura normal existe y es habitual. Pero a menudo sólo tenemos noticia de su existencia cuando falla la circunspección y la furia ya no se puede ocultar. Y entonces, de forma retrospectiva, atamos cabos y caemos en la cuenta de que esa persona llevaba tiempo en plena ebullición, escondido bajo la tapadera de un orden y una discreción quizás excesivos. Porque lo habitual es que la locura se cocine a fuego lento durante años, en silencio y sin alardes, si acaso con alguna rareza y excentricidad, pero siempre en soledad.

La segunda pregunta que suscita el caso Wagner atañe a la relación entre la locura y el mal. ¿Son ingredientes que se dan por separados o van necesariamente juntos? Y si están vinculados, ¿en qué proporciones se da la mezcla? Estas cuestiones tan simples no tienen fácil respuesta y habrá que conformarse con un planteamiento correcto y un puñado de argumentos coherentes. A mi manera de ver, posiblemente se necesite una mezcla explosiva de maldad y locura para llegar a materializar algo tan sangriento como los crímenes e incendios de Wagner. Aunque la locura y la maldad son elementos de naturaleza diferente, se dan algunos casos, en los cuales concurren además circunstancias especiales, en los que el paso al acto se perfila a la postre como la opción definitiva. Cuando se trata de crímenes de estirpe paranoica, resulta llamativa la premeditación, la selección de las víctimas y la ejecución programada. En esto se distinguen con claridad de los «crímenes inmotivados» descritos por Guiraud, más propios de esquizofrénicos.

La mezcla de la locura y la maldad no culmina siempre con crímenes como los cometidos por Wagner. En este caso, como en otros semejantes, concurren circunstancias que pueden impedir o al menos limitar el alcance del desenlace proyectado. Wagner, en un intento desesperado de solucionar su calvario, acarició la posibilidad de quitarse la vida. Pero no lo hizo. No era un suicida. Carecía de la valentía necesaria que hay que tener para arrojarse a las vías del tren o lanzarse al lago Neuchâtel. Para eso tendrían que «haberme metido en un saco», según él mismo escribió poco después. Era cobarde para matarse pero no para matar. Sin embargo, conocemos también otros casos parecidos, como el de Aimée, donde el propio loco hace lo posible para que su víctima escape viva, aunque se lleve alguna puñalada. Pero ya se encarga el sujeto de prever que a la hora y en el lugar de la ejecución puedan surgir algunas contrariedades. En cambio, nada de eso se dio en Wagner: las Mauser, la munición, la bicicleta, en fin, todo impecablemente preparado para su óptimo funcionamiento. Y así fue.

La tercera pregunta se basa en algo más específico referido al sufrimiento o gozo de Wagner. Con vistas a formularla adecuadamente, conviene establecer una correlación entre los padecimientos específicos y las coyunturas en las que se desencadenan, de tal manera que será esa encrucijada la que nos llevará directamente a la singularidad del sujeto. Con arreglo a este enfoque, se pone de relieve que las autoacusaciones y las autorreferencias, por este orden, empezaron a los dieciocho años a raíz de iniciarse en el onanismo y se multiplicaron exponencialmente años después, a raíz de las prácticas de bestialismo. Es evidente que muchas personas realizan cosas parecidas y ni se atormentan con autodesprecios ni enloquecen de autorreferencias. ¿Por qué Ernst Wagner sufrió de eso y no de otra cosa? Toda la luz que se pueda arrojar sobre esa cuestión nos permitirá hacernos una idea del sujeto Wagner, no sólo del loco y del criminal, sino de Ernst August Wagner, el «chavalín de la viuda», puesto que esa pregunta contiene y engarza todos los eslabones significativos de su existencia.

En mi opinión, en el corazón de la subjetividad de Wagner está la pureza y lo puro (*Reinheit*; *rein*), cuya carencia se manifiesta en la degeneración. La pureza infantil desapareció con el onanismo. Y fue ahí cuando la defensa se vino abajo. De repente fallaron las protecciones simbólicas en las que se sostenía y, como una mota de polvo, Wagner fue aspirado por la impureza y la degeneración familiar, de la que era un elemento más, como habrían de serlo sus descendientes. Si la impureza se le presenta mediante la doble vía del autodesprecio y las alusiones de los allegados, es de suponer que la defensa que lo mantenía en un equilibrio precario lo protegía precisamente de algo tocante a la degeneración familiar, la del padre que no pintó nada y la de la madre ligera de cascos. Y mientras se mantuvo al margen del agujero, es decir, en la pureza, todo funcionó. Como él mismo escribió, cuando era aún pequeño y puro se sentía culpable. Ahora bien, aquel sentimiento de culpa se le presentaba tan sólo mediante el abatimiento y la angustia, pero no a través de la autoacusación y el autorreproche, manifestaciones genuinas de la melancolía y la paranoia, cuya aparición indica que el sujeto se ha adentrado en el plano de la experiencia propio de la locura.

Da la impresión de que su impureza o degeneración se refiere sobre todo al goce sexual intolerable, animalizado y pulsional, a la sexualidad desenfrenada de la madre. Pero incumbe asimismo a la impureza de la lengua, el suabo, el dialecto que despreciaba en aras de un alemán puro, como sus textos, también puros, según decía. En esa convergencia del goce sexual y de la lengua se jugó la partida de su locura, tanto la locura patética que padeció como la locura inventiva que ingenió en busca de una salida. Y fue a través del delirio de plagio como Wagner encontró su salida, la única posible. Diez años después de los crímenes, dio con la solución delirante de la purificación de la lengua alemana. En este caso, y gracias a la invención delirante, la purificación de su raza degenerada cedió el lugar a la purificación de la lengua materna.

La cuarta pregunta, con la que andamos a vueltas los especialistas, es la relativa al diagnóstico. Que Wagner estaba loco, es cosa evidente. Sobre este particular todo el mundo está de acuerdo. Pero, ¿cuál fue su locura? ¿Fue un paranoico? ¿Un melancólico? ¿Un melancólico paranoico?

Un comentario sobre el diagnóstico

Debemos agradecer a Robert Gaupp su campaña en favor de la paranoia. Desde el principio de su obra se enfrentó a la corriente hegemónica para salvaguardar la autonomía de ciertas formas de locura delirante y evitar que se las convirtiera en una forma de esquizofrenia y lo que eso comportaba: procesualidad, organicidad e ininteligibilidad. Gaupp, Kretschmer y Lacan, entre otros, participaron activamente en la causa de la paranoia. Dicha causa conllevaba circunscribir la generalización de la ideología de las enfermedades mentales y su anhelo de transformar la locura tradicional en enfermedades mentales orgánicas[243]. De manera que el empeño de Robert Gaupp en que Wagner fuera un paranoico va más allá de la cuestión clínica y diagnóstica. Desde una posición marginal, Gaupp pretendía mostrar ante sus colegas que existen formas de locura delirante que sobrevienen a consecuencia de avatares vitales, que pueden comprenderse, tratarse y algunas hasta curarse. En aquellos años, tanto en Francia como en los países de lengua alemana, este punto de vista mantenía viva la apuesta por un sujeto de la locura.

Quizás el ardor con que se entregó a la defensa de la paranoia y el empeño en demostrar que Wagner era un paranoico genuino, incluso un paranoico kraepeliniano, impidió a Gaupp captar otros aspectos de su paciente, en especial los melancólicos. Algo parecido nos ha pasado a quienes secundamos el mismo proyecto para desmontar el edificio de las enfermedades mentales, porque consideramos que si sobrevivía la paranoia se mantendría el reducto de la locura clásica[244]. También descuidamos el sustrato melancólico y forzamos la interpretación del caso Wagner para que cuadrara en la plantilla de la paranoia[245]. Pero en

---

243. De eso trata, en líneas generales, *La invención de las enfermedades mentales* (Madrid, Gredos, 2018, 4.ª ed.).

244. Gaupp siguió con la defensa de paranoia después de la muerte de Wagner y escribió sobre otros pacientes similares, en concreto sobre otro maestro asesino, al que habían amputado una pierna y se suicidó finalmente. Véase R. GAUPP, «Zur lehrer der Paranoia», *Der Nervenarzt*, 1942, n.º 47, pp. 167-169.

245. En mi caso, además, porque no conocía con detalle la psicopatología y la clínica de la melancolía.

esta ocasión, el análisis se ha realizado teniendo en cuenta la mixtura melancólica-paranoica del caso, cuyo argumento se dará a continuación.

Con arreglo a los comentarios del propio Wagner y a las informaciones aportadas por Gaupp, es posible entresacar, junto con las experiencias propiamente paranoicas, algunos elementos de estirpe melancólica, en especial la culpa, el dolor del alma, el autorreproche y la irradiación al mundo de sus propias faltas y de los efectos negativos que derivan de ellas. Según reconoció Wagner, inmediatamente a la comisión de sus «delitos» de bestialismo le invadió un profundo asco, puesto que con esa depravación él había deshonrado «a toda la humanidad». Su calvario, que se había iniciado años antes con la masturbación, se acentuó ahí a causa del miedo, la vergüenza y el fuerte sentimiento de culpabilidad. Por eso, cuando años más tarde dio con el eureka del delirio y comprobó su potencialidad estabilizadora, el dolor que persistía en el fondo del alma era aún la conciencia culposa y atormentada, los autorreproches y las autodenigraciones. A ese tormento Gaupp lo denominó paranoia, aunque este término resulta demasiado limitado para compendiar el conjunto de las experiencias de Wagner, que oscilan entre las autoacusaciones (melancolía) y las autorreferencias (paranoia).

Es característico de la melancolía, tanto en sus formas más simples como en las más delirantes, el dolor anímico, la tristeza profunda, la angustia, la falta de vigor, la culpabilidad expresada mediante el autodesprecio, la abulia, el sentimiento subjetivo de insignificancia e indignidad, el pesimismo y la pérdida de la capacidad de amar. Estas experiencias indican la hondura genuina del sufrimiento melancólico, sobre la que todos los psicopatólogos han llamado la atención y puede resumirse en la frase de René Masselon, cuando escribió que «el melancólico es ante todo un enfermo que sufre»[246]. Al elemento del dolor anímico hay que añadir la posición subjetiva característica de este sujeto, posición que lo sitúa como culpable y causante de las desgracias propias y ajenas, en la medida en que el *kakón* es parte de sí mismo. De ahí que Freud, cuando formuló su definición de la melancolía, añadiera que la disminución «en el sentimiento de sí [...] se exterioriza en autorreproches y autodenigraciones y se extrema hasta una delirante expectativa de castigo»[247].

Todos estos elementos están presentes en Wagner, como él mismo mencionó en diversas ocasiones. En su *Autobiografía* escribió su lacónica confesión del bestialismo, y añadió: «Pues nada, dicho está, y no me apetece seguir hablando del asunto; vuestra lubricidad no contrapesa un solo minuto de autodesprecio. El pesar y el autodesprecio me han hecho encanecer, pues sólo tengo 34 años. Es lo que duran ya mis padecimientos»[248]. Al igual que Gaupp, también Kretschmer le concedió gran importancia a la confesión de Wagner, cuando especificó que antes del paso al acto los sentimientos de culpabilidad eran más fuertes que los de odio[249]. También el propio Wagner, en diferentes ocasiones, explicó su enorme vanidad como compensación

---

246. MASSELON, R.: *La mélancolie. Étude médicale et psychologique*, París, Alcan, 1906, p. 117.
247. FREUD, S.: «Duelo y melancolía», en *Sigmund Freud*, t. XIV, Buenos Aires, Amorrortu editores, 1986, p. 242.
248. GAUPP, R.: *El caso Wagner*, op. cit., p. 73.
249. *Cf.* E. KRETSCHMER, *El delirio sensitivo de referencia*, op. cit., p. 222.

de los sentimientos de inferioridad y la megalomanía como compensación de la depresión[250].

Lo que llama la atención de este caso es cómo estos elementos melancólicos se articulan con otros paranoicos, de tal manera que nos obliga a formular mecanismos patogénicos muy genéricos que incluyan ambos tipos de funcionamiento psíquico. Es difícil, me parece, explicar con el mismo tipo de defensa la presencia real de las alusiones al goce bestialista (autorreferencia) y el sentimiento de culpabilidad consciente de haber cometido esos actos (autodesprecio). Estos casos mixtos invitan al uso de mecanismos psicológicos más genéricos, a recurrir a defensas primordiales que sean capaces de explicar configuraciones clínicas en apariencia tan distintas como son la melancolía y la paranoia, en las que predominan la posición subjetiva de culpabilidad y la de inocencia, la convicción de que la maldad está en uno mismo o que está en el Otro, el sentimiento delirante de indignidad y la megalomanía despectiva con los demás.

A esta concepción binaria contribuyó la construcción decimonónica del saber psicopatológico, en la cual la visión antigua de la locura parcial que integraba la paranoia y la melancolía se reorganizó mediante otro binario: locuras del humor *versus* locuras de la razón. Esta oposición entre la locura maniaco-

---

250. En 1909 escribió en su *Autobiografía* las significativas palabras: «En efecto, todas mis pequeñas y grandes locuras, todos mis fracasos y todos los sufrimientos de mi vida están relacionados muy en el fondo con anormalidades sexuales («delitos») y con el abatimiento que las acompaña. Aunque pueda resultar paradójico, incluso mi orgullo y mi vanidad se vieron aumentados más que disminuidos» (GAUPP, R.: «Enfermedad y muerte del maestro titular Wagner, asesino en serie paranoico. Una epicrisis (1938)» (II), *op. cit.*, p. 98). Y también: «La megalomanía que se abre paso en mis obras es la reacción natural frente a mi depresión» (GAUPP, R.: *El caso Wagner*, *op. cit.*, p. 189).

depresiva y los delirios crónicos está en la base del actual punto de vista según el cual la melancolía y la paranoia son categorías clínicas contrarias. Wagner, Schreber y Rousseau invitan a pensar lo contrario. Y también apuntan en esa dirección algunas categorías clínicas a las que la psicopatología hegemónica ha restado la importancia que seguramente tienen, entre otras cosas para evitar el cuestionamiento de la oposición kraepeliniana entre la demencia precoz y la locura maniaco-depresiva, fundamento de la concepción oficial de la psicosis. Las categorías clínicas orilladas son todas aquellas que muestran la trabazón y la confluencia de la melancolía y la paranoia, en especial las descripciones de la melancolía paranoica, los perseguidos autoacusadores, los delirios de Cotard y el delirio sensitivo de Kretschmer.

Si bien se trata de una historia larga, densa y olvidada, vale la pena rescatar al menos algunos aspectos fundamentales. Al inicio de la psicopatología moderna, la paranoia y la melancolía comenzaron a separarse mediante el criterio del estado de ánimo expansivo o depresivo. Salvo algunos autores, como Heinroth, que siguió hablando de una «melancolía con paranoia, delirio y frenesí», la inmensa mayoría cortaron los vínculos con la tradición y se sumaron a las propuestas iniciadas en Francia por Esquirol y su escuela. Aunque se hayan soslayado, las formas clínicas melancólico-paranoicas tienden a reaparecer periódicamente y han sido motivo de estudio por parte de los grandes tratadistas de la melancolía y los delirios, como Schüle, Séglas y Ballet[251].

---

251. Según Gaston Lalanne, quien dedicó a este asunto su tesis doctoral, esta convergencia parte de la lipemanía de Esquirol y los debates que se suscitaron abarcan tres periodos históricos. Un primer periodo en el que la melancolía y la persecución delirante se confunden en el grupo de las lipemanías. Un segundo periodo durante el cual la melancolía y el delirio de persecución son separados

En su *Handbuch*, Schüle llamó la atención sobre ciertos delirantes perseguidos que presentaban una fisonomía un tanto especial, en la medida en que experimentaban estados de melancolía. Como la gran mayoría de los autores de su época y orientación nosológica, Schüle se esforzó en distinguir ambos estados, aunque constató su convergencia. Por lo general, decía, los melancólicos se sienten miserables y de ahí que los otros los desprecien y les perjudiquen. En esto se distinguen de los paranoicos, a quienes se persigue a causa de su superioridad. Otro aspecto fundamental para distinguirlos es que el paranoico melancólico no *es* culpable, sólo *se siente* culpable; y eso porque se lo dicen los demás, quienes lo juzgan así y lo tratan como a un pecador, pero no porque él lo sea. Tampoco su tristeza ni su depresión moral son las genuinas del verdadero melancólico. Con estos elementos, que sin duda aportan una guía aunque son un tanto forzados, se consolidó la tendencia a admitir la concurrencia de la melancolía y la paranoia, pero se mantuvo la aspiración de separarlas mediante el análisis semiológico.

La influencia del psiquiatra de Friburgo en los autores franceses fue notable, más aún cuando se tradujo al francés su *Manual* en 1888. Continuando con la tónica del anterior, a

---

de la lipemanía y las formas mixtas desaparecen. Un tercer periodo en el cual las formas mixtas son nuevamente recuperadas y estudiadas. A partir de entonces, los perseguidos melancólicos forman un grupo homogéneo en el que se pueden distinguir un cierto número de variedades clínicas. «Estos pacientes manifiestan un obsesionante delirio de indignidad, culpa, autoacusación, hipocondría; alucinaciones visuales, auditivas, sensoriales y psicomotoras; todo combinado con ideas sistematizadas de persecución, ideas de suicidio que fácilmente pasan a la acción» (LALANNE, G.: *Les persécutés mélancoliques*, Burdeos, Impr. J. Durand, 1897, pp. 217-218). Lalanne escribió esto a finales del XIX y se mostró, en mi opinión, demasiado optimista con la homogeneidad del grupo.

finales del siglo XIX Jules Séglas y Paul Brouardel informaron sobre algunos enfermos perseguidos no melancólicos que, sin embargo, se autoacusaban y desarrollaban ideas de persecución similares a las de los melancólicos, con lo cual se conformaba ahí un «grupo mixto, de transición entre estas dos modalidades delirantes»[252]. Más allá de cómo Séglas y sus alumnos trataran de distinguirlos, lo importante es la constatación de la existencia de este tipo de locos, mezcla de melancólicos y paranoicos[253]. Con respecto a esa caracterización, vale la pena mencionar algunos comentarios de Gilbert Ballet sobre este particular. Según el catedrático de psiquiatría de Sainte-Anne, los perseguidos autoacusadores son a la vez perseguidos (paranoicos) que acusan a otros y se quejan de las perrerías que les hacen, como todos los paranoicos, pero también se acusan a sí mismos y aseguran que son ellos quienes han dado pie al acoso. Por eso, señala Ballet: «son *víctimas*, pero *culpables*, y no, como los perseguidos habituales, *víctimas inocentes*»[254].

Cuando en 1914 Emmanuel Régis publicó la quinta edición

---

252. *Cf.* J. SÉGLAS y P. BROUARDEL, «Persécutés auto-accusateurs et persécutés possédés», *Archives de Neurologie*, 1893, vol. XXVI, pp. 433-447.

253. El propio Séglas, en el *Tratado* de Ballet vuelve a llamar la atención sobre este hecho: «Sin embargo, la clínica nos enseña de la manera más perentoria que estas dos variedades de ideas ilusorias, la autoacusación y la persecución, no son de ninguna manera mutuamente excluyentes y que algunos delirios sistemáticos, claramente persecutorios, son al mismo tiempo autoacusatorios» (SÉGLAS, J.: «Séméiologie des affections mentales», en G. BALLET, *Traité de pathologie mental*, Dion, París, 1903, pp. 74-270; p. 237). Más detalles se pueden leer en las lecciones 17, 18 y 19 de J. SÉGLAS, *Leçons cliniques sur les maladies mentales et nerveuses*, París, Asselin y Houzeau, 1895 [ed. española: *Alucinados y perseguidos. Lecciones clínicas sobre las enfermedades mentales y nerviosas (selección)*, Madrid, Ergon. La Biblioteca de los Alienistas del Pisuerga, 2012].

254. BALLET, G.: *Leçons de clinique médicale. Psychoses et affections nerveuses*, París, O. Dion, 1897, p. 47.

de *Précis de Psychiatrie*, la confluencia de la melancolía y la paranoia seguía enfocándose como un cuadro mixto en el que las proporciones de una y otra variaban. Dependiendo de la magnitud de cada una, se conformaban los subtipos clínicos, aunque todos ellos se pueden agrupar en dos: los que son más melancólicos que perseguidos y los que son más perseguidos que melancólicos[255]. Esta tendencia a sopesar los elementos de una u otra patología constituye la tendencia habitual de la psicopatología psiquiátrica tocante a esta cuestión.

Una excepción a la corriente principal, la que hermanaba la asociación natural de la melancolía y la manía y orillaba la afinidad entre melancolía y paranoia, fue la desarrollada por Jules Cotard. Los estudios de psicopatología que hicieron célebre a este médico de la Salpêtrière se basan en la recuperación de la simetría entre melancolía y paranoia (delirio de negación *versus* delirio de persecución). Para fundamentar esta oposición, inicialmente Cotard echa mano del análisis semiológico, en especial de la «fórmula del delirio», principio rector de su metodología. Así lo propone en su artículo «El delirio de enormidad»: «Aunque el análisis de semejantes casos psicológicos sea delicado y el diagnóstico sea a menudo tortuoso, parece que la dificultad no haya de referirse a la apreciación de las propias ideas delirantes. Nos cuesta concebir que frente a una forma delirante, el clínico se sienta importunado y dude en calificarla de idea de persecución, idea melancólica o idea de grandeza. Da la sensación, repito, de que la idea, que ha sido expresada claramente por el enfermo, debe caracterizarse con

---

[255]. *Cf.* E. RÉGIS, *Précis de Psychiatrie*, París, Octave Dion et Fils, 1914, p. 500.

la suficiente claridad por sí misma»[256]. Al binario semiológico inicial (ideas de negación *versus* ideas de persecución), Cotard añadirá paulatinamente otros en los que se perfila la simetría melancolía-paranoia: en el terreno del carácter, tendencias autoacusadoras frente a tendencias heteroacusadoras; en el ámbito etiológico, fenómenos psicomotores en contraposición a fenómenos psicosensoriales.

Excepción también a la corriente principal es el delirio sensitivo de relación, descrito por Gaupp y Kretschmer. Como ya se ha dicho, se trata de una concurrencia de elementos melancólicos y paranoicos, determinada por un tipo de carácter o personalidad, de las que resulta un perfil psicológico fácil de reconocer y frecuente en la clínica. El delirio sensitivo y el resto de referencias históricas que acaban de evocarse muestran por sí mismas la hermandad de estas dos formas prototípicas de locuras parciales, la melancolía y la paranoia, cuya quintaesencia es parte integrante de la condición humana.

Quizás Gaupp descuidó, como ya se dijo, los rasgos melancólicos de Wagner por su reivindicación de la paranoia. Siempre lo diagnosticó de paranoia, desde el peritaje hasta la última mención que le dedicó en sus escritos. Después de tantos años de locura, Gaupp siguió considerando a Wagner «un típico e incurable paranoico», cuyo delirio se caracterizó por una sistematización absoluta y jamás mostró signo alguno de esquizofrenia. Aunque estuvo encerrado veinticuatro años en la celda de un manicomio, «todavía está lleno de vivacidad

---

256. COTARD, J.: «El delirio de enormidad», en J. COTARD y J. SÉGLAS, *Delirios melancólicos: negación y enormidad*, Madrid, Ergon. La Biblioteca de los Alienistas del Pisuerga, 2015, p. 45.

intelectual e interés por los acontecimientos del mundo exterior, sin atrofia emocional ni disminución de sus facultades mentales. Estos casos típicos de paranoia son obviamente raros, pero existen»[257].

Lo que resulta chocante no es su testarudez, por lo demás bien argumentada, sino que usara para el diagnóstico de Wagner los criterios kraepelinianos. Los forzó todos con excepción de la ausencia de menoscabo de las facultades, como hubiera sucedido de haber sido esquizofrénico. Después de que Kraepelin muriera, Gaupp enfatizó que el continuo sistema delirante de Wagner no fue siempre totalmente inquebrantable, dados los periodos de remisión y cierta corrección lógica del pensamiento delirante, sobre todo cuando el propio enfermo hablaba de «error». De manera que el sistema delirante, contra lo que Kraepelin sostuvo, experimentó transformaciones relativas al contenido: al principio el delirio persecutorio se centraba en los ciudadanos de Mühlhausen y más tarde recreó la persecución de Werfel y los judíos[258]. Este aspecto constituía la mejor prueba de su concepción de la paranoia, en la medida en que podía comprenderse desde el punto de vista psicológico debido a los avatares existenciales que salpicaban la vida de éste y otros pacientes[259].

Como es natural, su alumno Kretschmer también vio en Wagner la encarnación de la paranoia, aunque no lo consideró

---

257. GAUPP, R.: «Les tendances du developpement de la psychiatrie allemande», *op. cit.*, p. 341.
258. GAUPP, R.: «Enfermedad y muerte del maestro titular Wagner, asesino en serie paranoico. Una epicrisis (1938)» (II), *op. cit.*, p. 277.
259. *Cf.* R. GAUPP, «Der Fall Wagner. Eine Katamnese, zugleichein ein Beitrag zur Lehre von der Paranoia», *op. cit.* p. 312.

propiamente un delirante sensitivo debido a la aparición de la psicosis combativa, contraria al carácter pusilánime de los sensitivos. Y Kretschmer pensaba que Wagner encajaba en la imagen del paranoico de Kraepelin, del tipo de profeta o inventor. Este delirio profético de Wagner es el refugio de su tortura sensitiva, una megalomanía que surge de la propia debilidad[260]. También lo consideraron paranoico Murk Westerterp, Eugen Bleuler y Werner Janzarik; este último incluso lo calificó de «caso ejemplar de paranoia»[261].

La paranoia de Wagner es innegable. Está presente a lo largo de la mayor parte de su vida y se manifiesta a través de la autorreferencia y el delirio de plagio. En ambas experiencias se aprecia la raigambre genuina de la paranoia, la enfermedad por excelencia del Otro: la maldad del Otro y la inocencia del sujeto; la iniciativa que parte del Otro y se dirige hacia el sujeto, en posición de objeto; el mecanismo patogénico de la *Verwerfung* (forclusión) según el cual lo que la persona no puede simbolizar lo experimenta en lo real, como el propio Wagner expresó en 1920: «*Pude haber interpretado ciertas conversaciones en este sentido, porque existen casualidades y no-relaciones, que, añadiendo circunstancias muy especiales, se comportan como propósitos y finalidades.* Nunca debería de haberlas interpretado así, de un modo absoluto e ineludible.

---

260. *Cf.* E. KRETSCHMER, *El delirio sensitivo de referencia*, *op. cit.*, p. 225.
261. Véase, por el orden citado, M. WESTERTERP, «Prozeß und Entwickelung bei verschiedenen Paranoiatypen», *op. cit.*; E. BLEULER, *Lehrbuch der Psychiatrie*, Berlín, Julius Springer, 1916, p. 405; W. JANZARIK, «Die "Paranoia (Gaupp)"», *Archiv für Psychiatrie und Nervenkrankheiten*, 1949, vol. 183, pp 328-382.

Pero hay cosas que te llenan la cabeza y que gusta trasladarlas a las cabezas de los demás»[262].

Tampoco se puede negar la ascendencia melancólica, tan prototípica en las experiencias de culpa, dolor del alma, autodesprecio, indignidad, pesar y aflicción antes mencionadas[263]. En realidad, como aquí se propone, este caso muestra una doble raíz patológica, la melancolía y la paranoia. Wagner es esencialmente un melancólico que intenta restablecerse mediante la paranoia, pero eso sólo lo consigue cuando, ingresado en el manicomio de Winnental, da con un axioma paranoico (el Otro me..., es decir, Werfel me plagia) que permite inventar un delirio, su primer y único delirio. Porque Wagner, en mi opinión y contra lo que suele decirse, no era un delirante cuando cometió los crímenes. Estaba loco de una locura peor que el delirio, la locura de la autorreferencia, la otra cara de su autodesprecio melancólico. Como Jano, en aquellos años era un melancólico afligido por su propio autorreproche y un paranoico atormentado por las autorreferencias. Pero la experiencia de la autorreferencia, por más intensa que fuera y con todo lo paranoica que es, no conviene confundirla con la elaboración delirante. Una cosa es saberse aludido por el Otro y otra bien distinta es inventar la historia y la trama de esas continuas referencias. Aunque no sucede siempre, la posibilidad de inventar una historia y

---

262. GAUPP, R.: «Der Fall Wagner. Eine Katamnese, zugleichein ein Beitrag zur Lehre von der Paranoia», *op. cit.*, p. 320.

263. Jean-Cluade Maleval es de los pocos que enfatizaron la dimensión melancólica de Wagner. Así lo hizo constar, a vuelapluma, en su *Lógica del delirio* (Barcelona, Ediciones del Serbal, 1998, p. 130) y de forma un poco más extensa y razonada en su brillante contribución al caso. Véase J.-C. MALEVAL, «Robert Gaupp et le cas Wagner», *La Cause freudienne*, 2009, 3, n.º 73, pp. 154-176.

una trama suele aportar cierta holgura de cara a la relación con el perseguidor. Quizás, como en otras ocasiones traté de argumentar, fue la incapacidad para entretejer un delirio lo que contribuyó al paso al acto, más que el delirio mismo, inexistente como tal.

Los delirios melancólicos sólo aportan más dolor y de darse la asunción de una misión, es a menudo sacrificial. El sujeto reducido a objeto se consume o inmola para borrarse de la historia y exterminar la maldad que encarna. En cambio, los delirios que se elaboran desde el polo paranoico de la locura se prestan al juego de rectificar el desorden del mundo, desbarajuste que el sujeto localiza en el Otro. Esa no es la mejor manera de vivir, desde luego, pero es una de las posibles.

Casos como el de Wagner nos invitan a aminorar la creencia en las categorías clínicas y a enfocarlas a partir de la convergencia de tres aspectos esenciales, los clínicos, los históricos y los epistemológicos. Es cierto que existen tipos clínicos o perfiles psicológicos que retratan con bastante precisión algunas configuraciones en las que se muestra la condición humana cuando se altera y trastorna. Pero éste y otros muchos de los casos ejemplares, como Schreber, indican que lo que se da más a menudo es la mezcla. Y cuanto más de cerca estudiamos a un sujeto, mayor es el número de compuestos que observamos. De ahí que los perfiles psicológicos, los tipos clínicos y las categorías nosológicas se muestran más consistentes cuando se observan a cierta distancia, porque a medida que nos acercamos la variabilidad que captamos en las personas suele agrandarse.

El *impuro* Wagner es un melancólico paranoico, es decir,

un sujeto que parte de una posición melancólica y años después consigue contrabalancearla y situarse con un pie en el polo paranoico. Desde este punto de vista, su experiencia sugiere un fondo melancólico de toda locura y una salida prototípica de ese pozo oscuro, la evasiva paranoica. A Ernst August Wagner, según la interpretación que propongo en este estudio, esa nueva posición paranoica le aportó un cierto equilibrio. Algo más libre del lastre impuesto por el axioma melancólico sobre su propia indignidad, impureza y degeneración, el renovado Wagner pudo entregarse en cuerpo y alma a la redención del desorden esencial del Otro y purificarlo. Y ese movimiento del balancín de la locura es el que le posibilitó que purificando al Otro se purificara del pecado que él mismo es.

VI
Aimée, la elegida

Lacan y la psiquiatría de su época / La paranoia / Aimée y Lacan / La historia de Aimée, la elegida / Lo que oculta la maldad del Otro y disfraza la misión del sujeto

Tres elecciones jalonan la vida de Marguerite Pantaine, conocida como Aimée (Amada). Primero fue elegida por su madre para sustituir a una hermana muerta, más tarde por Lacan como objeto de estudio de su tesis doctoral y, finalmente, se convirtió en *la* elegida de Dios. Aunque se trata de tres elecciones, todas ellas son distintas. En las dos primeras son los otros quienes, por motivos muy distintos, la eligen; en la tercera, es ella quien inventa ser la elegida del Otro. Y esa última invención constituye la culminación de un delirio discreto y efectivo que resolvió algo de la catástrofe ocasionada por la morbosa elección materna.

A diferencia de Wagner, Aimée sólo aspiró a la gloria durante el periodo más tormentoso y trastornado de su locura, cuando deambulaba por París huyendo de sí misma, desesperada. Después fue una loca sensata, una jubilada del delirio, como se decía por entonces, una de esas chifladas que pasan desapercibidas, cosa verdaderamente admirable. A medida que alcanzaba notoriedad mundial como psicoanalista, Jacques Lacan la hizo célebre. Según dijo, la eligió entre una treintena de casos similares para elaborar su tesis sobre la paranoia de autocastigo. De la siguiente y definitiva elección sabemos bastante menos, apenas una breve confesión. Eso indicaría que cuando la locura necesita del fragor del delirio es que no marcha bien y que el delirio discreto es a menudo más efectivo. Sin embargo, las diferencias con Wagner no se limitan ni a la grandiosidad ni al estruendo, ni siquiera a que ambos echaron mano del cuchillo para arrancarse algo de sí mismos que les envenenaba. La principal desemejanza estriba en que el criminal suabo lastró durante toda su vida un autodesprecio melancólico que Aimée no conoció. Ella sí fue una paranoica esencial, una perseguida de esas que escapan de la maldad del Otro mediante la asunción de una misión. Ahora bien, si consideramos la locura como una defensa, tanto la persecución como la megalomanía no son más que el humo del delirio. Y allí donde hay humo, hay fuego. O al menos las cenizas de alguien que se abrasó al contacto con la vida. De eso tratará este estudio[264].

Lacan y la psiquiatría de su época

Desde que Pinel publicara el *Tratado médico-filosófico sobre la alienación mental o la manía* (1800), texto al que se considera inaugural de la psiquiatría moderna, la locura tradicional se fue transformando paulatinamente en enfermedades mentales y el enfoque médico se adueñó casi por completo de la psicopatología. Un siglo después, en las primeras décadas del XIX, la semiología clínica, es decir, el discernimiento de los signos que expresan la patología, había alcanzado su pleno desarrollo. El análisis pormenorizado de los matices y la búsqueda de las diferencias se había impuesto a la mirada global y unitaria propia del alienismo. La semiología, como había escrito Morselli, uno de sus más brillantes impulsores, era un arte, el «arte de captar y recopilar los signos y de interpretarlos con la mirada puesta en la diagnosis genérica»[265].

---

264. Estas páginas son, en parte, una breve síntesis de algunos pasajes del extenso capítulo «Los tiempos preliminares. Lacan psiquiatra. La enseñanza del caso Aimée», publicado en M. CHORNE y G. DESSAL (comps.), *Jacques Lacan. El psicoanálisis y su aporte a la cultura contemporánea*, Madrid, FCE, 2017. A partir de algunas nuevas reflexiones y lecturas, del mencionado texto y otros que publiqué anteriormente, este estudio sobre Aimée desarrolla la función y la lógica del delirio, tal como se enfocan en este parte del libro dedicada al silogismo de Foville.

265. MORSELLI, E.: *Manuale di semeiotica delle malattie mentali. Guida alla diagnosi della pazzia per i medici, i medici-legisti e gli studenti* (2.a ed.), t. II, Milán, Vallardi, 1885, 1.ª edición (2.ª en 1894), p. 209; véase nuestra edición en: *Manual de semiología de las enfermedades mentales. Guía de las diagnosis de la locura para uso de los médicos (Selección)*, Madrid, Ergon. La Biblioteca de los Alienistas del Pisuerga, 2011.

Apoyándose en esa sólida base, los psicopatólogos de entonces eran capaces de apreciar diferencias y matices en los cuadros y tipos clínicos que hoy día pasarían desapercibidos para la mayoría de los especialistas, pese a disponer de no se sabe cuántas pruebas médico-psicológicas y de un innumerable catálogo de criterios diagnósticos. Además, en aquel periodo, los clínicos solían referirse a muchas de las manifestaciones patológicas y categorías nosológicas mediante epónimos, como por ejemplo el delirio de interpretación de Sérieux y Capgras, la paranoia de Kraepelin, el delirio de observación de Meynert, etc. Aquella clínica estaba en plena construcción y sus creadores y teóricos tenían la impresión de inventarla a diario. Por entonces, en definitiva, la clínica de la mirada había alcanzado su esplendor y los fenómenos de la locura se captaban y describían en todos sus detalles, brillos e intensidades. Como si se tratara de la rica paleta de un pintor, la psicología patológica presentaba una amplia gama tonal, cuyas múltiples coloraciones podían aprehenderse porque existía un lenguaje que las nombraba y diferenciaba, un lenguaje que se ha ido perdiendo con el correr de los años.

En ese marco y con esos referentes Jacques Lacan realizó su formación psiquiátrica entre los años 1927 y 1931. Rotó por diversos servicios hospitalarios y varias instituciones sanitarias: el hospital de Sainte-Anne, la Enfermería especial de la Prefectura de policía y el hospital Henri-Rouselle, además de una estancia de dos meses en el Burghölzli zuriqués, entonces dirigido por Hans Wolfgang Maier. Como era habitual, la formación psiquiátrica se iniciaba con la adquisición de una base neurológica, materia entonces muy necesaria por el importante número de hospitalizados con patologías orgánicas (neurosífilis, parkinsonismos, secuelas mentales de encefalitis, etc.). A esta base médica se incorporaba gradualmente la psicopatología. Henri Claude, George Dumas y el sin par Gaëtan de Clérambault fueron sus jefes durante aquellos años. Clérambault, además, fue su único maestro.

En las primeras décadas del siglo XX no existía la psicofarmacología moderna. A falta de ese remedio, cuyos efectos de aturdimiento tienden a igualar las manifestaciones clínicas y alisar los contrastes, los clínicos dedicaban parte de su tiempo a hablar con los trastornados y pasaban muchas horas con ellos y entre ellos. Formaba parte de su quehacer entrevistarse con los enfermos, redactar historiales clínicos amplios y precisos, presentarlos ante un auditorio de expertos y estudiantes, y discutir acerca de los trastornos que les aquejaban, además de perfilar su clínica diferencial. La enseñanza de la psiquiatría se realizaba en el escenario del manicomio, donde el maestro mostraba al loco ante los concurrentes[266]. Los alumnos veían cómo sus jefes se dirigían al enfermo, escuchaban las preguntas que les formulaban y aprendían las tretas de las que éstos se valían para perturbar la defensa natural que la locura necesita[267].

En aquellos años la locura todavía olía a locura. Los aullidos

---

266. Representativas de este tipo de enseñanza son *Introducción a la psiquiatría clínica* (Madrid, Saturnino Calleja Fernández, 1905), de E. Kraepelin, y *Leçons cliniques sur les maladies mentales et nerveuses*, París, Asselin y Houzeau, 1895 [ed. española: *Alucinados y perseguidos. Lecciones clínicas sobre las enfermedades mentales y nerviosas (selección)*, Madrid, Ergon. La Biblioteca de los Alienistas del Pisuerga, 2012], de J. Séglas.

267. Está claro que la práctica de la presentación de enfermos daba pie a que algunos maestros se adornasen en exceso y la convirtieran en mero teatro,

característicos de los manicomios seguirían sobresaltando aún el silencio de la noche hasta que los neurolépticos y otros psicofármacos, a finales de los años cincuenta, fueron acallando a los vociferantes. Poco a poco los múltiples coloridos de la locura se tornaron grises, el lenguaje de la semiología se empobreció, los epónimos se olvidaron y las clasificaciones internacionales de los trastornos mentales allanaron un territorio de por sí abrupto. Pero Lacan no vivió de cerca este progresivo alejamiento de la clínica de su estado más puro y natural, la que él conoció en sus años de formación psiquiátrica en París. Cuando esta tendencia positivista y homogeneizadora se fue adensando y ganando adeptos, Lacan se había situado de lleno en el campo del psicoanálisis. Para entonces sus preocupaciones eran otras y su punto de vista se situaba en las antípodas.

Durante los años de formación psiquiátrica de Lacan, en contraste con la riqueza del lenguaje de la semiología clínica, la psicopatología mostraba sin embargo enormes carencias a la hora de explicar los síntomas de la locura, cuya función desconocía casi por completo. La constatación repetida de la pobreza heurística de la psicología patológica —a la que

---

pecando de soberbia al exhibir su mucho saber ante el alumnado y haciendo ostentación de su poder ante el paciente. Claude Lévi-Strauss evoca una de ellas, la realizada por el profesor George Dumas: «La segunda hora, y a veces la tercera, la dedicaba a la presentación de enfermos; asistíamos entonces a extraordinarias escenas entre el profesional ladino y sujetos acostumbrados, por años de internado, a todos los ejercicios de ese tipo; éstos sabían muy bien qué se esperaba de ellos: a una señal producían los trastornos, o resistían al domador justo lo suficiente como para proporcionarle la ocasión de exhibir un poco su virtuosismo. Sin ser ingenuo, el auditorio se dejaba fascinar de buena gana por esas demostraciones» (LÉVI-STRAUSS, C.: *Tristes trópicos*, Barcelona, Paidós, 1987, p. 22). Pese a estos abusos, de sobra conocidos, esta práctica constituía un estilo de enseñanza directa del quehacer cotidiano con los alienados.

había que sumar también la escasa eficacia terapéutica de la psiquiatría— contribuyó a que algunos jóvenes residentes se interesaran por Freud. Lacan fue uno de ellos, sin duda el más brillante. Si al conocimiento de los matices clínicos y a la observación perspicaz se añadiera una explicación convincente del entramado que lleva a determinado paciente a sufrir de lo que sufre, eso posibilitaría, sin duda, una guía terapéutica mucho más poderosa que las conocidas hasta entonces. Eso debieron pensar algunos de aquellos residentes de psiquiatría que se acercaron al psicoanálisis con la intención de fortalecer, al menos inicialmente, su práctica psiquiátrica.

Además del interés por el psicoanálisis, Lacan mostró una especial inclinación por el surrealismo, en boga en aquellos años en París. No hay duda sobre la importante contribución de este movimiento artístico a la introducción del psicoanálisis en Francia, tan reacia por entonces a todo cuanto proviniera del otro lado del Rin y se expresara en alemán[268]. Al igual que unos pocos de sus colegas, Lacan consideró que muchas de las propuestas creativas surrealistas se inspiraban en Freud y se adentraban en el territorio de la psicología y la psiquiatría. Y a buen seguro que eso podía aprovecharse para la formación clínica. Además, Lacan coincidía con los surrealistas en el interés por las producciones literarias de los psicóticos, con lo que su perspectiva se enmarcaba en la visión tradicional que vincula —al menos desde que se formulara el problema

---

268. Bien elocuentes son, tocante a esta cuestión, las enfáticas palabras de Victor Parant: «Es necesario que dejemos de pensar y de hablar alemán y que todos volvamos a pensar y hablar en francés» (PARANT, V.: «Réplique de M. le Dr. Victor Parant père à M. le professeur Gilbert Ballet», *Annales médico-psychologiques*, 1916, n.º 7, pp. 11-17).

XXX, atribuido a Aristóteles— la locura y la creación. Los surrealistas, algunos de los cuales, como André Breton y Louis Aragon, habían estudiado medicina, se dejaban llevar por la imaginación y consentían en ser transportados por la inercia del lenguaje interior. A sus ojos la locura se desligaba de la enfermedad mental en el sentido médico-psicológico y formaba parte de las experiencias cotidianas, como si de una locura universal se tratara.

Si unimos esta singular experiencia del lenguaje o locura común, por llamarla de algún modo, a la gran locura de la xenopatía que se expresa a bombo y platillo en el automatismo mental, el rostro del sujeto moderno comienza a insinuar relieves chocantes y siniestros. Da la impresión de que fue a través de la relación del lenguaje y el sujeto, conforme a propuestas tan heterogéneas como las de Clérambault y los *sobrerrealistas*, como Lacan cayó inicialmente en la cuenta de que el hombre de hoy está a merced de un lenguaje que lo parasita y en el que él mismo habita. Quizás de esta extraña confluencia del surrealismo y las alucinaciones verbales extrajo Lacan la inspiración para argumentar años después el determinismo de lo simbólico y afianzar esa relación consustancial que une el ser y el lenguaje, expresada, entre otros, en el concepto *parlêtre* (ser que habla)[269].

Además del determinismo del lenguaje, desde sus primeras publicaciones se advierten asimismo tres hilos que habrán de recorrer el conjunto de su obra sobre la psicosis. En primer lugar, la vinculación de la creación y la locura, aspecto que

---

269. Para mayor detalle, véase «El hombre hablado. A propósito del automatismo mental y la subjetividad moderna», en J. M.ª ÁLVAREZ y F. COLINA, *Las voces de la locura*, Barcelona, Xoroi, 2016, pp. 85-132.

ocupa una posición central en la tesis sobre Aimée aunque ya se insinúa en el análisis del caso Marcelle C.[270] En segundo lugar y de acuerdo con el anterior, la locura no puede concebirse como un déficit, propuesta que argumentará sobre todo a partir de la paranoia. Estos dos hilos se hacen visibles también si se tiene en cuenta que sus indagaciones sobre esta materia tienen como protagonistas a locos que escribían, como Aimée, pero sobre todo a Daniel Paul Schreber y James Joyce. Si la analizamos desde la perspectiva que conviene, en tercer lugar, la concepción de la psicología patológica de Lacan oscila de un modelo continuo a uno discontinuo, para concluir nuevamente en el *continuum* psicopatológico. Como mostraré con más detalle, el movimiento pendular entre lo continuo y lo discontinuo está presente de principio a fin. De esa problemática deriva, en su tesis doctoral, la encendida defensa de la discontinuidad y, en consecuencia, la pormenorizada crítica a las constituciones patológicas. De ella surge asimismo, en los años cincuenta, la concepción del *pathos* como estructuras clínicas, exponente mayor de la posición categorial o discontinua. Como es de sobra conocido, dos décadas después el péndulo regresaría al punto de partida —aquel momento breve y un tanto confuso previo a la defensa de la tesis doctoral— con la perspectiva elástica y continuista introducida por el nudo borromeo y el *sinthome*[271].

---

270. *Cf.* J. LÉVY-VALENSI, P. MIGAULT, y J. LACAN, «Écrits 'inspirés': Schizographie», *Annales médico-psychologiques*, 1931, t. II, pp. 508-522 [ed. española: VV.AA. (2012), «Escritos 'inspirados'. Esquizografía», en: VV. AA.: *Lenguaje y psicopatología*, Buenos Aires, Polemos, 2012, pp. 264-284].
271. No está de más leer de nuevo a R. MAZZUCA, F. SCHEJTMAN y M.

La paranoia

Lacan culminó la formación psiquiátrica con la presentación, en 1932, de su tesis de doctorado en medicina. Esa investigación tiene por objeto la paranoia, crisol en el que convergen y se mezclan sus principales intereses de aquellos años. Sin embargo, en la década de 1930 los estudios dedicados a la paranoia eran infrecuentes y algunos autores los consideraban trasnochados, como si el vivo interés que antaño suscitara entre los clínicos se hubiera eclipsado ante el resplandor de la moderna esquizofrenia. Al echar la vista atrás sobre ese periodo de la psicopatología, resulta evidente que tratar de la paranoia en ese momento era algo de por sí excepcional. Excepcional también era, fuera del psicoanálisis, basar toda la argumentación en el estudio de un solo caso, al cual, como hacía habitualmente Freud y el propio Gaupp hizo con Wagner, se elevaba a la categoría de paradigma de un tipo clínico.

No es extraño que alguien tan excepcional, incluso una «excepción», como señala Miller, se interesara por la paranoia e hiciera del caso Aimée el prototipo de una variedad clínica[272]. Quizás este rasgo acentuara aún más el interés por este tema clásico de la psicopatología, el de la locura parcial o razonante, esa forma de locura que pone en entredicho la aparente sobriedad del saber médico sobre la patología mental.

ZLOTNIK, *Las dos clínicas de Lacan: Introducción a la clínica de los nudos*, Buenos Aires, Tres Haches, 2000.

272. «Está claro que Lacan quiso ser una excepción, y se asumía como tal» (MILLER, J.-A.: *Vida de Lacan*, Buenos Aires, Grama, 2011, p. 30).

Como indiqué en el estudio anterior, con respecto a la paranoia se discutía sobre todo si era un desarrollo, un proceso o una reacción —por usar la terminología de Jaspers— y si se originaba a consecuencia de acontecimientos vividos o dependía de factores de naturaleza más constitucional. Éstas y otras controversias se pueden reducir al eterno debate acerca de lo continuo y lo discontinuo, es decir, si la paranoia sobrevenía como resultado de una acentuación progresiva de rasgos o atributos constitucionales o irrumpía en forma de crisis, acaecida en el marco de un suceso o acontecimiento traumático.

Lacan tomó partido inicialmente a favor del *continuum* psicopatológico. Lo hizo de un modo un tanto confuso, de ahí que pronto se echara atrás y se volviera un defensor radical de la posición contraria. En 1931 publicó un breve artículo titulado «Estructura de las psicosis paranoicas», en el que dividía este tipo de psicosis en tres grupos: la constitución paranoica, el delirio de interpretación y los delirios pasionales. En un momento de zozobra, dejó claro a la vez su posición favorable al modelo discontinuo («se percibe en esos estados [delirantes] la discontinuidad que hay entre ellos y la psicología normal, así como la discontinuidad que hay entre ellos»)[273] y al mismo tiempo admitió las constituciones patológicas, exponente mayor del *continuum* psicopatológico, es decir, de la transición lineal y progresiva de la normalidad a la patología[274].

---

273. LACAN, J.: «Structures des psychoses paranoïaques», *Semaine des hôpitaux de Paris*, 7 de julio, 1931, pp. 437-445 [ed. española: LACAN, J.: «Estructura de las psicosis paranoicas», *El analiticón*, 1986, n.º 4, pp. 5-20; p. 5].

274. Partidario fervoroso de la constitución paranoica, Georges Genil-Perrin escribió al respecto: «Las tendencias paranoicas se presentan como un complejo constitucional psicopático en el que se mezclan indisolublemente los

Un año después, sin embargo, Lacan adoptaría un punto de vista contrario a las constituciones patológicas, mostrándose muy beligerante contra sus principales adalides, en especial contra Genil-Perrin y Montassut, incluso contra Dupré[275]. Algunos justifican ese cambio radical por el enfrentamiento con su maestro Clérambault, quien, con razón, se sintió plagiado al leer el texto sobre la estructura de las psicosis paranoicas. Con el correr de los años, sin embargo, los personajes se desdibujan y sus ideas prevalecen. En este caso se trata de una discusión doctrinal de hondo calado, un debate referido a la concepción misma de la psicopatología, sobre todo a la etiología y al modelo nosológico[276].

Conforme a lo que acaba de exponerse, resulta evidente que al proponerse argumentar la psicogénesis de la paranoia y afianzar un modelo discontinuo de la psicología patológica, Lacan tuvo que renunciar por completo a las teorías partidarias

---

componentes orgullo, desconfianza, falsedad de juicio e inadaptabilidad, que habíamos encontrado sumamente exagerados en el delirio de interpretación. Para obtener el retrato de la constitución paranoica basta pues retomar esos síntomas, aunque atenuados, difuminados, permaneciendo más acá de las fronteras de la enfermedad y no representando ya sino inclinaciones del espíritu» (GENIL-PERRIN, G.: *Les paranoïaques*, París, Maloine, 1926, p. 199).

275. Uno de los intereses actuales de este debate se sitúa en la formas discretas de locura que estos autores reflejaron en sus estudios. En concreto, Genil-Perrin hablaba de los «pequeños paranoicos difusos», cuyo pequeño delirio es una discreta manifestación de los cuatro rasgos clave de personalidad: orgullo, desconfianza, falso juicio y desajuste social; y de los «pequeños paranoicos constitucionales», en quienes se aprecia un reflejo atenuado de la mentalidad de los grandes paranoicos. Véase, G. GENIL-PERRIN, *Les paranoïaques, op. cit.*, p. 24, y M. MONTASSUT, *La constitution paranoïaque*, Vannes, Commelin, 1924, pp. 36 y 187.

276. Estoy de acuerdo con el énfasis que acuerda Eduardo Mahieu a la noción de 'discontinuidad' en su estudio sobre Lacan y Jaspers. Suscribo, además, su consideración según la cual *discontinuité* es la palabra clave de las relaciones entre ambos autores. Véase E. MAHIEU, «Lacan, Aimée, Jaspers», en: https://bit.ly/2y22x3C.

de las constituciones patológicas y a los modelos nosológicos favorables a la causalidad orgánica. Al asumir esta opción se desligaba de buena parte de la tradición francesa y rompía con Clérambault, aunque sólo de forma transitoria. *De la psicosis paranoica en sus relaciones con la personalidad* (1932) es título de la tesis de Lacan. Con un lenguaje académico elegante, sencillo y preciso, el autor exhibe todo tipo de argumentos favorables a la psicogénesis, la discontinuidad y la potencial curación de la psicosis paranoica. Dicha tesis se considera, con razón, la última gran aportación de la psicopatología psiquiátrica francesa al problema de la paranoia. Sus méritos son notables: un estudio histórico amplio, culto y bien informado; la exposición del caso Aimée, magnífica en su hechura, con detalles clínicos que preludian las contribuciones de un superdotado de la observación y la escucha; por último, una parte teórica, quizás la más débil, aunque eso sí, ambiciosa, como no puede ser de otro modo en alguien con poco más de treinta años. Su cuerpo doctrinal se asienta en tres pilares. Si bien ninguno de ellos es original, la combinación de los tres aporta algunos elementos nuevos al conocimiento de este tipo de locura. En primer lugar, recurre a la compleja noción de «personalidad» y se apoya en ella para afianzar la génesis psicológica de la enfermedad o *psychogénie* («psicogenia»). Al respecto, afirma que un síntoma (físico o mental) es psicógeno cuando sus «causas se expresan en función de los mecanismos complejos de la personalidad, cuya manifestación los refleja y cuyo tratamiento puede depender de ellos»[277]. De la personalidad destaca la dimensión etiológica reactiva mediante tres aspectos, en los cuales siempre contempla una dimensión objetiva y otra subjetiva: un «desarrollo biográfico», una «concepción de sí mismo» y una «cierta tensión de las relaciones sociales»[278].

En segundo lugar, respecto a la discontinuidad, la crisis o el proceso psíquico, en el estudio del caso Aimée rastrea los momentos cruciales y las coyunturas en que se desencadena un episodio psicótico, incluso los «momentos fecundos» en los cuales el delirio surge como una iluminación o una revelación incontestable[279]. En esto, el texto de Lacan es inmejorable y esclarece los rudimentos apuntados por Friedmann y otros autores alemanes sobre los acontecimientos vitales presentes en el estallido de la locura paranoica.

En lo tocante a la existencia de las formas agudas y curables de la paranoia, por último, la inspiración le llega de los autores alemanes contrarios a Kraepelin, en especial de Gaupp y Kretschmer, cuyos estudios sobre los delirios de referencia invitan a localizar las coyunturas críticas en las que irrumpe la psicosis y a determinar también la trama relacional en la que se halla capturado el sujeto.

De la psicosis paranoica en sus relaciones con la personalidad consta de tres partes: se inicia con una amplia exposición

---

[277]. LACAN, J.: «Presentación general de nuestros trabajos científicos», *De la psicosis paranoica en sus relaciones con la personalidad*, México D. F., Siglo XXI, 1979, p. 41.

[278]. Los desarrollos aquí sólo apuntados pueden leerse ampliados en J. M.ª ÁLVAREZ, R. ESTEBAN y F. SAUVAGNAT, *Fundamentos de psicopatología psicoanalítica*, Madrid, Síntesis, 2004, pp. 158-166.

[279]. Véase J. M.ª ÁLVAREZ y K. MATILLA, «Cómo se delira», en: *Virtualia*, 2013, Junio, n.º 26, https://bit.ly/2P1SOle.

histórica y conceptual, a la que sigue el relato y los comentarios del caso Aimée, para culminar con la propuesta de un método científico destinado al estudio de la personalidad y sus aplicaciones a la psicosis. Como muchos de sus colegas, también Lacan trató de despejar un mecanismo capaz de hacer comprensible la paranoia de Aimée. Optar por esta vía le permitió destacar la ruptura o discontinuidad que caracteriza el nacimiento a la psicosis, sin detenerse, como era habitual, en un supuesto núcleo delirante impenetrable del que todo parecía surgir. De acuerdo con esta orientación, Lacan se alineaba entre los partidarios de la génesis «reaccional» (Gaupp y Kretschmer) y se oponía tanto a los teóricos de la «constitución» llamada paranoica (Genil-Perrin) como a quienes consideraban que el «núcleo» de la convicción delirante era un fenómeno de «automatismo mental» (Clérambault)[280].

Con vistas a apuntalar la tesis, Lacan echa mano de teorías y conceptos muy diversos, a menudo forzándolos y descontextualizándolos. Pues en lo tocante a las referencias e influencias, no gusta de fidelidades estériles que le lastren en sus desarrollos. Sabe lo que quiere transmitir y no se detiene ante supuestas retorsiones. En ese sentido puede decirse que es un creador, siempre dispuesto a soltar los apoyos cuando se convierten en estorbo. De ahí que, como de sobra conocen sus lectores, algunos de los puntales de esta investigación doctoral (Jaspers y Kraepelin) fueron desautorizados de forma taxativa dos décadas después. Lo contrario sucedió con Clérambault, al que dedica críticas acerbas en 1932

---

280. *Cf.* J. LACAN, *De la psicosis paranoica en sus relaciones con la personalidad*, *op. cit.*, p. 349.

y encumbra en el firmamento de la clínica a lo largo del seminario sobre la psicosis (1955-56).

Es llamativo, desde luego, el uso que hace de las autoridades del saber. De Jaspers toma su estudio marginal sobre los delirios de celos y no la *Psicopatología general*, esa obra tan célebre como ilegible[281]. A Kraepelin lo lee con gran atención y aprovechamiento, sobre todo la última edición del *Lehrbuch* (1915), y curiosamente de él alaba el método clínico. Clérambault, de quien está completamente embebido y con quien media una áspera rivalidad, sólo aparece en contadas menciones, en su mayoría a pie de página y de forma velada. Gaupp y Kretschmer, sus principales fuentes de inspiración, son citados con frecuencia aunque sólo ha leído algunas de sus obras y de forma muy parcial, como se pone de relieve en el hecho de que se refiere a Ernst Wagner como «pastor» (*pasteur*), cuando los dos autores de Tubinga mencionan repetidamente su profesión (*Hauplehrer*; maestro titular de escuela).

Pero las referencias teóricas y las múltiples lecturas de las que su trabajo da cuenta se relativizan al compararlas con la enseñanza que se destila del minucioso estudio de Aimée, la auténtica protagonista de la formación psiquiátrica de Lacan, la loca a la que él eligió para elaborar su tesis y formular una primera teoría de la paranoia.

Aimée y Lacan

Los hechos que hicieron célebre a Aimée y dieron pie a

---

281. *Cf.* K. JASPERS: «Delirio celotípico, contribución al problema: "¿Desarrollo de una personalidad" o "Proceso"?», en *Escritos psicopatológicos*, Madrid, Gredos, 1977 [1910], pp. 111-181. 281.

la tesis de Lacan se produjeron el 18 de abril de 1931, en el umbral de la entrada de artistas del teatro Saint Georges. Iracunda y desencajada, con los ojos llenos de odio, esta mujer solitaria y discretamente vestida se había acercado a la Sra. Z., a la que consideraba su perseguidora. Tras confirmar que ella era la persona que buscaba, metió la mano en el bolso, sacó una larga navaja abierta y se abalanzó sobre la consternada actriz. Pese a la sorpresa y brusquedad del ataque, la víctima (la Sra. Huguette Duflos) pudo zafarse de las navajadas agarrando la hoja con la mano derecha. Por fortuna para ambas, en las inmediaciones de los camerinos rondaban trabajadores del teatro y se arremolinaban algunos curiosos, que intervinieron con diligencia. Aimée fue reducida, atada y conducida a comisaría. En presencia del comisario de la Prefectura, hinchada por el odio, la mujer declaró que la Sra. Z. la amenazaba y perseguía, y que en esa conspiración también colaboraba el novelista P. B., el perseguidor en la sombra al que antaño había recurrido para que la reconociera como escritora. La impresión de que se trataba de una loca no impidió que la enviaran a la cárcel.

Al cabo de unos días, el experto Truelle, en su peritaje médico-legal, la diagnosticó de «delirio sistemático de persecución a base de interpretaciones con tendencias megalomaniacas y sustrato erotomaniaco». A raíz de este informe, confirmatorio de la patología mental, Aimée fue transferida al hospital de Sainte-Anne. Enseguida se averiguó que esta mujer, empleada de Correos, llevaba unos diez años loca. Estaba casada y tenía un hijo, aunque vivía sola en París, alejada de su familia desde hacía seis años.

Lacan y Aimée se conocieron en junio de 1931 en el hospital de Sainte-Anne. Aimée, una mujer un poco más alta de la media y con un tipo étnico bastante hermoso, tenía entonces treinta y ocho años, siete más que Lacan. Acababa de ser trasladada al manicomio desde la cárcel de mujeres de Saint-Lazare, donde había permanecido recluida los dos últimos meses. Durante año y medio, casi a diario, Lacan la frecuentó, habló con ella, leyó sus escritos y se entrevistó con sus familiares. De esos encuentros surgió el estudio clínico que conocemos como caso Aimée, uno de los grandes historiales de la clínica mental.

De camino a la primera entrevista con Aimée, Lacan se las prometía muy felices por haber encontrado la paciente con la que dar cuerpo a su tesis: paranoica, escritora y con un atentado criminal a sus espaldas[282]. Todo pintaba a las mil maravillas. Sin embargo, para su sorpresa, al encontrarse con ella comprobó que el delirio se había derrumbado. De ese cambio se hace eco el informe del psiquiatra Migault, redactado el 5 de junio de 1933: «Presenta un estado depresivo ligero sin ideas delirantes actualmente expresadas. [...] Consciencia aparente de su estado patológico»[283].

De manera que la delirante engreída e iracunda a quien esperaba entrevistar había mudado el rostro. Embargada por la tristeza, llorosa, Aimée se limitaba a repetir que había hecho eso porque querían matar a su hijo. «Apresurémonos

---

282. El interés de Lacan por la relación entre el crimen y la paranoia se muestra una vez más en el estudio sobre las hermanas Papin, publicado en 1933, en el número 3 de la revista *Minotaure*.

283. Citado por J. CHAZAUD en «Vestiges du passage à Ville-Évrard d'une aliénée devenue illustre (Ce qu'en dit le livre de la Loi)», *L'Évolution Psychiatrique*, 1990, 55, 3, pp. 633-635 (p. 634).

a decir —advierte Lacan— que los temas del delirio en su conjunto, y no únicamente los agravios de la enferma contra su víctima, quedan completamente reducidos en el momento del internamiento ("¿Cómo he podido hacer eso?"). Más exactamente: hay una reducción completa de las convicciones formuladas en otro tiempo acerca de esos temas»[284]. Y Lacan observa a continuación que Aimée expresa esta consideración mediante palabras nada ambiguas, al mismo tiempo que refiere con precisión no sólo los episodios principales de su vida, con sus fechas correspondientes, sino también sus trastornos mentales, e incluso se muestra capaz de analizar estas alteraciones con bastante penetración introspectiva. Además, está plenamente orientada, colabora de buena gana y resulta evidente la integridad intelectual completa a la luz de las pruebas de capacidad. Durante el interrogatorio no se traslucen trastornos del flujo del pensamiento. Al contrario, su atención está siempre vigilante. Es más, el hecho de verse obligada a recordar los temas delirantes le provoca cierta «vergüenza», sentimiento de «ridículo» y se entrevé también cierta pena. Aunque los temas de su delirio ya no se acompañan de ninguna adhesión intelectual, hay algunos —añade Lacan— que conservan todavía parte de su valor de evocación emocional en el sentido de las creencias antiguas, sobre todo: «Hice eso, porque querían matar a mi hijo»[285].

De las buenas preguntas depende que un drama subjetivo pueda explicarse con ciertos visos de rigor. Las buenas preguntas que presiden cualquier indagación clínica son

---

284. LACAN, J.: *De la psicosis paranoica en sus relaciones con la personalidad*, op. cit., pp. 141-142.
285. *Ibídem*.

las más sencillas y obvias. En este caso, a Lacan le mordía la curiosidad por averiguar cómo era posible que esta mujer hubiera dejado de delirar pocas semanas después de levantar la mano contra su perseguidora. Daba la impresión de que se había calmado de la locura delirante cuando se la trasladó a la cárcel, como si el castigo hubiera obrado por sí mismo la pacificación. Audaz, Lacan supuso desde el principio que esa estabilización mediatizada seguramente por el encarcelamiento guardaba una relación consustancial con la esencia de la enfermedad. De ahí que en varios pasajes de la tesis anotara: «La naturaleza de la curación demuestra, en nuestra opinión, la naturaleza de la enfermedad»[286].

La curiosidad sobre el porqué de la caída del delirio llevó a Lacan a investigar las características de la personalidad de Aimée en el periodo previo al estallido de la paranoia y a precisar las coyunturas en que se rompe la continuidad de su existencia. Nada hay de casual en ello. Esos movimientos de la personalidad de Aimée obedecen a una lógica, muy rigurosa, por cierto, que es preciso desentrañar. Mas al llegar a este punto, Lacan se ve solo. El auxilio de las teorías psicológicas y psiquiátricas le parece escaso, incluso inútil, pues atribuir el crimen a la locura o la degeneración no aporta gran cosa; incluso invocar un malvado *kakón* interior no soluciona del todo el problema.

Es en este contexto cuando se acerca al psicoanálisis, esperando hallar en él algo más que descripciones y clasificaciones de los delirios, algo verdaderamente luminoso sobre las motivaciones que rigen la condición humana.

---

286. *Ídem*, p. 230.

AIMÉE, LA ELEGIDA

Apenas unas líneas de Freud dedicadas a los neuróticos que cometen ciertos desmanes para ser castigados y apaciguar así el terrible sentimiento de culpa que los mortifica, esclarecieron, parece ser, la penumbra en que se hallaba Lacan[287]. Si esta averiguación de Freud pudiera trasladarse a la psicosis, el motivo del paso al acto de Aimée podría asociarse a la búsqueda de castigo, con lo cual, incluso sería posible describir un nuevo tipo clínico de paranoia, una paranoia de autocastigo, en el que la ferocidad del superyó desempeñara un papel crucial. Quizás fueron estas pesquisas las que siguió Lacan para dar forma a su tesis. Día tras día, en las entrevistas con su paciente, el joven psiquiatra fue paulatinamente desgranando el intríngulis personal que había desembocado en el intento de asesinato.

La historia de Aimée, la elegida

Aimée había nacido en julio de 1893, en el seno de una familia de campesinos originaria de Cantal. De acuerdo con los datos que aportó Lacan, la madre, que tenía fama de sufrir locura de persecución, tuvo ocho embarazos: «Tres hijas antes de nuestra enferma, un aborto después de ella, y por último tres varones. Sólo viven seis de los hijos»[288].

---

287. «[El malhechor] sufría de una acuciante conciencia de culpa, de origen desconocido, y después de cometer una falta esa presión se aliviaba. Por lo menos, la conciencia de culpa quedaba ocupada de algún modo». FREUD, S.: «Algunos tipos de carácter dilucidados por el trabajo psicoanalítico» [1916], en *Sigmund Freud*, t. XIV, 1976, Buenos Aires, Amorrortu editores, p. 338. En buena medida, la tesis de Lacan es una traslación al ámbito de la locura de esta sugerencia de Freud.
288. LACAN, J.: *De la psicosis paranoica en sus relaciones con la personalidad*, op. cit., p. 159.

Y, a continuación, observa: «La familia insiste mucho en la importancia que debe haber tenido una emoción tan violenta sufrida por la madre durante la gestación de nuestra enferma, un accidente trágico que le costó la vida a la mayor de las hijas, la cual, a la vista de su madre, se cayó en la boca abierta de un horno ardiendo y murió muy rápidamente de quemaduras graves»[289].

Conforme a estos datos, Aimée ya había sido concebida cuando la hermana mayor se abrasó en el horno. A la luz de otras informaciones —de las que después me haré eco—, parece ser que Lacan equivocó la fecha de la muerte de la primogénita, de nombre Marguerite (la primera Marguerite), quien se quemó en diciembre de 1890. En agosto de 1891 nació un niño muerto. Aimée (la segunda Marguerite) nació en julio de 1893. Quiere esto decir que la madre no podía estar embarazada de ella cuando murió la primogénita, como sostiene Lacan. Además de esta presunta equivocación, Lacan tampoco menciona que a Aimée se la bautizó con el mismo nombre de la hermana muerta. No deja de sorprender esta omisión, máxime cuando se entrevistó tantas veces con la enferma y los familiares. El caso es que este desliz cerraba a Lacan toda posible interpretación que vinculara el delirio posterior con la posición singular de Aimée en la historia familiar, en concreto con el hecho de haber sido *la elegida* para sustituir a una hija muerta. Y de esta elección deriva quizás el estrecho vínculo que unió a madre e hija, una madre posiblemente delirante que depositó en esta hija las más elevadas expectativas de éxito[290]. Su padre,

---
289. *Ibídem*.
290. Según Lacan, la madre de Aimée (Jeanne Pantaine) empeoró de su locura a

AIMÉE, LA ELEGIDA

por el contrario, no pintó gran cosa en esta historia. Lacan lo describe como un «pequeño tirano doméstico». En cambio su hermana Élise, cinco años mayor, habría de jugar un papel fundamental en la locura de Aimée.

Aunque contó con muchas facilidades, Aimée no logró titularse de maestra, quizás porque le afectó mucho la muerte de una amiga. Consiguió muy pronto, no obstante, una plaza en Correos y abandonó su pueblo natal. A los veinticinco años se casó con René Anzieu, un hombre al que se representa como eminentemente práctico. Años después, el marido comentará a Lacan que en aquel periodo su esposa estaba muy inestable, con arranques injustificados de celos, «impulsos bruscos de echarse a caminar, o de echarse a correr, risas intempestivas e inmotivadas, accesos paroxísticos de fobia de mancharse, la costumbre de lavarse interminable y repetidamente las manos [...]»[291].

Las cosas se complicaron mucho más cuando, ocho meses después de la boda, Élise, que acababa de enviudar, se trasladó a vivir con Aimée. Lacan atribuye a este hecho una importancia trascendental y lo califica de «acontecimiento decisivo». Poco a poco Élise fue arrinconando a su hermana, usurpando sus funciones hasta hacerse con las riendas del hogar[292]. Años después, en una entrevista que Lacan mantuvo

---

raíz del atentado de su hija y lo atribuyó a la hostilidad de los vecinos. *Ídem*, p. 201.

291. *Ídem*, p. 209. Obsérvese que los fenómenos anotados por Lacan, como él mismo señala, pertenecen a la serie de las agitaciones forzadas, descritas por Fulgence Raymond y Pierre Janet en el segundo volumen de su obra *Les obsessions et la psychasthénie*. De especial interés resulta el hecho de que en los pródromos de muchas psicosis son frecuentes las manifestaciones obsesivas, bien es cierto que sin el orden y concierto genuino de la patogenia de la neurosis.

292. En el pasaje citado a continuación se observa, además de las dotes de observación de Lacan, la tensión cortante entre las hermanas: «La lucha sorda

con Élise, ésta le confesó que tenía la impresión de que, en realidad, el ataque contra la actriz iba dirigido contra ella. En esa entrevista, presa de una agitación extrema, le suplicó a Lacan que no dejaran salir a su hermana del hospital, porque no sólo temía por su vida, sino por la del esposo y por la «del hijo de Aimée»[293].

A los veintiocho años Aimée se quedó embarazada. En ese contexto se precipitó la primera crisis de paranoia. Estaba segura de que la gente la calumniaba y chismorreaba a sus espaldas. Advirtió que sus compañeros de trabajo conspiraban en su contra. Por la calle los viandantes cotilleaban y hasta en los periódicos se la mencionaba. Cometió actos agresivos, como rajar las ruedas de la bicicleta de un compañero, arrojar una plancha doméstica al marido y cosas similares. Muchos de esos fenómenos derivaban de experiencias autorreferenciales y eran interpretados siempre a partir de la certeza esencial de su locura, según la cual su hijo estaba en peligro: «Quieren la muerte de mi hijo. Si la criatura no vive, ellos serán los responsables»[294]. Como se ve en la formulación gramatical de esta convicción, hay dos términos que se afirman y aúnan: primero, el Otro quiere matar a mi hijo; segundo, el Otro es el responsable.

Aunque el embarazo llegó a término sin complicaciones médicas, quiso el destino que su hija naciera muerta por

---

de Aimée con esa hermana que la humilla y le quita su lugar no se expresa más que en la ambivalencia singular de los comentarios que hace acerca de ella. Es impresionante, en efecto, el contraste entre las fórmulas hiperbólicas que emplea para rendir homenaje a lo buena que es su hermana, y el tono helado con que las expresa» (*Ídem*, p. 212).

293. *Ídem*, p. 210.
294. *Ídem*, p. 144.

asfixia. De nuevo, en la historia familiar, otra hija muerta. Inmediatamente Aimée, mediante la fulgurante ceguera de la intuición delirante o momento fecundo, imputó la muerte de su retoño a una antigua amiga y compañera de trabajo, C. de la N., quien tuvo la infeliz ocurrencia de telefonearla, poco después del parto, para informarse de lo sucedido. «Por esos mismos días —anota Lacan—, Aimée interrumpe bruscamente las prácticas religiosas que hasta entonces conservaba»[295]. Está claro que en aquel momento no le servía ni Dios, de ahí su desesperación.

Poco más de un año después volvió a quedarse embarazada y su delirio se reagudizó. Tan pronto como dio a luz, ingenió un delirio de interpretación que giraba sobre su certeza inamovible: «Todos quieren matar a mi hijo». Tras ocuparse inicialmente de la crianza de su bebé, proyectó, pasados unos meses, huir a los Estados Unidos para convertirse en escritora, destino que hubiera implicado abandonar al hijo. Cuando el marido cayó en la cuenta del plan que estaba urdiendo, se las ideó para persuadirla de que ingresara en una clínica privada; y ese fue el primer ingreso psiquiátrico. Al cabo de seis meses de internamiento se le dio el alta por expresa petición de la familia, pese a que el informe médico la declaraba «no curada». Poco después se trasladó a París, donde vivió sola y entregada al florecimiento de su delirio.

En esta ocasión, Aimée determinó que la perseguidora era la Sra. Z., la célebre actriz de la escena parisina: «Un día —dice Aimée— estaba yo trabajando en la oficina, al mismo tiempo que buscaba dentro de mí, como siempre,

---

295. *Ibídem.*

de dónde podían provenir esas amenazas contra mi hijo, cuando de pronto oí que mis colegas hablaban de la señora Z. Entonces comprendí que era ella la que estaba en contra de nosotros»[296]. A juicio de Lacan, la razón última de la elección de Z. como perseguidora —el mismo papel que había atribuido con anterioridad a Sarah Bernard durante un breve periodo, a C. de la N. y a su hermana Élise— radica en el hecho de que esa afamada actriz representa para Aimée sus propios ideales, es decir, es la mujer que ella quiere ser. Como es natural, la imagen ideal es al mismo tiempo el objeto de su odio.

Según Lacan, el proceso de edificación del delirio recorrió sucesivamente tres periodos temáticos, los cuales están determinados por la relación que Aimée guarda con su certeza inicial: la persecución («se quiere matar a mi hijo»), la megalomanía (convertirse en una reputada y prestigiosa escritora de novelas, una «mujer de letras»[297]) y, posteriormente, la erotomanía respecto al príncipe de Gales.

Las dos primeras son evidentes y sobre ellas volveré en el último epígrafe. Tocante a la erotomanía, es necesario hacer un breve comentario sobre la noción misma. Lacan la toma en este caso de la descripción que realizara Maurice Dide de los idealistas apasionados, en concreto de los exaltados del amor[298]. En su obra de 1913, Dide estudia la hipertrofia de las pasiones fijada al ansia del ideal y describe algunos cuadros exaltados y otros propiamente delirantes.

---

296. *Ídem*, p. 147.
297. Sobre este particular, véase D. LAURENT, «Retour sur la thèse de Lacan: l'avenir d'Aimée», *Ornicar?*, 2003, n.º 50, pp. 121-147.
298. *Cf.* M. DIDE: *Les idéalistes passionnés*, 1913, París, Alcan.

Su erotomanía es una exageración de la vida emocional amorosa de tipo platónico dirigida a otro. Este punto de vista no tiene nada que ver con la erotomanía en sentido clásico, fijado por Esquirol en las primeras décadas del siglo XIX y precisado por Clérambault un siglo después. Según el maestro de la Prefectura, la erotomanía es una forma de locura pasional cuya quintaesencia muestra la posición del sujeto como objeto del amor —ahora diríamos del goce— de un Otro generalmente «elevado». No es que el sujeto ame al Otro de manera exaltada, sino que es el Otro el que ama y goza dl sujeto. «Es el objeto —decía Clérambault— el que ha comenzado y el que más ama o el único que ama»[299]. En el caso de Aimée no se trata de este tipo de erotomanía, puesto que es ella quien suspira por el príncipe, a quien califica de «Mi dueño, mi bien amado»[300]. Y si fuera así, en lugar de Aimée (Amada) debería llamarse Amadora. Más que una erotómana en el sentido clásico, este aspecto indica quizás lo esencial de la función que desempeñó el príncipe de Gales en el delirio de Aimée, una función protectora, esa «personalidad benévola» que todo delirante necesita y cuya presencia garantiza una cierta estabilidad en la locura[301].

En cambio, esa benevolencia del Otro no se observa en la erotomanía clásica, cuya naturaleza es siempre persecutoria.

---

299. CLÉRAMBAULT, G. G. De: «Les délires passionnels; Érotomanie. Revendication. Jalousie» [1921], *Œuvre Psychiatrique*, t. I, París, P.U.F., 1942, p. 337.
300. LACAN, J.: *De la psicosis paranoica en sus relaciones con la personalidad*, op. cit., p. 153.
301. Tocante a este asunto, Lacan escribió: «Lo que es seguro es que una parte del delirio (una parte difícil de elucidar) lleva esa nota de necesidad de benevolencia». *Ídem*, p. 152.

De ahí que se hable, como Clérambault, de las fases de despecho y rencor, desenlaces delirantes en los que el supuesto amor inicial se muestra como lo que es, puro goce y mala intención. Por eso, en mi opinión, los temas delirantes de Aimée se reducen, como todos los genuinos de la paranoia, a las dos posiciones subjetivas posibles: persecución (maldad del Otro) y megalomanía (misión del sujeto). Y este contrabalanceo en dos posiciones subjetivas es perfectamente compatible con el desdoblamiento del Otro genuino del paranoico, ese Otro jánico en el que pese al dominio aplastante de la cara malvada se mantiene cierta benevolencia. El problema sobreviene cuando esa bondad se diluye y todo se vuelve maldad y persecución.

Sola y aislada en París, Aimée se entregó en cuerpo y alma a la redacción de sus dos novelas, *L'Idylle* y *Le Détracteur*. Ocho meses antes de su paso al acto criminal, sus escritos fueron rechazados por los editores y menospreciados por los lectores a quienes se los envió. El círculo de la persecución se iba estrechando y a Aimée no le quedaba más amparo que el del príncipe de Gales, «su último recurso», a quien escribió adjuntándole sus obras, persuadida de que «si consigue publicar sus novelas, sus enemigos retrocederán espantados»[302]. «En los ocho últimos meses antes del atentado —señala Lacan—, la ansiedad va creciendo más y más. Aimée siente entonces cada vez más la necesidad de una acción directa»[303]. Entretanto, mantuvo alguna esperanza mientras aguardaba la contestación de la editorial Flammarion, a la que había ofrecido sus novelas. De ahí su

---

302. *Ídem*, p. 151.
303. *Ídem*, p. 155.

violenta reacción cuando recibió una negativa por respuesta[304]. Se volvió entonces de nuevo hacia el último subterfugio que le quedaba, su Otro protector, el príncipe de Gales. Le envió cartas firmadas, además de sus dos novelas mecanografiadas y encuadernadas. Pero no había respuesta. El Otro benévolo se había eclipsado y con él el último rayo de luz.

Aimée estaba cada vez más trastornada. Los signos de locura peligrosa eran alarmantes. Amenazó de muerte a André, su marido, si no le concedía el divorcio. Incluso incitó a Élise para que testificara que André pegaba al niño. «Una cosa digna de notarse —observa Lacan— es que los familiares de la enferma no temen menos sus amenazas para el niño que para el marido»[305]. Al borrarse del horizonte la figura protectora del príncipe de Gales, la persecución se hizo implacable y la cara maligna del Otro perseguidor invadió todo su mundo. La contestación de Buckingham Palace, desatendiéndose del asunto, está fechada la víspera del atentado. Cuando Aimée la recibió, ya había cometido la agresión y estaba encarcelada.

Sumida en la desesperación, de repente, un sábado de abril, a las siete de la tarde, se vio en la calle caminando. Es lo que hacía todas las semanas cuando se dirigía a Melun, a cuarenta kilómetros al sudeste de París, a la casa del marido para visitar al «muchachito». Pero ese día cambió de opinión y emprendió un nuevo destino. Después de una hora pateando las calles se hallaba frente a la puerta del teatro, dispuesta a

---
304. «Es deplorable que no se la haya internado entonces», comenta Lacan. *Ídem*, p. 155.
305. *Ídem*, p. 156.

atentar contra la víctima[306]. Da la impresión de que Aimée no encontró más salida que deshacerse de su admirada, famosa y rica perseguidora.

Como ya se dijo, tras el intento de rematarla a navajadas fue encarcelada, es decir, culpada y sancionada legalmente por su acto. Los primeros días no experimentó ninguna sensación de alivio. Al contrario, se mostró agresiva, esténica y manifestó un odio colosal contra la víctima. Sin embargo, veinte días después, entre sollozos, el delirio se derrumbó. Lacan anota este hecho decisivo con las siguientes palabras: «Veinte días después [de ingresar en la prisión] —nos escribe la enferma—, a la hora en que todo el mundo estaba acostado, hacia las siete de la tarde, me puse a sollozar y a decir que esa actriz no tenía nada contra mí, que yo no hubiera debido asustarla, mis vecinas quedaron tan sorprendidas que no querían creerlo y me hicieron repetir: ¡pero ayer todavía usted estaba diciendo horrores de ella! y se quedaron aturdidas. Fueron a decírselo a la Superiora de las religiosas que quería a toda costa mandarme a la enfermería»[307].

Con respecto a la pregunta sobre la estabilización de Aimée, interrogante sobre el que gira esta investigación doctoral, Lacan elaboró la siguiente explicación: al agredir a Z., su ideal codiciado y odiado, Aimée se agrede a sí misma (autocastigo); la remisión del delirio se produjo cuando ella «comprendió» precisamente que con su acto había atentado contra sí misma, que había apuñalado sus propios ideales, y desde ese momento la satisfacción de

---

[306]. Según comentó Aimée, en el estado de desequilibrio exasperante en el que se hallaba podría haber atacado a cualquiera de sus perseguidores.
[307]. *Ídem*, p. 157.

su «obsesión pasional» dejó de tener sentido. La asunción de esta verdad no podría haberse dado sin la sanción legal y el encarcelamiento, hecho determinante que hizo caer en la cuenta a Aimée de que lo que estaba buscando era castigarse. De manera que, al ser considerada responsable de su acto mediante el ingreso en prisión, su intento criminal fue sancionado y el delirio se hundió.

Cuatro décadas después, al evocar aquellos años, Lacan comentó: «Me permití a mí mismo ser coherente y pensé que una persona que sabía siempre tan bien lo que hacía, también sabía además adónde la llevaría eso; y es un hecho que su estancia en la cárcel la calmó. De un día para otro desaparecieron las que habían sido hasta entonces sus rigurosas elucubraciones. Me permití —tan psicótico como mi paciente— tomarme eso en serio y pensar que si la cárcel la había calmado, ahí estaba lo que ella había buscado realmente. Y por tanto le di a eso un nombre más bien raro y curioso: lo llamé "paranoia de autocastigo"»[308].

Lacan defendió su tesis doctoral en septiembre de 1932 ante unas ochenta personas. Obtuvo un reconocimiento acorde con su brillante investigación. A partir de ahí le aguardaba una espléndida carrera profesional. Y concluida su investigación, Lacan dejó de frecuentar a Aimée, quien siguió ingresada en Sainte-Anne hasta el 28 de marzo de 1938, fecha en que se la trasladó al manicomio de Ville-Evrard[309].

---

308. LACAN, J.: *Conferencias y conversaciones en Universidades norteamericanas*, Universidad de Yale, U.S.A., noviembre y diciembre de 1975 (dactilografiado).

309. Lacan se interesó por Aimée para realizar su tesis doctoral y fruto de esa relación conoció de cerca el drama de la locura y la relación del loco con el saber (véase el epígrafe «Saber y psicosis» del siguiente estudio). Según

Allí permaneció hasta noviembre de 1942, año en el que su psiquiatra, el doctor Chanès, accedió a darle el alta tras sus insistentes solicitudes. Aunque buena parte de la familia se oponía a la salida, una de sus hermanas, la Sra. Chaissac, se había comprometido a recogerla y cuidarla. Y así lo hizo durante un tiempo, hasta que Aimée comenzó a trabajar.

A raíz de la tesis doctoral de Lacan, la vida de Aimée suscitó mucha curiosidad, de ahí que contemos en la actualidad con estudios y revisiones importantes sobre esta materia. El filón de estas informaciones proviene precisamente del hijo de Aimée, el psicoanalista Didier Anzieu. Fue en 1986 cuando, en un libro de entrevistas con Gilbert Tarrab *Une peau pour les pensées*, Anzieu da los nombres de pila de su padre y de su madre[310]. Poco después, en ese mismo año, Élisabeth Roudinesco publicó el segundo volumen de su *Histoire de la psychanalyse en France*, donde presenta a Didier Anzieu como «el hijo de Aimée»[311]. Apenas dos años después, Jean

---

parece, Aimée nunca confió del todo en Lacan: «Cuando Lacan, a lo largo de una serie de entrevistas, la examinó, aún no estaba formado en psicoanálisis, no se abocó con su enferma a un trabajo psicoterapéutico que, por otra parte, mi madre hubiera rechazado; a mí y a mi mujer nos repitió varias veces que Lacan le parecía demasiado seductor y demasiado payaso como para tenerle confianza» (ANZIEU, D.: «Posfacio», en J. ALLOUCH, *Marguerite o la Aimée de Lacan*, op. cit.,, p. 635).

310. *Cf.* D. ANZIEU, *Une peau pour les pensées*, París, Clancier-Guénaud, 1986. Didier Anzieu, filósofo de formación que más tarde se haría psicoanalista, después de algunas averiguaciones se enteró de la repercusión que años atrás había tenido su madre en los ambientes psiquiátricos y surrealistas. Pero sobre todo cayó en la cuenta de que el psiquiatra que la había atendido en Sainte-Anne y que le había dedicado su tesis doctoral era también su propio psicoanalista didacta, el doctor Lacan. Véase É. ROUDINESCO (1993): *Jacques Lacan. Esquisse d'une vie, histoire d'un système de pensée*, París, Fayard, p. 254.

311. ROUDINESCO, É.: *La batalla de los cien años (2). Historia del psicoanálisis en Francia (2) (1925-1985)*, Madrid, Fundamentos, 1993, p. 128.

Allouch publica un amplísimo estudio sobre el tema, con el título *Marguerite, ou l'Aimée de Lacan*[312]. Sobre todo a partir de estos estudios, algunos datos de la tesis de Lacan merecen ser revisados. Y dichos estudios aportan además valiosas informaciones sobre los avatares vitales de Aimée, que moriría, como Lacan, en 1981. Los datos aportados por Anzieu favorecen la elaboración de otras hipótesis e interpretaciones un poco diferentes a las sostenidas por Lacan en su tesis, otras posibilidades complementarias de entender la locura de Aimée, como las que aquí se apuntan.

Las informaciones más valiosas reveladas por Anzieu tienen que ver con la leyenda familiar referida a la trágica muerte de la hermana de Aimée. Según comentó a Gilbert Tarrab, el suceso tuvo lugar antes del nacimiento de su madre, un día de fiesta, cuando la familia se disponía a ir a misa. Los padres dejaron un momento a Marguerite, «la más pequeña de las tres hijas», al cuidado de la hermana mayor. «La pequeña estaba vestida ligeramente y hacía frío, se acercó al fuego... y murió quemada viva. Fue un choque atroz para sus padres, para sus dos hermanas. Mi madre fue concebida entonces para reemplazar a la difunta. Y como nació otra niña le pusieron el mismo nombre, Marguerite»[313]. De acuerdo con estas informaciones, cuando murió la primera Marguerite, la segunda, nuestra Aimée, no había sido concebida. De ahí que un año y medio después, cuando la madre dio a luz a la nueva niña,

---

312. *Cf.* J. ALLOUCH, *Marguerite, ou l'Aimée de Lacan*, París, E.P.E.L., 1990. Existe una traducción al castellano: *Marguerite o la Aimée de Lacan*, Tucumán, El cuenco de plata, 2008. En adelante, citaremos la traducción.
313. ANZIEU, D.: *Une peau pour les pensées, op. cit.*, pp. 15-16.

la eligiera para sustituir a la hija abrasada en las llamas y la bautizaran con el mismo nombre[314]. Más allá de otros datos que no coinciden, hay uno que sí concuerda y que parece el esencial. A mi manera de ver, que la hija se quemara en esas circunstancias pudo haber sido entendido, de acuerdo a los sentimientos y reproches que despiertan estas pérdidas, como una negligencia o cuando menos un descuido de la madre, ausente de la escena según Anzieu y «a la vista de su madre», según Lacan.

Como ya indiqué, tras la salida del manicomio la vida de Aimée transcurrió sin mayores sobresaltos. Al hilo de estas informaciones, se sabe que Aimée trabajó posteriormente como gobernanta y cocinera. No volvió a presentar más signos ostensibles de locura. Se la recuerda generosa, inteligente, esteta, entregada a la fe cristiana y piadosa, ya que tiempo después del periodo más trastornado de su locura volvió a recuperar sus creencias y su relación con Dios. Por una de esas casualidades de la vida, Aimée trabajó durante un tiempo, entre 1952 y 1953, en la casa del padre de Lacan, Alfred Lacan, viudo desde 1948. Y allí volvió a encontrarse alguna vez con aquel hombre que la eligió como protagonista de su tesis y la convirtió en una mujer famosa, aunque por loca[315].

---

314. Comoquiera que algunas referencias de Lacan no concuerdan con las de Anzieu, Jean Allouch indagó en el registro civil y aportó los siguientes datos. 19 de octubre de 1885: nacimiento de Marguerite Pantaine. 23 de septiembre de 1887: nacimiento de Élise Pantaine. 15 de octubre de 1888: nacimiento de Maria Pantaine. 10 de diciembre de 1890: muerte accidental de Marguerite. 12 de agosto de 1891: un niño muere al nacer. 4 de julio de 1892: nacimiento de Marguerite Pantaine, a la que se da el nombre de su hermana mayor muerta y nosotros conocemos como Aimée. *Cf.* J. ALLOUCH, *Marguerite o la Aimée de Lacan, op. cit.*, p. 98.
315. «Un día, Jacques Lacan hace una visita a su padre y vuelve a ver a la

Jubilada del delirio, Aimée conservó, por si acaso, algunas tendencias persecutorias[316]. Pero pasó desapercibida y no necesitó del ruido de la locura aunque sí de un poco del humo del delirio. Porque su delirio piadoso se había reconducido hacia la religión. Marguerite Pantaine, a la que ahora sí merece llamarse Aimée, no fue la única Marguerite para su madre, pero sí llegó a ser *la única* para Dios, *la elegida*. Por razones que desconozco, consiguió acceder a esa posición excepcional con Dios, sin duda el más potente estabilizador de la psicosis. En una de las postreras visitas de su hijo, ella le reveló su secreto: «Marguerite —escribe su hijo Didier Anzieu—, flor mística, que una vez me confió su secreto: se había vuelto la elegida de Dios; sus méritos, al superar tantas dificultades, lo habían conmovido»[317].

Lo que oculta la maldad del Otro y disfraza la misión del sujeto

Las buenas preguntas avivan la curiosidad y animan al movimiento continuo. De ahí que debamos mantenerlas abiertas. El caso Aimée encierra más incógnitas de las que Lacan aclaró y nadie disipará jamás. Conforme a lo que él mismo observó, ella no actuaba al tuntún, porque estar

---

mujer a quien le debe su fortuna. Ella le reclama una vez más los manuscritos [los escritos que le prestó cuando redactaba la tesis doctoral] y él se niega a escucharla. Ella comprueba que padre e hijo no tienen nada que decirse y le cuenta a Anzieu que Jacques hace "payasadas" para disimular el silencio» (ROUDINESCO, É.: *La batalla de los cien años (2)*..., *op. cit.*, p. 129.

316. Tal como recuerda su hijo, tras reanudar sus encuentros, la compañía y el diálogo se volvieron más satisfactorios para ambos, «salvo cuando resurgía su desconfianza persecutoria» (ANZIEU, D.: *Une peau pour les pensées, op. cit.*, p. 13).

317. ANZIEU, D.: «Posfacio», *op. cit.*, p. 637.

loco no implica ser bobo. Más bien sabía perfectamente lo que hacía. De manera que si Aimée se preocupó de permanecer a cierta distancia del hijo y de las mujeres a las que idealizaba, sus perseguidoras, y si eligió un momento y un lugar tan poco propicios a la consumación del asesinato, podría uno preguntarse si eso no constituía una forma de ponerse a salvo de sus tendencias, de aplazar el paso al acto, incluso de no realizarlo. A partir de estas consideraciones, cabría interrogarse si fue la sanción legal y el castigo con la cárcel lo que redujo su locura o fue el hecho de estar irremediablemente apartada del hijo y de las perseguidoras lo que la calmó[318].

También podría uno interrogarse acerca de si ese delirio encubría la convicción de ser «una madre criminal», fórmula que Aimée repetía: «Temía mucho por la vida de mi hijo —escribe la enferma—, si no le sucedía una desgracia ahora, le sucedería más tarde, a causa de mí, y yo sería una madre criminal»[319]. En estas palabras, Aimée muestra su convicción de que algo malo le sucederá a su hijo y que eso ocurrirá a causa de ella. De ahí que, entresacando estos comentarios dispersos en el texto de Lacan, observamos poco a poco cómo ella se sitúa en la posición de causante de que quieran matar a su hijo, como desarrolló al final de su novela *El detractor*. No es únicamente que el Otro lo quiera matar, sino que ella está implicada en eso. Tocante a esta cuestión, vale la pena anotar el siguiente comentario

---

318. Conforme a esta segunda hipótesis, pueden entenderse algunas decisiones de apartarse tanto del hijo como de las perseguidoras, sobre todo cuando intentó huir a los Estados Unidos.

319. LACAN, J.: *De la psicosis paranoica en sus relaciones con la personalidad*, op. cit., p. 148.

de Lacan, cuyo valor de verdad parece mayor que otras palabras de la enferma por el apremio con que se le somete al interrogatorio, hostigamiento que le impide imprimir el barniz razonante tan característico de la paranoia: «Frente al enigma planteado por el delirio asesino de Aimée, es inevitable que todo el mundo asedie a la enferma con las mismas preguntas, aparentemente vanas. "¿Por qué —le preguntan un día por centésima vez en presencia nuestra—, pero por qué creía usted que su hijo estaba amenazado?" Impulsivamente, ella responde: *"Para castigarme"*. "¿Para castigarla de qué?" Aquí Aimée titubea: "Porque yo no estaba cumpliendo mi misión..."; y, un instante después: "Porque mis enemigos se sentían amenazados por mi misión...". A pesar de su carácter contradictorio, ella mantiene el valor de ambas explicaciones»[320]. Esta respuesta, de apariencia contradictoria, merece un amplio comentario[321].

Según parece, Aimée habla de dos misiones: el cumplimiento de su misión y la amenaza que supone la misión para los enemigos. Si descomponemos el delirio en sus dos polos esenciales, el persecutorio (maldad del

---

320. *Ídem*, p. 229.
321. Por otra parte, vale la pena observar en estos pasajes el tono de autoacusación (el hijo está amenazado por culpa de ella) presente en este delirio esencialmente paranoico. Aimée no es una melancólica, desde luego. Pero las distintas formas de locura sí parecen compartir un fondo común melancólico. En un breve comentario, Lacan evoca a Séglas —cuyos estudios sobre los autoacusadores se mencionan en el estudio anterior— y reconoce «la nota depresiva» presente en su paciente. *Ídem*, p. 186. En la línea que acabo de apuntar cabe entender el comentario de Didier Anzieu, hijo de Aimée: «Ella sufría de ciertas tendencias persecutorias, y las hacía sufrir a los demás. Pero cuando, ya adulto, la volví a ver, nunca manifestó un delirio organizado y duradero. Sus defensas persecutorias la protegían sin duda de la profunda depresión que en varias ocasiones nos dejó entrever, a mí y los míos» (ANZIEU, D.: «Posfacio», *op. cit.*, p. 636).

Otro) y el megalómano (misión del sujeto), quizás se pueda entender no sólo la lógica de este delirio sino la función que desempeña, es decir, el humo que esparce. Según dice, ella falla en el cumplimiento de su (primera) misión, una misión posiblemente relacionada con la maternidad, el amor y los cuidados al hijo, asunto imposible dada la historia que la precede. Pero de inmediato menciona otra (segunda) misión, cuyo alcance es distinto, puesto que los enemigos se sienten amenazados por ella. Esta segunda misión parece referirse al papel que se adjudica la enferma de propagar por el mundo la bondad y acabar con la maldad. Como es natural, la misión redentora está estrechamente relacionada con el axioma delirante (persecutorio): el Otro quiere matar a mi hijo. Así planteado, dicha misión consistiría en ocultar y diluir la maldad que contiene el axioma. Y en ese sentido, se puede decir que la misión es el contrabalanceo genuino del axioma, de tal manera que lo degenerado y malvado se oculta bajo el barniz de lo más puro y bondadoso. No es fácil reconocerse como criminal y aún menos cuando es el propio hijo al que se pone a tiro. De ahí que el axioma delirante se construya mediante la fórmula proyectiva que sitúa al Otro como el agente: *No soy yo, es el Otro el que...* Pero esta invención, aún resultando muchas veces apaciguadora, no suele ser suficiente. De ahí que el delirante se empeñe en imprimir al balancín del delirio un nuevo movimiento, el de la grandeza o misión subjetiva. Y esta misión constituye la otra cara del axioma, precisamente su reverso: *No soy yo la madre criminal; es el Otro el que quiere matar a mi hijo; porque yo tengo la misión de salvar a los hijos de las «madres frívolas»*.

Son muchos los escritos en los que Aimée manifiesta los sentimientos amorosos y angustiosos que le inspiran los niños, sentimientos que guardan una relación palpable con sus preocupaciones y sus temores referidos a su propio hijo[322]. Lacan advierte en ella una participación muy emotiva en los sentimientos de la infancia, en sus tormentos, en sus penalidades físicas. Y añade: «Lanza entonces invectivas contra los adultos, contra el descuido de las madres frívolas»[323]. Pero esas invectivas tienen un valor inversamente proporcional a la necesidad de ocultar lo que lamentablemente es una verdad para el sujeto. Didier Anzieu también lo captó en su madre con respecto a él mismo, cuando anotó: «[...] tal vez tuvo miedo de tener ganas de matarme»[324].

Los delirios suelen enmascarar las certezas más siniestras. Se trata de convicciones en las que el sujeto jamás admitiría reconocerse, aunque tampoco puede separarse de ellas puesto que él es eso. En esa unicidad radica la fuerza del delirio y de ahí la necesidad imperiosa de esparcir su humo. Para cegarse a sí mismo, el paranoico genuino echa mano del ardid de la proyección delirante. El axioma «Quieren la muerte de mi hijo. Si la criatura no vive, ellos serán los responsables»

---

322. Su novela *El detractor*, en la que la protagonista se llama Aimée (de ahí el nombre que le dio Lacan en su tesis), termina con la muerte de la heroína y recrea los sentimientos de la madre ante la muerte de la niña, muerte que al parecer se debió a su propia madre. *Ídem*, p. 173.
323. *Ídem*, p. 151.
324. ANZIEU, D.: «Posfacio», *op. cit.*, p. 637.

oculta, quizás, un *yo no soy una madre criminal*, porque son los *otros* los que quieren matar a mi hijo.

Con vistas a fortalecer esta artimaña y para contrabalancear el axioma inasimilable, algunos paranoicos adoptan en sus delirios ciertas misiones ideales, como la bondad y la felicidad universal. A este respecto, Aimée confesó a Lacan, no sin rubor, sus ensoñaciones, verdaderamente conmovedoras por su candor y puerilidad: «Debía ser el reinado de los niños y de las mujeres —comenta Aimée—. Todos debían andar vestidos de blanco. Era la desaparición del reinado de la maldad sobre la tierra. No debía ya haber guerra. Todos los pueblos debían estar unidos. Debía ser hermoso, etc.»[325] Desde este punto de vista, basta con separar el axioma («quieren matar a mi hijo») y la misión (la desaparición de la maldad) para que los antes mencionados temas delirantes (persecución y megalomanía) puedan explicarse como un movimiento de contrabalanceo típico del delirio paranoico, un movimiento en que el sujeto adopta una posición tolerable y desarrolla una misión que suaviza la verdad insoportable propia del axioma delirante.

Si se tiene en cuenta, por otra parte, la coyuntura en que Aimée fue concebida, el lugar que se le asignó de la hermana abrasada en llamas —esa hermana muerta cuyo nombre recibió—, conviene que nos preguntemos si todo eso no contribuyó y de qué manera a las dificultades de ser madre y cuidar de un hijo, de cuidarlo al menos para que, como le sucedió a su propia madre, ese hijo no muriera por un descuido o una negligencia. Esta perspectiva contribuiría

---

325. LACAN, J.: *De la psicosis paranoica en sus relaciones con la personalidad*, op. cit., p. 151.

a iluminar las coyunturas en que se producen las crisis paranoicas, precisamente durante los dos embarazos; aclararía el reequilibrio que introduce la misión asumida en el delirio respecto al siempre ominoso axioma delirante; esclarecería aún más la caída del delirio a partir de la separación obligada del hijo; y, por último, clarificaría la estabilización definitiva, afianzada en ser «la elegida de Dios», porque esta fórmula o axioma delirante más soportable le aporta el lugar único que nunca tuvo para su madre (cuyo apellido de soltera era, qué casualidad, Donnadieu, o sea, mujer [de] Dios)[326]. Cuando un loco tiene que echar mano de Dios es que su locura es muy potente. Qué son, si se comparan al Altísimo, una madre campesina, una célebre actriz, un psiquiatra entusiasta y ambicioso o el príncipe de Gales. Después de muchas penurias y una vida desgraciada, Aimée dio con su fármaco curativo: «La Oración me salva de todo»[327].

Mas éstas y otras preguntas sólo pueden surgir por dos motivos: en primer lugar, porque contamos con un historial clínico en el que se desnuda el alma de un ser; en segundo lugar, porque la enseñanza posterior de Lacan sobre la psicosis es tan rica que nos invita a formularlas[328].

---

326. Aquí sí puede hablarse propiamente de erotomanía, en este caso de una erotomanía schreberiana o divina, como son todas las grandes erotomanías.

327. Carta de Marguerite Pantaine a Alix Debost, fechada en 1975 (Marguerite estuvo empleada por la familia Debost en Trouhau, un pueblo vecino de Blaisy-Bas), citado por J. ALLOUCH, *Marguerite o la Aimée de Lacan, op. cit.*, p. 179.

328. Otros enfoques complementarios pueden leerse en: Silvia TENDLARZ (*Aimée con Lacan: acerca de la paranoia de autopunición*, Buenos Aires, Lugar Editorial, 1999), Jean ALLOUCH (*op. cit.*), Darian LEADER (*¿Qué es la locura?*, Barcelona, Sexto piso, 2013, pp. 285-308) y Dominique LAURENT («Retour sur la thèse de Lacan: l'avenir de Aimée», *op. cit.*). La primera resume y comenta las pesquisas seguidas por Lacan y reafirma sus conclusiones. Más

Cuando en 1974 se le propuso reeditar su tesis doctoral, Lacan se mostró contrariado. Es cierto que autorizó la publicación, pero a regañadientes. Después de más de cuatro décadas de infatigable elaboración, aquellas consideraciones preliminares sobre las relaciones entre la paranoia y la personalidad debieron parecerle de otra época, quizás insustanciales. "Te envío mi estupidez de tesis", le escribió, en una nota que acompañaba al ejemplar, a Gaston Ferdière[329].

Siempre que la curiosidad se mantenga viva, cuarenta años dan para mucho. El 24 de noviembre de 1975, en una conferencia en la Yale University, Lacan recordó con nostalgia e ironía el proceso de elaboración de su investigación doctoral: «Tuve realmente que imponer mi tesis. La había llamado *De la psicosis paranoica en sus relaciones con la personalidad*. Entonces yo era ingenuo. Creía que la personalidad era cosa fácil de entender. Ya no me atrevería a darle ese título a aquello de lo que trataba esa tesis, pues, de hecho, no creo que la psicosis tenga nada que ver con la personalidad. La psicosis es un intento de rigor. En este sentido diré que soy psicótico. [...] Por lo que se refiere a esa tesis, no la emprendí imprudentemente; había reunido

---

original es el amplio y muy documentado estudio de Allouch, quien desarrolla la hipótesis de la *folie à deux* de Aimée y su madre. Según este autor, el delirio de Aimée tendría la doble finalidad de diferir el asesinato y de desplazar el acto infanticida a un acto matricida, pues la actriz agredida representa a la madre. D. Leader, por su parte, combina las hipótesis de Lacan con algunas aportaciones de Allouch, y desarrolla una trama argumental muy sugerente en lo tocante a la madre criminal. D. Laurent centra su estudio en el significante «mujer de letras», al que considera el hilo conductor de la historia de Aimée.
329. Citado por J. GARRABÉ, en *Disertaciones sobre psiquiatría*, Madrid, Triacastela, 2011, p. 452.

treinta y tres casos de psicosis: en ninguno de ellos hallé excepción alguna a esa búsqueda de rigor»[330].

En los años setenta, según el modelo de la topología borromea y la nueva concepción del síntoma, la paranoia y la personalidad mantienen unas relaciones un tanto curiosas. En el caso de que los tres registros (R, S, I) presenten la misma consistencia, la paranoia y la personalidad son la misma cosa; si entre ellos hay continuidad, entonces se puede hablar de una paranoia normal. Como se ve, muchos son los cambios sobrevenidos desde la tesis doctoral.

Quienes vean en estas polaridades meras contradicciones posiblemente se equivoquen. Y quizás yerren también los que piensan que las elaboraciones últimas desbancan a las primeras. El continuo movimiento del que hablamos y el contrabalanceo de un modelo a otro indican más bien la enorme complejidad de la condición humana, para cuyo entendimiento esos modelos resultan limitados; de ahí que necesitemos de ambos a la vez. Se trata, por tanto, de formas distintas de concebir algo que se sustrae a las palabras y de elaborar guías y puntos de vista que, pese a su aparente oposición, arrojen alguna luz sobre esa oscuridad esencial del ser que es la propia locura.

Por si alguien se ha perdido entre tantas palabras, bastará con saber que si consideramos la locura como una defensa, la podemos dividir en dos partes. Una primera parte silenciosa y una segunda parte ruidosa. La primera suele pasar desapercibida. De ella el sujeto sólo retiene experiencias muy fragmentarias, atomizadas y discordantes, y a veces

---

330. LACAN, J.: *Conferencias y conversaciones en Universidades norteamericanas, op. cit.*

densas certezas desconectadas de la continuidad de su vida. Esa parte oscura y desmemoriada es la que ha sucumbido a la defensa más radical, la *Verwerfung* o la forclusión, como se prefiera. En cambio, la segunda parte es ruido y furia, de ahí que la observemos y escuchemos, incluso la padezcamos. El periodo silencioso lo deducimos a partir de las coyunturas en las que el loco entra en crisis y del estruendo posterior, a menudo delirante y alucinatorio. Y para no errar el tiro y extraviarnos en interpretaciones lunáticas, establecemos con prudencia una correspondencia entre ambas partes, esto es, entre las manifestaciones que observamos y algunos detalles significativos y acontecimientos relevantes para el sujeto durante el periodo de silencio, un tiempo que a veces antecede al nacimiento del propio sujeto.

En las formas de delirio paranoico o paranoide que hemos estudiado, la parte ruidosa y observable de la locura corresponde, en síntesis, al contrabalanceo de las dos posibles posiciones que el loco puede adoptar, la persecutoria y la grandiosa. El axioma *El Otro quiere matar a mi hijo* (maldad del Otro o posición persecutoria) se aligera y vuelve más soportable con la misión redentora que extiende la felicidad por el mundo y hace de las madres y los hijos unos seres dichosos y bien avenidos. La madre criminal se convierte así en apóstol de la bondad. El delirio esparce su humo y la misión salvadora disfraza de amable y bondadosa esa vil verdad que al sujeto le rechina tanto que prefiere la huida mediante la locura a su mínima aceptación. Lo que oculta la maldad del Otro y disfraza la misión redentora es ese resto inasimilable que forma parte del loco y del que no puede desprenderse. Por eso se ciega con la certeza y se extravía entre la humareda del delirio. No es fácil estar loco. Desde fuera lo vemos dar muchos tumbos y sufrir lo indecible. Aunque a veces encuentra lo que con tanto afán viene buscando. Aimée encontró finalmente su eureka: convertirse en *la elegida* de Dios fue para ella la mejor de las protecciones frente a las llamas del infierno.

Fronteras de la locura

VII

¿Son tan antagónicas la neurosis y la psicosis?

Epistemología / Binarios / Neurosis y psicosis / Conclusión

El estudio de la psicopatología, además de la clínica y la historia, requiere de la epistemología. Bien usada, esta parte de la filosofía nos anoticia de la construcción paulatina del saber que compone la psicología patológica y de su estado de conservación. A la luz de la epistemología, en este breve estudio sugiero que la neurosis y la psicosis se han construido de acuerdo con un sistema de pensamiento binario. De él resulta una concepción de la realidad clínica que se materializa en forma de pares opuestos, a los que se describe y teoriza de forma antagónica, tanto que resulta sospechoso.

Epistemología

Al igual que el delirio, la estructura de nuestros conocimientos se asemeja a las edificaciones. De tan acostumbrados como estamos a habitarlas y desarrollarlas, a menudo se nos nublan sus referencias esenciales y nos desnortamos. Quizás por eso no está de más observar con atención sus exteriores y cubiertas, por si hubiera alguna grieta preocupante o el edificio pandeara demasiado. Tampoco lo está escrutar su interior para cerciorarnos de las cargas que soportan los cimientos, la disposición y solidez de sus pilares y vigas, de sus muros internos y externos. De todo ello trata la epistemología, es decir, de las circunstancias que han hecho posible nuestro saber, de los elementos que lo componen, de la disposición que ocupan y de la hechura que lo constituye.

No es necesario conocer de cerca determinada materia para saber algo de ella. Bastará con estar al corriente de su estructura y configuración para darnos por informados de algunas de sus partes esenciales. De ahí el valor de la mirada epistemológica, esa radiografía que nos muestra las piezas que componen determinado discurso y sus principales líneas de fuerza.

La particularidad de esa mirada se aprecia en todos sus relieves en la leyenda del investigador y el epistemólogo[331]. Hallándose ambos junto a un río, al disponerse el investigador a lanzar la red para capturar algunos peces con el fin de

---

[331]. Esta leyenda se menciona en la tesis doctoral de Sébastien CARRER, *Del pene al falo o el mito del falocentrismo psicoanalítico*, Universidad Complutense de Madrid, 2017, p. 175.

medirlos y clasificarlos, el epistemólogo le indica que no observará la presencia de ningún pez de menos de dos centímetros. Ante la sorpresa del primero, el epistemólogo le responde que eso se sabe por el sólo hecho de observar el tamaño de los agujeros de la red.

Sucede que el saber sobre el *pathos*, tal como enseña la historia, se ha dispuesto sobre todo mediante pares antitéticos propios de un pensamiento binario, esto es, elementos opuestos aunque complementarios e irreductibles entre sí. También sucede que ese proceder sigue hoy día guiando nuestras pesquisas y dando cuerpo a los principales conceptos en los que se asienta nuestra disciplina. De los antiguos binarios, como locura general-locura parcial, manía-melancolía, agudo-crónico, hemos pasado a neurosis-psicosis, neurosis de transferencia-neurosis narcisistas, histeria-obsesión, paranoia-esquizofrenia, depresión mayor-manía, etc.

El caso es que esta configuración binaria, armazón de nuestra psicología patológica, ha facilitado el rápido desarrollo de nuestros conocimientos mediante la oposición de un elemento a otro, de un signo a otro, de una categoría, estructura o tipo clínico a su contrario. Pero la inercia de esta modalidad de elaboración ha contribuido también a concebir como pares opuestos ciertas realidades clínicas que, lo más seguro, aun siendo diferentes no son antagónicas. Describir la psicosis *a contrario sensu* de la neurosis, la histeria *a contrario sensu* de la obsesión, etc., facilita definirlas y contribuye a establecer una clínica diferencial necesaria para no confundirlas. Ahora bien, depende de cómo se mire, esta tendencia es propensa a forzamientos y a tomar por opuesto lo meramente disímil. Al menos eso es lo que cabe suponer cuando se examina el esqueleto de nuestro saber.

Estas consideraciones pueden entenderse de formas muy distintas, dos como mínimo: o bien a la realidad clínica le gusta expresarse únicamente mediante categorías antagónicas o bien el lenguaje, nuestro principal sistema perceptivo, crea y observa realidades construidas preferentemente a partir de binarios[332].

Binarios

Los lingüistas y los antropólogos, sobre todo, son los que con mayor esmero han estudiado si la construcción de nuestra realidad se lleva a cabo mediante estructuras binarias, si es ése el modo de clasificación más antiguo y el primero que incorporan los niños en su inmersión en el lenguaje. Una amplia reflexión sobre este problema la plantea, como es sabido, Claude Lévi-Strauss al examinar si hay únicamente organizaciones dualistas. A su parecer, la cultura se conformaría según unidades mínimas de opuestos (binarios) complementarios[333].

---

332. En el *Seminario 2*, Lacan desarrolla la hipótesis según la cual toda percepción está sometida al orden simbólico, especialmente cuando afirma: «El poder de nombrar los objetos estructura la percepción misma. El *percipi* del hombre no puede sostenerse sino en el interior de una zona de nominación. Mediante la nominación el hombre hace que los objetos subsistan en una cierta consistencia» (LACAN, J.: *El Seminario de Jacques Lacan, Libro 2: El yo en la teoría de Freud y en la técnica psicoanalítica (1954-1955)*, Barcelona, Paidós, 1983, p. 257).

333. *Cf.* C. LÉVI-STRAUSS, *Antropología estructural*, Barcelona, Paidós, 1995; véase, en especial, el capítulo 8 «¿Existen las organizaciones dualistas?», pp. 165-191. Por otra parte, con respecto a si todo binario deriva de un ternario original o es a la inversa, Deleuze y Guattari no albergan duda: «Las clases, los sexos, van de dos en dos, y los fenómenos de tripartición derivan de un desplazamiento de lo

Más difícil de responder, sin duda, es la pregunta que se formula Roland Barthes acerca de si el binarismo es un hecho universal y si está fundado en la naturaleza. En su opinión, es «un hecho muy general» y reconocido desde hace siglos, como pone de manifiesto que la mayor parte de los códigos artificiales, inventados por sociedades muy diversas, han sido binarios, desde el *talking drum* de las tribus congoleñas hasta el lenguaje de los ordenadores. En cambio, fuera de los sistemas no artificiales, «la universalidad del binarismo parece mucho más incierta»[334].

Seguramente fue Roman Jakobson, en el ámbito de la fonología, el defensor más radical de la universalidad del binarismo. Conforme a sus desarrollos, los sistemas fonémicos de todas las lenguas podrían describirse con la ayuda de una docena de rasgos distintivos, todos binarios, es decir, presentes o ausentes. En 1939, Jakobson propuso que «todo sistema vocálico en general obedece al principio de la *dicotomía* y se deja reducir a un número restringido de cualidades fonológicas que forman oposiciones binarias»[335]. Poco después, Jakobson relaciona la constitución binaria de las oposiciones con el orden de adquisición del lenguaje por el niño y con la estructura universal de las lenguas[336]. Una consideración contraria a la universalidad del

---

dual, más bien que a la inversa» (DELEUZE, G. y F. GUATTARI, *Mil mesetas. Capitalismo y esquizofrenia*, Valencia, Pre-Textos, 2002, p. 215.

334. BARTHES, R.: *La aventura semiológica*, Barcelona, Paidós, 1993, pp. 70-71.

335. JAKOBSON, R.: «Observaciones sobre la clasificación fonológica de las consonantes» [1939], en *Nuevos ensayos de lingüística general*, Madrid, Siglo XXI, 1976, pp. 131-139.

336. *Cf.* R. JAKOBSON, «Lenguaje infantil, afasia y leyes generales de la estructura fónica» [1941], en *Lenguaje infantil y afasia*, Madrid, Ayuso, 1974, pp. 17-137.

binarismo fue propuesta por André Martinet, alegando que no se había probado completamente que *todas* las oposiciones fonológicas son binarias, ni tampoco que el ser humano organiza sus unidades distintivas mediante un procedimiento dicotómico[337].

También en el psicoanálisis lacaniano se observa una amplia reflexión sobre el binarismo, incluso sobre la constitución binaria de la propia teoría elaborada por Lacan. Tocante a esta cuestión, con buen criterio, Jacques-Alain Miller llama la atención sobre la famosa terna de lo simbólico, lo imaginario y lo real, con la que Lacan se presenta en el psicoanálisis. Miller advierte que se trata de una «falsa terna», pues el psicoanálisis se ocupa de la confrontación entre lo simbólico y lo imaginario, y no de lo real. Cuando tiempo después, en *La ética del psicoanálisis*, reintroduce lo real, los otros dos registros, lo simbólico y lo imaginario, son tratados al unísono, como si ambos formaran uno en oposición a lo real. Y lo mismo se puede apreciar, observa Miller, en la teoría de los nudos, donde la terna simbólico, imaginario y real «son tratados de manera equivalente pero con respecto a otro término, que es el goce»[338]. Se trata, por tanto, de la prevalencia del binarismo aunque sean tres o más los términos que se emplean para desarrollar las teorías.

También el ámbito de la psicología patológica, en mi opinión, está sometido, desde que tenemos noticia, al pensamiento binario. Como se verá a continuación, esta

---

337. *Cf.* A. MARTINET, *Economía de los cambios fonéticos: tratado de fonología diacrónica*, Madrid, Gredos, 1974 [1955].
338. MILLER, J.-A.: *Donc. La lógica de la cura (Los cursos psicoanalíticos de Jacques-Alain Miller)*, Buenos Aires, Paidós, 2011, p. 428.

manera de captar y de construir la realidad clínica sigue hoy día viva en el par antagónico neurosis-psicosis, heredero del tradicional cordura y locura o razón y locura.

La psicopatología es, pese a su rebuscada terminología, una disciplina un tanto rudimentaria. Desde sus orígenes en la Antigüedad clásica hasta el presente, siempre ha tratado de responder a la pregunta de si alguien está loco o está cuerdo. Esa es su pregunta primera y quizás la única, invariablemente la misma aunque se exprese con términos distintos. En esto se distingue del conjunto de las especialidades médicas, en las que el clínico, con excepción de los simuladores y los hipocondriacos, no se interroga acerca de si alguien está enfermo o está sano, sino sobre qué enfermedad padece. Michel Foucault era partidario de este parecer, cuando afirmaba en *El poder psiquiátrico*: «En el dominio de la enfermedad mental, por el contrario, la única verdadera cuestión que se plantea es una pregunta en forma de sí o no, lo cual significa que el campo diferencial en cuyo seno se efectúa el diagnóstico de la locura no está constituido por el abanico de las especies nosográficas, sino por la mera escansión entre lo que es locura y lo que es no-locura: el diagnóstico de la locura se efectúa en ese ámbito binario, ese campo propiamente dual»[339].

Con todo lo que los antiguos, medievales y renacentistas escribieron sobre la melancolía y la acedia, con todo lo que desde Pinel y la moderna psicopatología se ha especulado sobre la alienación, las enfermedades mentales y las estructuras clínicas, seguimos enfrascados en la misma

---

339. FOUCAULT, M.: *El poder psiquiátrico*, Barcelona, Akal, 2005, p. 264.

pregunta y empeñados en responderla con un sí o un no. De resultas de cavilar sobre ese interrogante, aparentemente ingenuo, se han elaborado nuestros conocimientos sobre el *pathos*. Separar, comparar y oponer ambos territorios se ha materializado en la creación de espacios no sólo diferentes sino contrarios. Su antagonismo es tan absoluto y tajante que no deja de llamar la atención. Los elementos que integran esas categorías se definen, en último extremo, como antitéticos. Y lo mismo sucede con los sujetos a los que se describen, los cuales se oponen entre sí como la noche al día. Mientras uno vive atornillado al suelo, el otro es un lunático. De uno se dice que percibe la realidad tal como se la muestra el fantasma; del otro, que la distorsiona y reconstruye mediante el delirio y la alucinación. Si éste desea, aquél está poseído por la pulsión. Al de aquí se lo pinta vivificado por el amor y atrapado en sus engaños, en cambio al de allí se lo concibe ajeno a todo eso, incapaz de sentir algo más que un amor muerto. Uno se nos antoja sostenido en la consistencia que aporta lo simbólico, mientras que el otro, el frágil, se nos ofrece a consideración atrapado en el eje de las identificaciones imaginarias. Si el primero despliega una transferencia amorosa hacia el clínico, el segundo cae en una erotomanía persecutoria del clínico hacia él. Y así hasta configurar la estructura completa.

A pesar de tanto antagonismo radical, los progresos más importantes que se realizan en el ámbito de la psicología patológica vienen de la mano de la mezcla de elementos y de la suspensión provisional de los binarios. Tal es lo que sucedió al combinar la locura y la razón, la locura y la lucidez, la ostensible esquizofrenia y la locura invisible, la locura y lo normal, combinaciones que se sustanciaron en las descripciones de la monomanía, la locura razonante y la lúcida, la esquizofrenia latente, la locura normalizada y la psicosis ordinaria. Cada vez que formamos algunos de estos oxímoron —por darle un nombre tomado de las figuras de la retórica, materia esencial en nuestra disciplina— caemos en la cuenta de la extrema rigidez y de la artificiosidad con que construimos el edificio psicopatológico. Gracias a esas retorsiones de los binarios se da un pasito adelante en el conocimiento del *pathos*, un pequeño progreso que de nuevo se estanca cuando se adensan los pares antagónicos, forma de pensar de la que somos incapaces de prescindir puesto que nuestro sistema perceptivo es básicamente binario.

Del binario fundamental locura *versus* cordura derivan todos los eslabones posteriores[340]. La presencia de este antagonismo a lo largo del tiempo resulta evidente, aunque para observarlo haya que segar de maleza y palabrería las propuestas de cada época. Si se quiere dar con él, bastará con seguir la pesquisa de la locura normal, es decir, de lo que en cada momento se dice mediante ese oxímoron en el que se mezclan y complementan la locura y la cordura.

Además de evidente, dicha presencia es constante y así lo será mientras permanezca ese binomio. En el fondo, sólo por el hecho de oponer locura a cordura surgirá un resto que la

---

340. El binomio locura *versus* cordura ha recibido muchos nombres a lo largo de la historia, aunque el antagonismo esencial que lo define se ha mantenido siempre. Más acorde al gusto de los ilustrados, que apreciaban la razón por encima de todo, locura *versus* razón se convirtió en el binomio fundamental. Así lo expresó Daquin, al definir la locura como «lo contrario de la razón» (DAQUIN, J.: *La Philosophie de la folie*, Chambéry, Gorrin Père et Fils, 1791, pp. 7-8).

propia oposición no puede descomponer ni ocultar, resto encarnado en múltiples figuras como las del semialienado, el medioloco, el monomaniaco, el loco normalizado, el *borderline*, el psicótico ordinario, el paranoico rudimentario, el melancólico simple o el esquizofrénico latente. Ese resto se espesa paulatinamente en el espacio artificial que se crea cuando locura y cordura se separan, de tal manera que cuanto más se magnifique la desunión, mayor será el brío con el que renacerá el oxímoron destinado a remezclar ese par antagónico. De ahí que la figura del loco normal sea tan habitual en las cavilaciones de los pensadores de la psicopatología, hoy día nuevamente de moda en las propuestas que se realizan, en el ámbito lacaniano-milleriano, sobre la psicosis ordinaria.

La presencia de la locura normal, aunque constante, se vuelve a veces silenciosa, como si el binomio fundacional hubiera desaparecido o se hubiera superado. Lo cierto es que ni desaparece ni se supera, como se observa cuando entra en crisis un modelo psicopatológico y salta de nuevo a escena causando consternación. En el terreno psicoanalítico, como apuntaba antes, la omnipresencia de las psicosis ordinarias da cuenta, desde hace más de dos décadas, del cuestionamiento del modelo discontinuo de las estructuras clínicas. Dicho cuestionamiento, en el fondo suscitado por la imposible y completa diferenciación de la locura y la cordura (psicosis *versus* neurosis), tiene su paralelo en la crisis sobrevenida en el modelo biomédico de psicopatología.

Corría el año 1972 cuando el psicólogo David Rosenhan publicó «On being sane in insane places», un breve texto que ridiculizó a la engreída biopsiquiatría al demostrarle que su saber era insuficiente para discernir entre locura y cordura[341]. De sobra conocido, el experimento de Rosenhan, basado en ocho falsos enfermos, concluía con una sentencia demoledora e inequívoca: «No sabemos distinguir a los cuerdos de los locos en los hospitales psiquiátricos». Dicha publicación supuso un duro golpe para la credibilidad social de la psiquiatría y de la profesión, de por sí cuestionada a medida que se iban dando a conocer los efectos adversos de las medicaciones que se venían usando desde hacía quince años. A consecuencia de todo este escarnio, las compañías de seguros comenzaron a manifestar su desconfianza y enojo con la psiquiatría. Aunque tardó unos años, la psiquiatría norteamericana se rearmó y paulatinamente fue olvidando esta deshonra. Su rearme culminó con la publicación del DSM-III, obra retórica por antonomasia y artefacto ideológico con el que se remedicalizaba la psiquiatría mediante una taxonomía estadística de trastornos (enfermedades) mentales y se la encaminaba hacia las neurociencias[342].

Por tanto, la presencia intemporal del binomio locura *versus* cordura —también de los oxímoron que de él derivan— se manifiesta de múltiples maneras y a menudo lo hace dando un revolcón al saber constituido. Esa es una de sus virtudes más salutíferas y regeneradoras del saber sobre el *pathos*.

---

341. *Cf.* David L. ROSENHAN, «On Being Sane in Insane Places», 1973, *Science*, vol. 179 (Ene.), pp. 250-258.

342. Si se quiere tener una lectura entusiasta de estos hechos, véase el libro de Jeffrey A. LIEBERMAN, *Historia de la psiquiatría. De sus orígenes, sus fracasos y su resurgimiento*, Barcelona, Ediciones B, 2016. Y si se quiere profundizar en los aspectos clínicos, históricos y epistemológicos del diagnóstico, puede acudirse a mi estudio «Diagnóstico para principiantes», en *Estudios de psicología patológica*, Barcelona, Xoroi, 2017, pp. 293-335.

Neurosis y psicosis

La psicopatología se asienta, según lo dicho, en la oposición locura *versus* razón. Este binario se mantuvo en una relación de hermandad hasta la aparición del cientificismo médico-psicológico, que contribuyó a amplificar mucho más sus diferencias iniciales. Durante las primeras décadas del siglo XIX, cuando comenzaron a inventarse las enfermedades mentales, los tratadistas forzaron los términos y magnificaron el supuesto antagonismo. El primer movimiento consistió en negar la existencia de locuras parciales (monomanías), esto es, de locuras a medias. Para ello, Jean-Pierre Falret, haciendo gala de argumentos muy meditados, pretendió primero mostrar la imposibilidad de que existiera una enfermedad ligada exclusivamente a una única facultad[343]. A partir de este principio, criticó a los partidarios de la locura parcial, a quienes tildó de malos observadores por ver lo que no había. En definitiva, lo que vino a decir era que el loco estaba loco del todo. Mejor dicho, no estaba loco, sino que era un enfermo cuya enfermedad se extendía a todas las facultades de su persona y lo gobernaba.

Con este gesto, Jean-Pierre Falret pretendió allanar el terreno sobre el que se edificarían las enfermedades

---

343. J.-P. Falret argumentó al respecto: «En nuestra opinión nada es más falso y contrario a la observación, tanto en el estado normal como en el enfermo, que esta fragmentación del alma humana en un cierto número de fuerzas distintas, susceptibles de obrar aisladamente y por tanto de presentar lesiones por separado; [...] no se pueden considerar como fuerzas especiales los diversos modos de la actividad humana, pues no son sino aspectos diversos de un mismo principio, indivisible en su unidad» (FALRET, J.-P., «De la non-existence de la monomanie» [1854], en *Des maladies mentales et des asiles d'aliénés*, París, Baillière, 1864, pp. 431-432).

mentales, las cuales serían paulatinamente descubiertas —así lo creyó— mediante los métodos médicos de observación. La visión de la locura tradicional, inmutable a lo largo de más de veinte siglos, se puso en entredicho. Conforme a la nueva perspectiva, se afianzaba aún más el antagonismo de los dos términos del binario y se erigía una infranqueable frontera entre ambos. De un lado de la frontera se situaba la razón, la cordura, la lucidez y la normalidad; del otro, las enfermedades, es decir, lo patológico. Al enfatizar esta desmembración, se prodigó la reflexión sobre las desemejanzas y los antagonismos. Se inició así un largo y laborioso proceso que se materializaría en la elaboración de una exuberante semiología clínica, una obra de delicada orfebrería lingüística basada en el establecimiento de contrastes y en la acentuación de diferencias. Kussmaul, Morselli, Séglas, Chaslin, Schüle, Kraepelin y Clérambault, entre otros muchos, dedicaron sus mejores trabajos a iluminar con palabras el oscuro mundo de los fenómenos de la locura, a poner nombres a sus manifestaciones, a separar unos signos de otros y crear recargadas nosografías. Enrico Morselli, uno de los más grandes, definió el «método semiológico» con los siguientes términos: examinar con detenimiento y minuciosidad al loco; reconocer en él las características de cuantos fenómenos morbosos se presentan de forma objetiva, las conexiones que los emparentan mediante vínculos mutuos de causalidad y coincidencia; distinguir los síntomas esenciales de los accesorios y descubrir los que permanecen latentes o se muestran desdibujados, disimulados u oscuros. Estos son, de manera sintética, los medios, fines y estrategias propios de la semiología, arte de aprehender, ordenar, recopilar y clasificar los signos e interpretarlos de cara a un diagnóstico genérico[344].

Sobre el sólido suelo de la semiología se construyeron las categorías y tipos clínicos. Con vistas a convertirlas en hechos de la naturaleza y a familiarizar a los estudiantes y futuros practicantes, se amplificaron y resaltaron los extremos más enfermizos de estas supuestas enfermedades, de manera que se consiguió delinear perfiles clínicos fácilmente reconocibles aunque demasiado alejados de la gente normal. Como resultado de esta creación discursiva, se dio a entender que el loco y el cuerdo no tenían nada en común, cosa que se observa en los retratos clínicos recogidos en los tratados clásicos, como los de Magnan, Séglas, Schüle o Kraepelin, en los cuales hallamos caricaturas de enfermos y representaciones extremas del horror específico de cada enfermedad mental.

Casi a la par que se elevaban los pilares del edificio de las enfermedades mentales, reapareció el problema que se trataba de ocultar. A ojos de algunos de aquellos pioneros, la muralla que separaba la locura y la razón se encogía cuando se estaba en presencia de locos aparentemente cuerdos, es decir, de semilocos. La sombra de la locura parcial volvió a cernirse sobre el enclave de las enfermedades mentales. Y aunque sólo fuera a título de excepción, algunos alienistas se cuestionaron

---

344. *Cf.* E. MORSELLI, *Manuale di semeiotica delle malattie mentali. Guida alla diagnosi della pazzia per i medici, i medici-legisti e gli studenti* (2.ª ed.), t. II, Milán, Vallardi, 1885, 1.ª edición (2.ª en 1894), p. 209 y ss.; véase nuestra edición en: *Manual de semiología de las enfermedades mentales. Guía de las diagnosis de la locura para uso de los médicos (Selección)*, Madrid, Ergon. La Biblioteca de los Alienistas del Pisuerga, 2011.

si las relaciones entre la locura y la razón eran tan excluyentes como se pretendía. Al fin y al cabo, entre la locura y la razón sólo había la distancia que se estuviera dispuesto a admitir. Controvertido como pocos, este asunto desbordaba la nosología médica, que necesitaba tabicar, aunque fuera de rasillas, para crear dos estancias opuestas. Quizás por entrever esa dificultad, al inicio de su estudio sobre esta materia, el preclaro Baillarger anotó que la monomanía «[...] interesa y en un grado supremo a los filósofos; en efecto, ¿qué puede haber más digno de meditación, que esa singular alianza de razón y de locura, que constituye el carácter principal de la monomanía?»[345].

Durante casi todo el siglo XIX, el binomio cordura *versus* locura dio paso a cordura *versus* enfermedades mentales. Con las primeras publicaciones psicopatológicas de Freud, ese par antagónico fue cediendo terreno ante la emergencia de neurosis *versus* psicosis, esencialmente forjado por el creador del psicoanálisis. Es cierto que ambos términos ya existían, pero no se habían aún emparejado ni tampoco colocado en frente, de tal manera que la definición de uno se hubiera hecho *a contrario sensu* del otro. Quiere esto decir que estos binomios de los que hablo se forman a veces con términos que ya están en el léxico de la psicología patológica, pero todavía no se han confrontado de forma especular.

En su sentido original, tanto neurosis como psicosis tuvieron significaciones contrarias a las actuales. De hecho, el campo semántico que hoy poseen comenzó a establecerse precisamente cuando Freud las enfrentó y

---

345. BAILLARGER, J.: *Tratado de la alienación mental. Lecciones*, Habana, Imprenta militar, 1863, p. 86.

se formó el celebre binomio, no antes. Como se sabe, el término 'neurosis' fue creado por el médico y químico escocés William Cullen en la segunda mitad del siglo XVIII. Según este autor, las neurosis o enfermedades nerviosas nombraban un grupo de alteraciones funcionales del sistema nervioso: «Me propongo aquí comprender bajo el título de *neurosis* o enfermedades nerviosas a todas las afecciones preternaturales del sentido o del movimiento, en las que la pirexia no constituye una parte de la enfermedad primitiva; y todas aquellas que no dependen de una afección local de los órganos, sino de una afección más general del sistema nervioso y de las potencias del sistema, de donde dependen más especialmente el sentido y el movimiento»[346].

Aunque es un concepto relativamente reciente, su historia es extensa y no vale la pena aquí detallarla[347]. Pero sí conviene recordar que la vinculación de la neurosis con el sistema nervioso se mantuvo prácticamente hasta las primeras publicaciones de Freud, cuando éste la concibió como el resultado de una defensa específica que el sujeto ponía en marcha. A partir de estos desarrollos, la trabazón

---

346. CULLEN, W.: *Elementos de medicina práctica*, Madrid, Benito Cano, 1789, p. 454 [edición facsímil: Sevilla, Extramuros, 2007]. Unos años después, Pinel ya indicó que esas enfermedades nerviosas parecen haberse gestado en circunstancias de índole «moral» o psicológica, sobre todo al calor de las pasiones (*Cf.* P. PINEL, *Nosographie philosophique ou Méthode de l'analyse appliquée à la médecine*, París, Brosson, 1798). En la edición ampliada, publicada en 1813, escribió algo parecido: «[Las neurosis] constituyen una de las partes más curiosas y más importantes a conocer de la historia filosófica del hombre, y su doctrina está ligada a la fisiología, a la higiene y a la historia del entendimiento humano» (*Nosographie philosophique ou Méthode de l'analyse appliquée à la médecine*, t. III, París, Brosson, 1813, p. 7).

347. Quien tenga interés, puede dirigirse a mi estudio «Neurosis: historia, psicopatología y clínica», en *Estudios de psicología patológica, op. cit.*, pp. 29-90.

entre neurosis y alteración del sistema nervioso comenzaría a diluirse, de tal manera que los propios neurólogos fueron los primeros en resaltar los componentes psicológicos de las neurosis y en considerarlos decisivos. Las palabras de Fulgence Raymond, alumno y sucesor de Charcot en la Salpêtrière, ilustran este viraje de la neurología a la psicología patológica: «Numerosos trabajos, dedicados al estado mental en las diferentes neurosis, han tenido como resultado enfatizar la perturbación de la afectividad y de la inteligencia, y actualmente se admite por lo general que el elemento psíquico desempeña en las grandes neurosis el papel primordial»[348].

En lo que atañe al término 'psicosis', conviene tener presente que había sido creado a medidos del siglo XIX por Ernst Freiherr von Feuchtersleben para denominar las manifestaciones psíquicas de la enfermedad anímica, ya se tratara de las neurosis o de la locura (vesania): «Toda psicosis es al mismo tiempo una neurosis, porque sin intervención de la vía nerviosa no se manifiesta ninguna modificación de lo psíquico; no obstante, no toda neurosis es una psicosis [...]»[349]. Desde su punto de vista, la psicosis se vincula con lo psíquico y la neurosis con lo físico (nervioso). En su obra, la oposición de los términos *Neurose* y *Psychose* aparece cuando discrepa del enfoque somaticista y considera que las causas de los trastornos mentales pueden ser físicas y también psíquicas, porque si todas fueran orgánicas «sólo

---

348. *Cf.* F. RAYMOND, «Névroses et Psycho-Névrose», en A. Marie (ed.), *Traité international de Psychologie pathologique*, t. II (*Psychopathologie clinique*), París, Alcan, 1911, pp. 1-77.
349. FEUCHTERSLEBEN, E. F. von: *Lehrbuch der ärztlichen Seelenkunde*, Viena, Carl Gerold, 1845, p. 265.

podría tratarse de una neurosis, nunca de una psicosis».
Aunque el campo semántico inicial fue muy diferente al
actual, el éxito del término *Psychose* se debió sobre todo
al uso que le dio W. Griesinger (*Einheitspsychose*) y a la
buena acogida que tuvo inicialmente su doctrina.

Pero la composición del binario neurosis-psicosis habría
de aguardar hasta Freud, puesto que no se sabía muy bien
lo que quería decir ni una ni otra. A partir del maestro
vienés, la antigua neurosis soltará el lastre neurológico y la
psicosis describirá una organización psíquica opuesta en sus
mecanismos esenciales y en sus manifestaciones genuinas a la
neurosis. Además de la oposición entre neurosis y psicosis, en
el ámbito de la neurosis se ha consolidado hasta el presente,
sobre todo en el mundo psicoanalítico, el antagonismo
entre la histeria y la obsesión; y en el de la psicosis, la
disparidad se establece entre las locuras de la razón (paranoia-
esquizofrenia) y las del humor (melancolía-manía).

Tales antagonismos constituyen, en mi opinión, el
fundamento de estas descripciones y de sus correspondientes
explicaciones teóricas. De hecho, para comprobarlo basta
con hacer dos columnas en las que se anoten los elementos
de una y otra. Al final del proceso se demuestra que todos los
elementos importantes que se hayan apuntado (el deseo, la
pulsión, el Complejo de Edipo y el de castración, el fantasma,
las relaciones con el Otro y con los otros, el tipo de mecanismo
defensivo genuino y los accesorios, la forma específica del
retorno de lo reprimido o rechazado, etc.) se habrán definido
a contrario sensu en una y otra categoría, como si se estuviera
hablando del reverso y el anverso. Este hecho es tanto más

sorprendente cuanto que en psicopatología clínica lo que predomina es la mezcla, es decir, lo que se llamó en su tiempo los casos mixtos, las formas incompletas, las variaciones del tipo clínico perfecto, etc., aspecto antes enfatizado a propósito de Wagner.

Conclusión

Las consideraciones que acabo de transcribir partieron de la aplicación de la epistemología al análisis de algunas preguntas clínicas intemporales. A vueltas con los binarios y su presencia evidente en la historia de la clínica mental, he querido configurar una trama argumental destinada a mostrar que nuestras realidades clínicas son deudoras de un tipo de pensamiento basado en pares antagónicos. De ser esto así, las diferencias entre neurosis y psicosis o entre histeria y obsesión, por citar sólo algunos de los antagonismos, vendrían determinadas también por nuestro sistema u órgano de la percepción, cuya configuración binaria parece incuestionable en este ámbito del saber.

Desde luego, las diferencias entre neurosis y psicosis son evidentes, lo que no quiere decir que una sea el reverso de la otra. Creo que esta diferenciación debe mantenerse y perfeccionarse, puesto que este binomio es preferible a la inclusión de un tercer elemento y preferible también al corrimiento arbitrario de la frontera, movimiento al que se recurre cuando el oxímoron de la locura normal amenaza con echar por tierra el edificio. La diferencia de dos estructuras generales —neurosis y psicosis, cordura y locura, o como se las quiera llamar— me parece clínicamente justificada por dos motivos principales: en primer lugar, por la amplia distancia que separa las experiencias vitales de una neurótica histérica, como Dora, de las de un melancólico-esquizofrénico-paranoico, como Schreber; en segundo lugar, porque es inusual que alguien al que consideramos neurótico se vuelva loco, por más que se le tuerzan las cosas y se le complique la vida.

Sin embargo, aún siendo partidario de mantener la frontera artificial que separa la cordura de la locura o la neurosis de la psicosis, no lo soy de establecer dentro de ellas barreras infranqueables. Desde hace ya tres lustros, en la ribera del Pisuerga venimos elaborando una concepción unitaria de la psicosis, perspectiva según la cual el sujeto se puede desplazar alternativamente a lo largo de tres polos: melancolía-manía, paranoia y esquizofrenia. El mismo modelo me parece aplicable a la neurosis. Se trata de una concepción unitaria de la neurosis con dos polos principales (histeria y obsesión), marco dentro del cual el sujeto se mueve en su continua búsqueda de equilibrio. Esta perspectiva, la más acorde a mi entender a la realidad clínica, se asienta sobre dos pilares, uno epistemológico y otro clínico.

El primero se afirma en el enfoque binario que organiza todo el campo de estudio del *pathos*, como mostré con anterioridad. Al indagar sobre la estructura y composición de este saber, cae uno en la cuenta de que se ha formado oponiendo significantes (neurosis *versus* psicosis, histeria *versus* obsesión, etc.). Ahora bien, a la larga, esta oposición inicial se desentiende de los contrastes que muestra la clínica y los confronta como si fueran elementos antagónicos, contrapuestos e incompatibles. Este recurso de composición nosográfica es muy útil para reconocer los perfiles psicopatológicos, pues agiganta sus rasgos hasta la caricatura, pero se aleja paulatinamente de la realidad clínica.

La perspectiva clínica, en segundo lugar, reconoce y destaca que hay sujetos característicamente histéricos y que los hay también típicamente obsesivos, sujetos que jamás cambian de posición o polo en su neurosis. Además de estos casos puros, se observan otros muchos mixtos, esto es, casos con manifestaciones más mezcladas en sujetos con estructuras psíquicas menos perfiladas. Junto a los casos puros y los mixtos, se observan asimismo otros pacientes que pueden deslizarse de uno a otro polo, presentándose unas veces más histéricos y en otras ocasiones más obsesivos. Estas transiciones, cuando se dan de la obsesión a la histeria, suelen acompañarse de una mejoría general y un renacimiento de la vida del deseo; cuando se dan en la dirección contraria, acostumbran a asociarse a un empeoramiento correlativo al aplastamiento del deseo por las defensas.

En la visión unitaria de la neurosis, la histeria y la obsesión no conforman estrategias independientes sino que se alternan, se suceden y se combinan, de un modo similar a como lo hemos mostrado en la estructura psicótica con la esquizofrenia, la paranoia y la melancolía, cuando se interpretan como polos de una psicosis conceptualmente única.

Esta perspectiva móvil y elástica de la psicología patológica se aplica asimismo, en mi opinión, al desarrollo de su trama histórica. Como he tratado de resaltar en estas páginas, los modelos que usamos para acercarnos a lo real del *pathos* suelen seguir un movimiento que va de lo uno a lo múltiple, de lo continuo a lo discontinuo, de la visión unitaria de la locura a la múltiple, de todos locos o todos sanos a las fronteras que separan a unos de otros, de lo que la condición humana comparte a lo que separa a sus integrantes, de cuanto une a locos y cuerdos a cuanto los distingue y clasifica en tipos clínicos desiguales. Y vuelta a empezar.

La historia, la epistemología y la clínica enseñan que trabajamos con modelos animados por un incesante movimiento de lo continuo a lo discontinuo, de lo dimensional a lo categorial o estructural. Nos demuestran, además, que el lenguaje nos lleva a ver antagonismos allí donde seguramente sólo hay matices, tonalidades, gradaciones y diferencias. Aleccionan, por último, sobre los oxímoron, los cuales tienen el beneficioso poder de poner patas arriba el saber anquilosado. Esas gloriosas *contradicto in adiecto*, como la locura normalizada, abren las puertas de una nueva estancia del *pathos*. Ahora bien, una vez que ese espacio es conocido y nombrado, el saber se estanca de nuevo, se vuelve rígido y comienza a crepitar.

Y vuelta a empezar.

VIII

Opiniones sobre las psicosis ordinarias[350]

*Ordinario y extraordinario / Realidad clínica /
Diagnóstico excesivo*

Hace ya algunos años que la psicosis ordinaria dejó de ser un proyecto de investigación y se convirtió en un diagnóstico. Y no en un diagnóstico cualquiera, sino en el más habitual entre algunos colegas. Los diagnósticos, cuando

---

350. Una versión abreviada de este texto se escribió, durante las navidades de 2017-18, en forma de entrevista que me realizó Ángela González. Estaba previsto que se publicara en la web del Congreso de la Asociación Mundial de Psicoanálisis *Las psicosis ordinarias y las otras bajo transferencia*, celebrado en Barcelona entre el 2 y el 6 de abril de 2018. Aunque era un encargo, los directores del Congreso decidieron no publicarla. Nunca se nos dio ninguna explicación sobre ese hecho. Prefiero pensar que no gustó lo que decía a que carecía de interés o le faltaba calidad. Para salir de dudas, lo publico en este libro, después de añadir algunos comentarios y redactarlo como breve estudio. Que sea el lector quien opine y nos saque de dudas.

se realizan en el ámbito clínico, se refieren a enfermedades, trastornos, categorías, estructuras y tipos clínicos. Cuando a una alteración le damos el rango de diagnóstico, suponemos que los colegas —al menos los de la parroquia— saben a qué nos referimos. Con esas designaciones les aportamos, además, cierta información sobre el estado del sujeto, su tipo de funcionamiento, el tratamiento que podría convenirle y a veces hasta la gravedad y el pronóstico que cabe suponer. Quizás sea mucho esperar de un diagnóstico, pero en ocasiones, si es certero, aporta una información valiosa.

Nos quejamos a menudo de que los de la parroquia de enfrente cambian sus catálogos taxonómicos cada pocos años y que sus criterios diagnósticos son superficiales y desoyen al doliente. Es cierto, demasiados cambios como para no sospechar que sus repertorios de trastornos son convenciones motivadas por intereses ajenos a la clínica, aunque sean promocionados en nombre de una ciencia cada vez más deslustrada. En el fondo, todas las categorías clínicas y sus correspondientes diagnósticos son puro artificio, tanto las suyas como las nuestras. Ahora bien, ese predominio de lo inventivo sobre lo natural es necesario para el progreso de nuestro saber y el desarrollo del quehacer cotidiano. En este sentido, pese a los lastres que conlleva cualquier diagnóstico, admitimos que bien usados son útiles.

Los problemas de los diagnósticos se agrandan cuando lo que tratan de definir resulta oscuro, equívoco e impreciso. No importa que se usen habitualmente, que tengan muchos partidarios o que estén de moda. Si el referente se presta a la confusión, el diagnóstico, por más audaz que se presuma, debe ponerse en cuestión y revisarse su solidez teórica y su fundamento clínico. En esto, como en otras cuestiones, vale la pena tener en cuenta los comentarios de Aristóteles sobre los fundamentos del conocimiento, en especial cuando escribió: «Las cosas se llaman equívocas cuando tan sólo tienen de común el nombre, mientras que la definición de su esencia es distinta»[351]. Y tocante a las psicosis ordinarias, su definición deja mucho que desear, como pone de manifiesto su imprecisión descriptiva y el perímetro clínico que se les asigna.

Como en otras ocasiones, de cara a analizar el problema de la locura normal, en el que se incluyen las psicosis ordinarias, echaré mano de las tres lámparas habituales: la historia, la epistemología y la psicopatología. Ya se sabe que no es fácil dar con una descripción ni una definición precisa de algo que se sitúa en los bordes del conocimiento, de algo que de por sí constituye un oxímoron, de esos que pone patas arriba la arquitectura binaria de nuestros conocimientos. Tratar acerca de la locura normal nos pilla a todos con el pie cambiado, porque lo habitual es ocuparse de la locura en oposición a la normalidad. Ahí nos sentimos más cómodos. Pero ahora toca dar un paso al frente y menear el árbol de nuestros conocimientos con vistas a extraer algo provechoso[352]. Está claro que no conviene rehuir la confluencia de la locura y la normalidad ni renunciar a establecer una clase o categoría de locura normal o de normalidad loca, por seguir con la máxima que escribiera

---
351. ARISTÓTELES: *Categorías*, en *Obras*, Madrid, Aguilar, 1977, p. 232.
352. Lo que sigue no son más que comentarios generales. Si tienen algún valor es su vertiente diferente con respecto a la opinión general en nuestro medio.

Blaise Pascal[353]. En este caso, la complejidad del proyecto obliga a extremar la prudencia. Y dada esta complejidad, quizás convenga pararse un momento, recuperar la curiosidad y revisar con espíritu crítico el estado de nuestra investigación.

Ordinario y extraordinario

Las opiniones acerca de la psicología patológica están influidas por el lugar y el puesto en el que cada uno desempeña su trabajo. En mi caso, buena parte de la jornada se desarrolla en un Centro de Salud Mental. Pese a los muchos inconvenientes que tienen los servicios públicos de salud, también ofrecen algunas ventajas. La primera de ellas es el trato cotidiano con una amplísima variedad de pacientes en situaciones subjetivas de lo más variado, las cuales a menudo revisten cierta gravedad y urgen a inventar sobre la marcha. La locura aquí no tiene nada de extraordinario[354]. Al contrario, es lo ordinario. Además de la variedad de

---

353. Como escribió Pascal: «Los hombres son tan irremediablemente locos que sería estar loco de otra clase de locura no estar loco» (PASCAL, B.: *Pensamientos*, Madrid, Gredos, 2014, p. 147).

354. El término 'psicosis ordinaria' fue acuñado por Jacques-Alain Miller en el curso de la Conversación de Antibes, en septiembre de 1998. «Anoche me preguntaba —comenta Miller— cómo se llamará el libro que resulte de esta jornada. No pondremos *Neodesencadenamiento, neoconversión, neotransferencia*. ¿Pondremos *Las neopsicosis*? ¿Tenemos realmente ganas de unir nuestra elaboración con la neopsicosis? No me gusta en absoluto la neopsicosis. Y me dije: finalmente, hablamos de la psicosis ordinaria» (MILLER, J.-A. *et al.*: *La psicosis ordinaria*, Buenos Aires, Paidós, 2004, p. 201). A renglón seguido, Miller señala que a lo largo de la historia del psicoanálisis hubo un gran interés por las «psicosis extraordinarias», refiriéndose a Schreber y otros grandes psicóticos. A partir de ahí, muchos colegas comenzaron a distinguir entre psicosis ordinarias (modestas) y psicosis extraordinarias. Esta diferencia, como es natural, está sujeta

situaciones subjetivas y la gravedad de los cuadros clínicos, la segunda ventaja reside en que podemos atender a muchos de estos pacientes durante muchos años, a veces hasta nuestra jubilación. Y eso aporta un inestimable conocimiento, sobre todo de la locura, porque el trato con este tipo de personas pasa por incontables vicisitudes y con el paso del tiempo se acaban mostrando aspectos a veces impredecibles. Este tipo de práctica configura paulatinamente una visión particular de la psicopatología, seguramente diferente a la que favorece la práctica privada o la instantaneidad de las presentaciones de enfermos.

En este marco del que hablo, el uso de términos como *psicosis*, *esquizofrenia*, *paranoia* y otros similares, hace que nos estremezcamos un poco. Creo que nos conmovemos con razón, porque el contacto con la locura *stricto sensu*, con la locura dramática y terrible, no deja indiferente a nadie. Aunque lleves muchos años en la trinchera y te hayas acostumbrado al delirio, sorprende aún tratar con gente tan lunática, a veces brillante, pero también patética.

Lo que acabo de decir explica, al menos en parte, mi reticencia a la hora de calificar, con cierta ligereza, determinada experiencia subjetiva de *psicótica* y de clasificar a tal o cual sujeto en el grupo de los *psicóticos*. Quizás por eso creo que muchos de los llamados hoy día psicóticos ordinarios están bastante más cerca del Hombre de las Ratas o de Dora que de Schreber o de Aimée. Es una cuestión de perspectiva y de inevitable comparación: si muchos de tus pacientes están locos de remate, tiendes a elevar bastante la

---

al tipo de pacientes con los que uno trata habitualmente, puesto que para unos es habitual lo que para otros es extraordinario.

raya de la patología y a dar por cuerdos a la mayoría. Por eso me cuesta entender por qué la frontera artificial que separa en la actualidad neurosis y psicosis se ha corrido recortando territorio a la neurosis y ampliando la psicosis.

Si pensamos que la neurosis es una buena suplencia de la locura, la frontera se podría haber corrido al revés o podría haberse mantenido en la divisoria que venía ocupando. Todas las clasificaciones son artificiales. Los que llevamos algunas décadas en este asunto recordaremos cómo, en determinados momentos, la divisoria se movió al son de ciertos conceptos que favorecieron algunas modas. De hecho, hubo un tiempo no muy lejano, cuando la locura histérica multiplicó sus adeptos, que el territorio de la neurosis se expandió hasta el dislate y acogió a casos de esquizofrenia franca; había quien pensaba que Ellen West, la paciente de Ludwig Binswanger, era una histérica. Y hubo otro tiempo en que de pronto menguó, cuando los fenómenos elementales se convirtieron en una obsesión generalizada y los veíamos florecer por todos lados. A mi manera de ver, estos desplazamientos de la frontera hablan más del contagio del entusiasmo en los pequeños grupos que de la realidad clínica. A estas alturas soy más partidario de concebir las fronteras como litorales, según la imagen apuntada por Lacan y retomada por Miller. En su escrito sobre la novela *Gradiva*, Freud había destacado la fluidez de las fronteras, pasos que cada uno de nosotros atravesamos varias veces al día[355].

---

355. «La frontera entre los estados anímicos llamados normales y los patológicos es en parte convencional y en lo que resta es tan fluida que probablemente cada uno de nosotros la atraviese varias veces en el curso de un mismo día» (FREUD, S.: *El delirio y los sueños en la «Gradiva» de W. Jensen* (1907 [1906]), *Obras Completas*, t. IX, Buenos Aires, Amorrortu, 1976, p. 37).

Realidad clínica

No hay duda de que existen algunos sujetos cuya locura es discreta, ordinaria o normalizada, como la queramos llamar. Se trata de sujetos, en definitiva, que comparten con los psicóticos enloquecidos las características genuinas de la locura, aunque las experimenten de forma atenuada, de forma episódica y sin un quebranto radical a la hora de conducirse por la vida. Para decirlo con palabras del alienista J. M.ª Esquerdo: existen locos que no lo parecen. Ahora bien, toda la cuestión radica en establecer una definición de psicosis que incluya las formas más enloquecidas y las más normalizadas, una definición que perfile un perímetro que la separe de la neurosis con suficiente precisión. Lo cierto es que sabemos bastante sobre las formas más locas de la psicosis, esas formas con las que la clínica clásica construyó los tipos clínicos. Pero, debido a su dificultad intrínseca, sabemos muy poco de la locura discreta. Y las definiciones que se proponen, aunque estén bien argumentadas, como la de Emilio Vaschetto, acentúan más los aspectos provechosos que la propia descripción clínica: «Quizás quepan a esta altura unas pocas de definiciones posibles para las psicosis actuales u ordinarias: *un modo de locura sutil que ayuda a vivir* o bien, *una excentricidad que permite una ex-sistencia*»[356].

Sabemos muy poco de la locura normalizada, como digo, aunque haya sido investigada sistemáticamente durante los dos últimos siglos. Se le ha dado más de un centenar de nombres y se ha escrito sobre ella miles de

---

356. VASCHETTO, E.: *Ser loco sin estar loco*, Buenos Aires, Grama, 2018, p. 167.

páginas. Esta opinión coincide con muchos pensadores de la psicopatología, como Bleuler, quien dejó escrito que la forma más habitual de esquizofrenia era la forma latente, pese a que no sabía cómo caracterizarla con precisión; era una intuición basada en su amplia experiencia que no se sustanció en una descripción minuciosa[357]. A nosotros nos pasa algo parecido. Nos resulta sencillo describir la melancolía delirante, pero nos sentimos inseguros al detallar la melancolía simple o sin delirio. A medida que nos acercamos a la normalidad, la dificultad se multiplica exponencialmente, máxime si queremos ver ahí elementos genuinos de locura.

Conforme a lo anterior, estoy de acuerdo con el planteamiento inicial de Miller, cuando animó a indagar acerca de la psicosis ordinaria e hizo de ella un programa de investigación[358]. Se trata, en efecto, de un proyecto noble y necesario. Pero creo que se le han acordado soluciones demasiado precipitadas y excesivamente entusiastas, soluciones a las que les falta el soporte esencial de cualquier proyecto psicopatológico. Esa base se llama semiología clínica o *thesaurus semeiotucus*. Se trata, como todo el mundo sabe, de un lenguaje inventado que traduce las experiencias subjetivas, les da un nombre y las diferencia de otras similares[359]. En esto radica el primer paso de una

---

357. Este tipo de esquizofrénicos «viven en lo esencial como las demás personas, y se los considera normales» (BLEULER, E.: *Demencia precoz o grupo de las esquizofrenias*, Buenos Aires, Hormé, 1993, p. 98).
358. Sobre la historia de este término, véase V. PALOMERA, *Psicosis ordinarias. Sus orígenes, su presente y su futuro*, Granada, Universidad de Granada, 2013.
359. Desde el punto de vista descriptivo, pese a la dificultad que entraña, caben destacarse las aportaciones de J.-A. MILLER, «Efecto de retorno

psicología patológica bien hecha. La interpretación viene después. La interpretación es más cabal cuando se basa en los detalles de esas experiencias previamente nombradas y diferenciadas, no cuando se fundamenta en impresiones.

A mi manera de ver, la falta de esa semiología clínica y la exaltación propia de los grupos más bien cerrados ha contribuido a deslustrar el noble proyecto de investigar la psicosis ordinaria. A juzgar por lo que leo y hablo con los colegas, la psicosis ordinaria se ha convertido en una categoría ampliamente usada como diagnóstico, amplitud que contrasta con la imprecisión de su fundamento clínico. No basta con decir que tal sujeto presenta fenómenos discretos. Estamos obligados a decir cuáles son y por qué los consideramos de estirpe psicótica. Y si no estamos en condiciones de argumentarlo, mejor nos callamos y esperamos. Como decía antes, cuando estás a diario con locos, tiendes a ser parco en el uso de ciertos términos, sobre todo el de *psicosis*.

Diagnóstico excesivo

A mi manera de ver, creo que se abusa de este diagnóstico, cosa que se puede ver en las conversaciones clínicas, presentaciones de enfermos, discusiones de casos, etc. Veremos si dentro de una década se mantiene dicha preferencia. Por ahora, sin embargo, movidos por el frenesí

---

sobre la psicosis ordinaria», *Freudiana*, 2010, n.º 58, pp. 7-29; G. DESSAL, «Algunas maneras discretas de estar loco», en G. BRIOLE, G. DESSAL y V. PALOMERA, *Las psicosis ordinarias*, Granada, Poros Granada, 2018, pp. 63-108; J.-C. MALEVAL, «Elementos para una aprehensión clínica de la psicosis ordinaria». https://bit.ly/2zM3OxV, 2015.

de la novedad, algunos de nuestros colegas consideran que quien entra por la puerta de su consultorio es, hasta que se demuestre lo contrario, un psicótico ordinario, con lo cual interpretarán desde la óptica de la psicosis ciertas experiencias subjetivas un tanto raras. Otros sostienen que el primer psicótico ordinario de la historia fue el Hombre de los Lobos. Estas opiniones muestran la tendencia, arraigada en nuestro entorno, a considerar la psicosis ordinaria como la patología actual por excelencia, dando a entender, además, que es un trastorno de reciente aparición.

No comparto este punto de vista. Ni me parece que la psicosis ordinaria o locura discreta o normalizada sea una patología tan extendida, ni tampoco que sea tan reciente. De hecho, los comentarios de Lacan, en la presentación del caso Brigitte (abril de 1976), ponen en entredicho esa opinión generalizada[360]. Por una parte, señala que es muy difícil establecer los límites de la enfermedad mental, a lo que se puede añadir que más aún cuando se trata de la locura discreta. Dice también que «Kraepelin ya ha identificado esos curiosos cuadros». Según esta afirmación, sesenta y cinco años antes, este tipo de «enfermedades de la mentalidad» —tal como Lacan las calificó— ya se describían y nombraban. En efecto, Kraepelin las llamaba parafrenia confabulatoria (uno de los cuatro tipos de parafrenia que él describió); Dupré, en Francia, delirio de imaginación. Ahora bien, como todo el mundo sabe, Kraepelin inventó las parafrenias con los casos que no le cuadraban ni con la paranoia ni con la demencia precoz paranoide, casos que a

---

360. *Cf.* J. LACAN, *8 presentaciones de enfermos en Sainte-Anne,* Diciembre 75-Abril 76, FFCL España F7, pp. 143-163.

lo largo del siglo XIX los autores alemanes llamaban *formas fantásticas de la paranoia*, casos que la gente corriente denominaba *Wahnsinn*. De acuerdo con estos comentarios, se pueden extraer dos consideraciones. Por una parte, esas enfermedades de la mentalidad (a las que se ha situado en los orígenes de la actual psicosis ordinaria) ya se conocían en la clínica clásica. Por otra parte, la clínica clásica y nuestra clínica de las estructuras se bastan para diagnosticarlas y reconocerlas. Con esto quiero decir que se trataría de mejorar esa clínica con una semiología más actual y precisa, pero no creo que se pueda prescindir de ella.

Con respecto a la locura normalizada u ordinaria, nosotros partimos de preguntas que nos surgen en la clínica diaria. Son preguntas simples, como si tal sujeto es psicótico o no, si tal alusión está dentro de la autorreferencia enfermiza o es una mera rivalidad imaginaria, etc. Para responderlas podemos echar mano de tres lámparas: la psicopatología clínica, la historia y la epistemología. La historia y la epistemología, a menudo dejadas en el olvido, muestran que este tipo de locuras discretas se originó en el momento mismo que se opuso frontalmente la locura y la cordura (la psicosis y la neurosis, en nuestros términos), oposición de la que surgió la psicopatología moderna, hace ya más de doscientos años. Sobre este binario se edificó la psicopatología actual. Todo modelo binario —de acuerdo con Lévi-Strauss, Barthes y otros— favorece la elaboración de un saber, pero un saber un tanto artificioso por el contraste especular que establece entre sus elementos[361]. Pues bien, apenas se edificó la frontera

---

361. Véase el anterior estudio «¿Son tan antagónicas la neurosis y la psicosis?».

entre ambos territorios saltó a escena el *semialienado*, por usar el término de Leuret[362]. Este medioloco o loco lúcido o razonante está presente desde entonces y encarna a la figura tradicional del loco parcial, es decir, el loco antiguo. Basta con que hagamos una psicopatología categorial o estructural para que nos encontremos con esta presencia. Siempre ha sido así y será así. La psicosis ordinaria es un proyecto de investigación de un tema tradicional, aunque enfocado con los elementos de la nueva clínica nodal. De momento estamos en ello y no conviene precipitarse, menos aún con este asunto cuyas soluciones serán siempre provisionales[363].

---

362. TRÉLAT, U.: *La locura lúcida*, Madrid, Ergon. La Biblioteca de los Alienistas del Pisuerga, 2014, p. 54.

363. Y provisional también será, aunque documentada en su parte conceptual y sobria en los aspectos clínicos, la monografía *La locura normalizada* (en prensa), en la que con Kepa Matilla tratamos de forma sistemática y con todo lujo de detalles las cuestiones que aquí sólo se apuntan.

Trato con el loco
y tratamiento de la locura

IX

Transferencias en la psicosis

Diversidad / Saber y psicosis / Transferencias / Invariantes / No saber, no desfallecer, no comprender

El problema que se plantea en estas páginas atañe a la multiplicidad de experiencias de la psicosis y a sus muchas intensidades, características que se reflejan, como es natural, en todo lo tocante a la transferencia[364]. Más allá del amor al saber y del desciframiento del deseo inconsciente, el tratamiento de la psicosis despliega un amplio repertorio de variantes de la transferencia y mantiene a la vez algunos principios invariables en la posición del analista interesado

---

364. Una versión abreviada de este estudio se publicó en la revista *El Psicoanálisis*, 2018, n.º 32. Además de algunas correcciones menores, aquí se le ha añadido el último epígrafe sobre los tipos clínicos y las tres máximas a respetar en la clínica de la psicosis.

en el trato con el loco. De eso tratan estas reflexiones, en las que al menos se plantea con claridad un problema aunque las soluciones definitivas estén muy lejos de alcanzarse por el momento.

Diversidad

La psicosis es un ámbito de experiencias variadas e intensidades múltiples, pero extremas. Se hace difícil, incluso para los entendidos, compendiarlas en fórmulas sintéticas que muestren una quintaesencia común. Como enseña la locura de Daniel Paul Schreber, los polos melancólico, esquizofrénico y paranoico constituyen posiciones subjetivas dentro de una estructura única, extremos experienciales que el psicótico puede habitar en su habitual búsqueda de equilibrio. Además de estos polos, suficientemente conocidos desde el punto de vista descriptivo y metapsicológico, la psicosis o locura se expresa en proporciones muy diversas, desde las formas más discretas, normalizadas u ordinarias a los grandes estados de la melancolía delirante, la esquizofrenia paranoide o la paranoia hipocondriaca[365]. Según se desprende de la clínica diaria, se puede dar el caso de que un mismo sujeto pueda pasar por experiencias genuinas de cada uno de esos polos y presentar además graduaciones muy variadas.

---

365. Aunque se distingue a menudo en nuestro medio entre *psicosis* y *locura*, las doy aquí por equivalentes, cosa que no afecta a los propósitos de esta breve reflexión. Uso locura en un sentido general, como hizo Lacan al inicio del *Seminario 3*: «Las psicosis son, si quieren —no hay razón para no darse el lujo de utilizar esta palabra— lo que corresponde a lo que siempre se llamó, y legítimamente se continúa llamando así, las locuras» (LACAN, J.: *El Seminario de Jacques Lacan. Libro 3: Las psicosis*, Barcelona–Buenos Aires, Paidós, 1981, p. 12).

Este punto de vista sobre la psicosis, al que algunos tildan de heterogéneo y deshilvanado en lo tocante a la descripción y perímetro de las formas clínicas, tiene la gran ventaja de estar hecho a medida del sujeto y de ir en detrimento de la supuesta enfermedad. De ahí la consiguiente variabilidad, puesto que, aún existiendo los tipos clínicos, la multiplicidad y versatilidad de sujetos los supera con creces. Además, con vistas a entender dicha diversidad, conviene considerar al menos tres factores: las posibilidades de movimiento que permite la estructura, las contingencias que salpican el devenir y el amplio repertorio de quehaceres con los que se puede comprometer el propio sujeto de cara a darle una salida al drama en el que se ha metido.

Esta expresión clínica exuberante, propia de la estructura psicótica, se pone de relieve también en las modalidades dispares que adquiere en ella la transferencia, de tal manera que podría hablarse, sin caer en el dislate, de *transferencias* en la psicosis. Se admitirá que la fragilidad del loco discreto, la autorreferencia del paranoico, la indignidad del melancólico y la xenopatía del esquizofrénico propenden a modalidades transferenciales distintas, máxime si se tiene en cuenta que algunos de estos sujetos se mantienen en un equilibrio inestable aunque con crisis, otros adoptan modos de vida bastante normalizados y los más habituales en los Servicios de Salud Mental suelen estar locos de remate la mayor parte del tiempo.

Como sucede también en otros ámbitos de nuestro saber, la transferencia se ha descrito de forma antagónica en la neurosis y en la psicosis. Freud fue el primero en acentuar esta asimetría. Y puso en ella tanto énfasis que estableció, fiel a su vocación clínica, una nosografía basada en la oposición de ese binario. Según la clasificación propuesta a lo largo de la segunda década del pasado siglo, las psiconeurosis de transferencia se oponen a las psiconeurosis narcisistas. Esta distinción se justifica –a su parecer– por el hecho de que en las primeras la libido inviste los objetos y la transferencia se despliega en todo su esplendor, mientras que en las segundas la libido se retira sobre el yo y el florecimiento de la transferencia se agosta[366].

Los pioneros del psicoanálisis, provenientes muchos de ellos de la clínica psiquiátrica, se las ingeniaron para trasladar la teoría y la técnica freudianas a su práctica habitual y ampliaron su espectro de acción también a la locura y al trato con los locos. Tal fue el punto de partida de la terapéutica psíquica, inexistente hasta entonces. Y, con el paso de los años, esta iniciativa sería ampliamente desarrollada y transformada merced a las muchas y heterogéneas aportaciones de sus seguidores[367].

---

366. *Cf.* S. FREUD, «Introducción del narcisismo», en *Obras completas*, t. XIV, Buenos Aires, Amorrortu, 1975, pp. 65-98.

367. El llamado por los primeros alienistas «tratamiento moral» no debe considerarse un antecedente del tratamiento por la palabra inventado por Freud. Téngase presente que los alienistas, en especial François Leuret, estaban mucho más interesados en el *hacer* que en el *hablar*, es decir, se empeñaban hasta la obstinación, usando la fuerza y el castigo, en que los locos hicieran, con lo que descuidaban hablar con ellos para averiguar de qué y por qué sufrían. Mientras la locura estuvo vinculada a los desórdenes de las pasiones, como proponían Pinel y el primer Esquirol, ese tipo de preguntas resultaban de lo más pertinentes y tenían un sentido. Cuando las pasiones se dejaron de lado y el médico se puso enfrente del loco, lo que sucedió se parece más a una de esas historias de Plutarco, en las que dos personajes llevan vidas paralelas. Rivalidad, competencia, castigo y venganza son los elementos que se pueden leer en muchos de aquellos tratamientos, en especial en el que Leuret llevó a cabo con

Más de un siglo ha pasado desde que se realizaran estas observaciones. Durante este tiempo, la experiencia acumulada en esta materia es cuantiosa y el trato con la locura se ha vuelto habitual entre algunos analistas. Del embrión suizo, afincado en la clínica del Burghölzhi, por entonces dirigida por Eugen Bleuler, varios de sus adjuntos asumieron el tratamiento de psicóticos siguiendo la inspiración freudiana, en especial Otto Gross, Franz Riklin, Sabine Spielrein, Ludwig Binswanger y el prometedor C. G. Jung. Más próximo a Freud, al menos hasta que emigrara a EE. UU., el vienés Paul Federn desarrolló un tipo de psicoterapia basada en el fortalecimiento de la investidura afectiva del yo y de sus fronteras. A diferencia de Freud, Federn y otros muchos (Viktor Tausk, Alphonse Maeder, Hermann Nunberg, Karl Landauer, por citar sólo a algunos de ellos) comprobaron que entre el loco y el terapeuta se desarrollaba un tipo especial de transferencia y que el uso de la interpretación resultaba muy problemático[368]. En el Reino Unido, algunos seguidores de Melanie Klein (Wilfred Bion, Ronald Fairbairn, Herbert Rosenfeld y Hanna Segal) asumieron asimismo el tratamiento de este tipo de pacientes. Quizás la mayor repercusión de las psicoterapias psicoanalíticas de la psicosis se alcanzó en EE. UU. con Adolf Meyer, Frieda Fromm-Reichmann, Harry Stack Sullivan, Harold Searles, John Nathaniel Rosen y Silvano Arieti, secundada en la Europa continental por Gaetano Benedetti y Christian Müller.

---

el loco Nicola. *Cf.* F. LEURET, *Des indications à suivre dans le traitement de la folie: mémoire lu à l'Académie royale de médecine, le 2 décembre 1845*, París, Vve Le Normant, 1846, pp. 32-42.

368. Para más detalles, véase V. PALOMERA, *Pioneros de la psicosis*, Barcelona, Gredos, 2015.

Saber y psicosis

En las menciones anteriores, hechas a vuelapluma, he prescindido momentáneamente de la obra de Lacan y de las contribuciones de sus muchos seguidores, asunto que ahora se apuntará. Con vistas a compendiarlas, las relacionaré tan sólo con un referente, el saber, aspecto muy llamativo en la experiencia de la locura. Da la impresión de que dicho referente está presente en la reflexión de Lacan sobre la psicosis desde que conociera a Aimée. Esta consideración se desprende del siguiente comentario de 1974, en el cual enfatiza que había sido la pregunta sobre qué es el saber, suscitada en el marco de su indagación sobre la psicosis, la que le «había deslizado hacia Freud»; e inmediatamente añade: «Porque la paciente de mi tesis, el "caso Aimée", sabía. Como ustedes saben, ella confirma aquello de lo que partí: ella inventaba. Por supuesto, eso no basta para asegurar, para confirmar, que el saber se inventa, porque, como se dice, ella desvariaba [...] Pero así fue como me llegó la sospecha. Naturalmente, yo no lo sabía»[369]. Desde luego, se mire como se mire, la vinculación del saber y la psicosis está presente en las descripciones de los grandes pensadores de la psicopatología, sobre todo al destacar la convicción genuina del delirio y su formación a través de interpretaciones. También J.-A. Miller se hace eco de este parecer cuando, mediante una fórmula provocativa, señala: «[...] todo saber es delirio y el delirio es un saber»[370].

---

369. LACAN, J.: *Los incautos no yerran, Les non-dupes errent*, Seminario inédito, clase del 19 de febrero de 1974.
370. MILLER, J.-A.: «La invención del delirio», en J.-A. MILLER *et al*, *El*

Transferencias en la psicosis

Con la sola referencia al saber se han trenzado, en mi opinión, buena parte de explicaciones teóricas de la locura y de su terapéutica. Su presencia es proporcional al papel que se atribuye en nuestra orientación psicoanalítica al polo paranoico de la psicosis, es decir, a la salida delirante de la locura y a la versión erotomaniaca de la transferencia[371]. Esta querencia por la paranoia se especifica, en múltiples ocasiones, cuando se la convierte en sinónimo de psicosis. Sin ir más lejos, el propio Lacan, en la Apertura de la Sección Clínica de Vincennes, el 5 de enero de 1977, señaló: «La paranoia, quiero decir la psicosis, es para Freud

---

saber delirante, Buenos Aires, Paidós, 2005, p. 94. A tan provocadora fórmula, añade Miller a título de explicación: «Escuchando repetir lo que afirma Lacan sobre lo interesante de la invención de saber, el psicótico se presentaría como el delirante que no retrocede ante la elaboración de saber (recuerden, por otra parte, que también se dice que el analista no debe retroceder ante el psicótico), con el elemento de delirio que hay siempre en esta invención» (*Ibídem*).

371. Con respecto a la dimensión erotomaniaca de la transferencia, Freud ya la había insinuado en su estudio sobre Schreber, cuando señaló: «La raíz de aquella fantasía femenina que desató tanta resistencia en el enfermo habría sido, entonces, la añoranza por el padre y el hermano, que alcanzó un refuerzo erótico; de ellos, el segundo pasó por trasferencia al médico Flechsig, mientras que con su reconducción al primero se alcanzó una nivelación de la lucha» (FREUD, S.: *Puntualizaciones psicoanalíticas sobre un caso de paranoia* (Dementia paranoides) *descrito autobiográficamente* (1911 [1910]), en *Obras completas*, t. XII, *op. cit.*, p. 47). Asimismo, en uno de sus escritos de técnica psicoanalítica, refiriéndose a la paranoia, había destacado la vertiente negativa de la transferencia y sus consecuencias nocivas: «Donde la capacidad de trasferir se ha vuelto en lo esencial negativa, como es el caso de los paranoicos, cesa también la posibilidad de influir y de curar» (FREUD, S.: «Sobre la dinámica de la trasferencia» (1912), en *Obras completas*, t. XII, *op. cit.*, p. 104). De igual modo, a lo largo de *Seminario 3*, también en referencia Schreber, Lacan destacó la «erotomanía divina» dirigida a Flechsig (*Cf.* J. LACAN, *El Seminario de Jacques Lacan. Libro 3: Las psicosis*, *op. cit.*, p. 182 y p. 442). Y una década más tarde, precisó que Schreber se situaba en «posición de objeto de una erotomanía mortificante» (LACAN, J.: «Présentation des *Mémoires d'un névropathe*» (1966), *Autres écrits*, París, Seuil, 2001, p. 217).

absolutamente fundamental»[372]. De igual modo, Miller acentúa la «nobleza» de la paranoia con respecto a la esquizofrenia, cosa que argumenta refiriéndola al estado original del sujeto[373]. Incluso se alaba cierta *paranoidización* de la esquizofrenia, movimiento que tendría como finalidad acotar el malestar presente en la esfera corporal mediante una suerte de «catarsis de la esquizofrenia», según comenta M. Bassols a modo de resumen del debate[374].

Ahora bien, aún siendo fundamental y frecuente, la polaridad paranoica y su correspondiente transferencia erotomaniaca y persecutoria no aúnan ni compendian la diversidad psicótica. Es evidente que dicha condición descuida los polos esquizofrénico y melancólico, además de quedarse corta a la hora de explicar todas las formas discretas de la locura.

Transferencias

El trato y el tratamiento de la locura se enfocan en psicoanálisis siguiendo la referencia del modelo de la neurosis y se materializan como una variante de signo contrario. Freud inventó un dispositivo terapéutico para sujetos neuróticos

---

372. LACAN, J.: «Apertura de la Sección Clínica [Vincennes el 5 de enero de 1977]», en *Ornicar?*, 1981, n.º 3, p. 44.

373. «La paranoia es noble, si me permiten, en comparación con la esquizofrenia. No olvidemos que Lacan, antes de designar la histeria como estado fundamental del sujeto [...], había empezado a decir que la paranoia es el estado nativo del sujeto. Decir que la paranoia es primera, es hacer de la psicosis, y de la psicosis paranoica en particular, el estado original del sujeto» (MILLER, J.-A.: «Apertura», en J.-A MILLER *et al.*, *Cuando el Otro es malo...*, Buenos Aires, Paidós, 2011, p. 75).

374. *Ídem*, p. 112.

basado en la transferencia y la interpretación. Además de la sustancia psicopatológica, el propio dispositivo le sirvió también para caracterizar la neurosis: se dice que un sujeto es neurótico cuando se interroga acerca de su malestar y se cree implicado en lo que sufre; cuando supone que hay un saber que se le escapa, un saber que, a buen seguro, si se pone en buenas manos y logra dar con algunas claves importantes, le ayudará a recobrar el equilibrio. Hay, por tanto, un saber al que no logra acceder aunque crea en él a pie juntillas y lo sitúe inicialmente en algún lugar fuera de sí mismo. De ahí que dirija su pregunta a otro, a alguien al que presupone que sabe sobre el enigma de su dolor gozoso, alguien que le dé un sentido que obre como bálsamo. Porque el neurótico es sobre todo un creyente, alguien que cree en el sentido velado de lo que le pasa, piensa y siente. Cree en el inconsciente y asigna un lugar desde donde indagar en ese saber que no sabe y descifrar así algo de su deseo inconsciente.

Conforme a este planteamiento, la transferencia adquiere un poder decisivo en la cura y se convierte en su modo esencial de proceder, en su principio activo. Así concebida, el analista funciona como un gran Otro, un oyente fundamental que, mediante sus diversas puntuaciones, determina la significación. Esta relación asimétrica le otorga un gran poder, puesto que se lo concibe como amo de la verdad. De hecho, como señala Lacan, todos los aspectos de la cura convergen en la transferencia, de ahí que conceptúe la función del Sujeto supuesto Saber como el «pivote desde donde se articula todo lo que tiene que ver con la transferencia»[375]. Esta teoría del Sujeto supuesto Saber considera la transferencia como «la consecuencia inmediata de la estructura de la situación analítica, es decir, como la consecuencia inmediata de lo que Lacan llamó el discurso analítico», según especifica J.-A. Miller[376].

Tocante a la transferencia, la locura y la neurosis muestran diferencias importantes. Estas desemejanzas, como intento destacar, tienen mucho que ver con la relación y la función que el sujeto atribuye al saber. El loco no necesita a nadie que le aporte un saber sobre sí mismo, en especial cuando se sitúa en el polo paranoico. Al contrario, él se siente dueño y señor del saber. Y lo que sabe es que el Otro malvado lo ha tomado por su objeto de goce, según la concisa fórmula de Lacan[377]. Se trata de un saber denso, de esos que no se diluyen por medio de razonamientos ni encuentran distracción en la desmemoria, un saber demasiado real e imprescindible para sobrevivir.

Sí, necesario e imprescindible, porque al paranoico el saber como tal le trae al pairo. Lo que le interesa del saber es la consistencia férrea que le aporta. A diferencia del filósofo, del curioso o del estudioso, el paranoico se agarra al saber por una necesidad vital y porque está seguro de que nada ciega más que la certeza. Y es ahí donde se juega todos sus triunfos, desesperado y solo como está. Nada le tranquiliza más que la firmeza de su convicción y a nada teme tanto como a la

---

375. LACAN, J.: «Proposition du 9 octobre 1967 sur le psychanalyste de l'École», en *Autres écrits, op. cit.*, p. 248.
376. MILLER, J.-A.: *Seminarios en Caracas y Bogotá*, Buenos Aires, Paidós, 2015, p. 197.
377. *Cf.* J. LACAN, «Présentation des *Mémoires d'un névropathe*» [1966], en *Autres écrits, op. cit.*, p. 215.

posibilidad de perderla. Porque sabe que si esa chifladura a la que se agarra con los dientes fuera mera locura, como a veces llega a sospechar y a reconocer, en ese mismo instante se precipitaría hacia el fondo más oscuro y último de la locura, es decir, hacia la melancolía. La defensa que apuntala su locura es tan potente y cegadora como la dosis de engaño que necesita, según dejó escrito, con otras palabras, Friedrich Nietzsche[378]. Las creencias y la fe le resultan fruslerías ridículas e inservibles. Cuando de verdad se desequilibra y entra en crisis, comienza a bracear desesperado a la búsqueda de un referente al que asirse, un eslabón que lo detenga y equilibre, una fórmula eficaz, a poder ser sobre la maldad esencial del Otro y sobre su incuestionable inocencia, como se observa en el Hombre de los Lobos[379].

Pero para desgracia del propio loco, las cosas son demasiado reales y las creencias demasiado inconsistentes. De ahí que haga todo lo posible por soldarse a un axioma, esto es, una proposición autosuficiente que no necesita demostración. Mejor perseguido, ninguneado, despreciado y humillado que ignorado. Y mucho mejor aún que verse reducido a escoria y ruina melancólica o que romperse en mil pedazos,

---

378. En distintos momentos de su vida, Nietzsche dejó dos hermosas perlas sobre la locura y la condición humana, de esas que merecen mantenerse vivas en el recuerdo: «No la duda, la *certeza* es lo que vuelve loco...» y «¿Cuánta verdad *soporta*, cuánta verdad *osa* un espíritu? Esto fue convirtiéndose cada vez más, para mí, en la auténtica unidad de medida» (NIETZSCHE, F.: *Ecce homo. Cómo se llega a ser lo que se es*, Madrid, Alianza Editorial, 2001, p. 50-51 y p. 19, respectivamente).

379. El Hombre de los Lobos se paranoidizó, da la impresión, a consecuencia de las interpretaciones iatrogénicas de su analista, Ruth Mack Brunswick, empeñada en descabalgarlo de la identificación de ser *el colaborador* de Freud, en la que se sostenía a duras penas en un estado melancólico simple y acorazado en múltiples defensas obsesivas.

volverse transparente y quedarse radicalmente solo, como el esquizofrénico.

De estas consideraciones extraídas de la psicología patológica se deriva un tipo especial de relación, encuentro y trato entre el clínico y el psicótico, mejor dicho: entre el clínico y la posición subjetiva del loco en cada momento de su locura. Tocante a la transferencia, entre la neurosis y la psicosis se observa, *grosso modo*, una inversión. Esta oposición llega hasta el antagonismo bastante radical cuando el sujeto psicótico se sitúa en el polo paranoico o cuando se da algún tipo de formación delirante, sea en la melancolía (melancolía delirante) o incluso en la esquizofrenia (esquizofrenia paranoide). En cambio, dicha inversión se diluye paulatinamente a medida que el loco se adentra en las formas más puras de la esquizofrenia (xenopatía, síndrome de pasividad, locura discordante verbal), de la melancolía simple y de las locuras normalizadas, discretas u ordinarias. Desde este punto de vista, la dimensión real encarnada por el Sujeto supuesto Saber (hay un saber y ese saber esencial concerniente al sujeto psicótico lo tiene el analista) se da en todo su esplendor cuando el psicótico se sitúa en el polo paranoico de la psicosis y se desvirtúa a medida que se aleja de él.

No es sencillo especificar lo característico de cada polaridad de la locura en lo relativo a la transferencia; es un proyecto ambicioso pero inacabado. Por eso, de momento, debemos guiarnos por lo que nos muestran los perfiles psicopatológicos y adaptar a ellos nuestro quehacer con cada sujeto concreto. Con arreglo al perfil del melancólico, se destaca un ser que gusta tildarse de indigno y se humilla hasta el extremo del delirio de insignificancia (*Kleinheitswahn*). En eso el melancólico se nos presenta como lo contrario del engreído paranoico, quien mantiene una ligazón absoluta con el Otro, ese Otro omnipotente, omnipresente, esencialmente malvado y sediento de goce. Ahora bien, mientras el paranoico identifica el goce en el lugar del Otro, el melancólico, por el contrario, manifiesta una trabazón incondicional con el objeto, en la cual él acaba colonizado por su idolatrado objeto, ese objeto triunfante, como señala Lacan[380]. El esquizofrénico está anegado por un lenguaje astillado y habita un cuerpo hecho jirones. Es el hombre hablado, el xenópata y hombre de vidrio por excelencia, la marioneta manipulada por una instancia que no es su yo y hablada desde un lugar en el que no se reconoce; es el hombre dividido, discordante e invadido por el nuevo demonio del lenguaje. En él habita un Otro, amo y señor del lenguaje, un Otro que habla cuando le viene en gana, sin contar con la voluntad de su único y perplejo interlocutor. Tiene por exclusiva compañía a las voces. Para él las palabras son cosas, y lo simbólico, real. Estas características dan una idea de la importancia que puede adquirir en su caso usar medios simbólicos destinados a modificar algo de la posición del sujeto con respecto a lo real del goce, dejando a un lado el sentido y preocupándose únicamente de la regulación del goce mediante alguna invención *sinthomática* singular.

---

[380]. Al final del Seminario sobre la angustia, Lacan considera que Freud admite que en la melancolía no se cumple el proceso de duelo, porque el objeto supera a la dirección del proceso, de ahí que: «Es el objeto el que triunfa» (LACAN, J.: *El Seminario. Libro 10: La angustia*, Barcelona-Buenos Aires, Paidós, 2006, p. 262).

Invariantes

Son muchas, como se ve, las diferencias que caracterizan los polos de la psicosis. Por esa razón, el clínico adopta una posición versátil, adaptada a cada situación y momento subjetivo. Más allá de estas diferencias, sin embargo, se dan algunas constantes a la hora del trato con la locura. Como anoté con anterioridad, aquí los operadores que funcionan en la neurosis, en especial el Sujeto supuesto Saber y el semblante del objeto, están desarticulados. El loco nos visita sobre todo porque está esencialmente solo y porque busca un testigo al que mostrarle algo de su patético, abrupto y prodigioso repertorio de experiencias. No hay mucho que entender de todo eso, salvo proveerle de un cierto saber hacer con lo real y dejarnos usar para todo lo que suponga una limitación de su goce, de ese exceso que define de por sí cualquier locura.

Corre de nuestra cuenta contribuir con nuestra presencia, mostrarle un cierto interés y hacerle saber sobre nuestro compromiso con él. También le damos a entender que no lo tememos, que somos tolerantes con las diferencias y que la locura no nos incomoda, ni siquiera la nuestra. Pero al loco le corresponde coger nuestra mano si quiere escapar del lecho de Procusto. Si es así, de nuestro tratamiento podría surgir una invención que le equilibre. ¿Cómo? A menudo mediante la fabricación de un síntoma, esto es, recorriendo el camino inverso al de la neurosis, en donde el empeño se pone en el desciframiento. Se trata, como escribe con acierto Jean-Louis Gault, «de ir de lo real hacia lo simbólico, [...] de encontrar una solución de tratamiento del demasiado-de-goce, precisamente por síntoma»[381].

Como acaba de decirse, la transferencia en la neurosis se apuntala en el Sujeto supuesto Saber, en el semblante del objeto y en el papél esencial que se atribuye al saber en la obtención de una significación sobre el deseo inconsciente. Da la impresión de que estos aspectos confieren una sobria unidad a la estructura neurótica, puesto que, con sus distintas variantes, se observan en sus dos polos genuinos, la histeria y la neurosis obsesiva. En cambio, con respecto a la transferencia, la psicosis se antoja más heterogénea. Y esta variabilidad tiene que ver, como he sugerido hasta ahora, con las diferencias entre sus tres polaridades características, con el amplio repertorio de experiencias que se dan y con las múltiples intensidades que se llegan a padecer y gozar. A pesar de tanta variación, el quehacer del clínico se encamina por lo general a rebajar los excesos de lo real mediante la creación de algo tan prosaico como un síntoma.

No saber, no desfallecer, no comprender

Pese a la variedad de experiencias que observamos en la locura, estamos obligados a perfilar aquéllas que le son exclusivas y a concretar en lo posible su contorno. En otras ocasiones, cuando me propuse dar una definición de la locura o psicosis, agrupé esas experiencias en referencia al saber y la verdad (la certeza, la revelación y el rigor), a las relaciones con los otros (la suspicacia, la desconfianza,

---

381. GAULT, J.-L.: «Dos estatutos del síntoma: *Let us turn to Finn again*». Citado en: https://bit.ly/2NciMkp.

el perjuicio, la autorreferencia, la extrañeza, la intrusión xenopática, la soledad por excelencia, el desinterés absoluto, la culpabilidad sin límites), a la satisfacción, el placer y el goce (la plenitud, el exceso y la intensidad insoportable), al cuerpo (la fragmentación, la discordancia, la desposesión, la desunión y el abandono), a la vida (el desconsuelo, la desvitalización y, en algunos casos, la muerte del deseo). Está claro que estas coordenadas son insuficientes y además imprecisas. Bastante es con que sirvan de orientación. Hay que acostumbrarse a que en la locura, los fenómenos patognomónicos son pura quimera. En cualquier caso, el análisis semiológico y el termómetro de la transferencia suelen orientar con precisión.

Aún siendo consciente de que es una tarea complejísima, trazaré un boceto aproximado de esas experiencias con vistas a encarrilar en el trato con este tipo de sujetos. Según lo dicho hasta aquí, la locura se perfila como una defensa radical destinada a sobrellevar la vida de algún modo. Nadie enloquece por capricho ni por algún defecto, sea el que fuere, sino por extrema necesidad. Por eso, cuando estamos ante un loco nos conviene meditar cómo estaría sin su locura y qué sería de él sin la droga del delirio y la compañía de las voces. Si se enfoca de este modo, la locura, además de su caracterización psicopatológica, se define por su función de estabilizar, compensar o contrapesar una inestabilidad insufrible, es decir, un mal mayor. Hasta donde sabemos, las formas de reequilibrio son incontables. Se puede decir que hay tantas como locos. Ahora bien, es cierto que muchos locos echan mano del delirio y de identificaciones poderosas, otros del paso al acto y algunos ingenian soluciones singulares, de esas que sólo sirven a su inventor.

A medida que seguimos concretando el retrato de la locura, adquiere mayor relieve la relación absoluta con el saber, el fracaso extremo de la vida del deseo y la imposibilidad absoluta de relacionarse con los otros. Este triple fracaso aboca a menudo a realidades que chocan de frente con la realidad común, la nuestra, la de los que podemos sobrevivir sin la ceguera de la certeza, nos confiamos a la insatisfacción del deseo y a los enredos del amor y nos tomamos la vida como algo ilusorio. Al ser la locura una defensa radical que arrastra ese triple fracaso, las experiencias que favorece suelen circunscribirse a tres posiciones características. La primera posición parte de la certeza sobre la maldad del Otro y culmina en la inocencia del sujeto; entre ambos extremos se da una relación inversamente proporcional, o lo que es lo mismo: la certeza sobre el Otro encubre la culpabilidad del sujeto. La segunda se despliega a partir de la culpabilidad y el autodesprecio del ser y de la existencia, y concluye en la indolencia, la abulia y la incapacidad de amar a los otros, los cuales sólo están ahí como posibles afectados de la maldad absoluta que el sujeto es. La tercera es un bucle en el que se recrudece el encierro interior y la imposibilidad absoluta de relacionarse, de tal manera que al vivir tabicado en el Uno, la única compañía posible son el eco y la reverberación de la xenopatía y las experiencias de la fragmentación. Estos tres tipos de experiencias configuran los tres polos característicos de la locura: la paranoia, la melancolía y la esquizofrenia. Cada uno de ellos se especifica en relación a tres referentes: el Otro, el objeto y el Uno. Conforme a lo expuesto, se podría hablar de tres tipos de locura: locura del Otro (paranoia), locura del objeto (melancolía) y locura del Uno (esquizofrenia). Según esta perspectiva, cada uno de estos tipos clínicos no serían posiciones estables sino intercambiables. Creo que un enfoque de este tipo, sin duda mejorable, ayuda a entender algunas cosas esenciales. La principal responde al hecho según el cual la mayoría de nuestros pacientes psicóticos veteranos han pasado por varios polos y su locura es mucho menos estática de lo que se dice en los manuales oficiales, entre otras cosas porque la locura no es un desgobierno sino un abrupto peregrinar cuyo conductor es el propio loco.

Es de interés también considerar que estos tipos clínicos no son el resultado de una alteración, cuyas consecuencias darían pie al surgimiento de algo nuevo en el sujeto o a la creación *ex nihilo* de una nueva persona. En contra de lo que Jaspers llevó a cabo con su erróneo concepto de «proceso», la condición humana tiene su historia y sus determinantes. En este sentido, esos tipos clínicos serían la expresión ruidosa de algo que ya está de forma embrionaria en cada loco potencial. Y no sólo en cada candidato a la locura, sino también en cada uno de nosotros, conformándonos a todos nosotros. Las hechuras de la condición humana, según esta perspectiva, se constituirían con los elementos esenciales de la locura. Bien es cierto, y así conviene enfatizarlo, que en proporciones diferentes y sobre todo mediante formas muy distintas de experimentarlos.

Este punto de vista sitúa la locura en el corazón del hombre.

Fue desarrollado hace muchas décadas por algunos teóricos de las constituciones patológicas y sobre todo alcanzó su cénit en la obra de Melanie Klein y en la de Jacques Lacan. En el pensamiento psicopatológico de este último, llama la atención hasta qué punto su visión general del sujeto humano está configurada a partir de la experiencia de la locura, bien sea la dimensión paranoica del yo (Imaginario), el hombre hablado (Simbólico) o la discordancia de los tres registros con el predominio del goce solitario (Real). A estas alturas de extrema *patologización* y segregación de lo diferente, quizás valga la pena enfatizar que entre los componentes primigenios de la condición humana se hallan lo paranoico, lo esquizofrénico y lo melancólico. O, para ser más precisos y de acuerdo a su orden lógico, lo melancólico, lo esquizofrénico y lo paranoico, es decir, la ausencia de deseo, la soledad xenopática y la concreción de un Otro (malvado), gracias a lo cual se fortalece la identidad y la vida cobra sentido. En fin, de locos todos tenemos un poco. Pero eso no implica que dejemos de establecer diferencias, fronteras a las que, como es natural, conviene dinamitar de inmediato[382].

Sobre estos rudimentos de la condición humana se

---

382. De esta manera puede entenderse la trabazón entre dos máximas de Lacan, sólo aparentemente contradictorias, como son: «No se vuelve loco quien quiere, sino quien puede» y «Todo el mundo es loco, es decir, delirante». La primera, según recuerda en su texto «Acerca de la causalidad psíquica», Lacan la había escrito en la sala de guardia durante su periodo de formación psiquiátrica (*Cf*. J. LACAN, «Acerca de la causalidad psíquica», *Escritos 1*, México DF, Siglo XXI, 2009, p. 174). Con respecto a la segunda, véase J. LACAN: «Journal d'Ornicar?», *Ornicar?*, 1979, n.° 17-18, printemps, p. 278. Son, como se ve, los dos extremos de la eterna polémica entre lo uno y lo múltiple y lo continuo y lo discontinuo.

desarrollarían las tres formas de locura, la del Otro, la del objeto y la del Uno. Tocante a la primera, de siempre se han destacado las malas relaciones que el paranoico despliega a cada paso que da, los problemas de trato que encuentra y genera, sea con los vecinos, la familia, los transeúntes o los compañeros. Su convicción acerca de la maldad del Otro es tan absoluta que cualquier objeción se convierte en afrenta y motivo de desconfianza. No hay detalle que escape a su interpretación autorreferencial y de perjuicio. Su mundo es una esfera en la que todas las señales se dirigen a él, centro absoluto de las referencias. Hablar y tratar con él obliga, por una parte, a una ascesis de ingenuidad e ignorancia y, por otra y a la vez, a mostrar una firmeza incuestionable. Si algo agradece el paranoico es nuestra ignorancia. Y si algo lo conmueve y le cuestiona es vernos cómodos en nuestro desconocimiento, lo que le da a entender que no necesitamos la luz cegadora de la certeza. De ahí que la máxima a seguir con él sea *no saber*.

La locura del objeto o melancolía se contrabalancea a la perfección con la locura del Otro. Son la cara y la cruz. De tal manera que cuando la cruz es insoportable, se suele pasar a la cara; y viceversa. En el fondo de todo paranoico hay un melancólico. Como ya se ha dicho anteriormente: el melancólico es un paranoico de sí mismo. Entre estas dos polaridades, conviene seguir la pista del objeto, del *kakón*, de la maldad esencial, de eso que ni por asomo el sujeto estaría dispuesto a reconocer de sí mismo y su locura es la trituradora que destruye cualquier atisbo de implicación. De la situación y fijación de ese objeto deriva que haya culpa o acusación, autorreproche o insulto, convicción sobre la propia indignidad o certeza sobre la maldad del Otro. De ahí que al melancólico le alivie investir a un Otro con ese objeto abominable que lleva pegado a la piel de su alma. Cuando esto sucede, como en el delirio de plagio de Wagner, el dolor de existir melancólico se aminora, y la culpa y los autorreproches se suavizan en la misma proporción que funciona la invención del Otro de la maldad y la persecución. En esa migración del polo melancólico al paranoico, el sujeto se reinventa, aunque sea de forma transitoria. Y lo primero que hace es vestirse con la túnica blanca de la inocencia. Claro que el vestido no hace la esencia, de ahí que necesite cegarse con el humo del delirio, apasionarse con el odio a lo diferente y ascender hasta la más alta cota del castillo narcisista, una posición rutilante a la que todas las miradas se dirigen y todos los chismorreos aluden. Ese perseguido por sí mismo, al que llamamos melancólico, se reconforta siempre que da con el eureka de la persecución de un Otro. Es más fácil huir de alguien que de uno mismo. Por eso resulta más equilibrante tener un enemigo en el exterior que en el propio tuétano.

La posición melancólica es insufrible. De ahí que se halla descrito, desde Guislain hasta Séglas, como el sufrimiento por excelencia, el dolor del alma más intenso. La monotonía, la abulia, la lentitud crujiente, la exhibición del lamento, el autorreproche acerado, la culpa extravagante, el autodesprecio más descarnado, el poderío de dañar todo cuanto le rodea, la falta de vida, la muerte del deseo, todos esos rasgos se nos presentan a diario con cada visita del melancólico. En su casa ya no hay luz; el frigorífico no tiene comida; los hijos se fueron; no hay agua; todo es oscuridad y muerte. Con un ser así, lo mejor que podemos hacer es mostrarnos pletóricos de vitalidad, luminosidad y entusiasmo. Porque él viene periódicamente a que le transfundamos algo de nuestro deseo. Y nosotros debemos consentir a que se lleve parte de nuestra libido. Como el vampiro, el melancólico viene a por una dosis de nuestra vida. Por eso, con él, la máxima que conviene es *no desfallecer*.

La fragmentación genuina del esquizofrénico contrasta con la inexpugnable fortaleza del yo del paranoico. Esta desemejanza no deja de llamar la atención, pese a que ambos son locos y que a veces confluyen en el ramal de la paranoia esquizofrénica o la esquizofrenia paranoide, e incluso alternan la posición, como Schreber. Esta locura del Uno o polo esquizofrénico nos muestra a un sujeto en la antípodas del Otro. Desde este punto de vista, la esquizofrenia refiere un tipo de locura solipsista, cuyos términos más enfáticos fueron los acuñados por Freud (autoerotismo), Bleuler (autismo) y E. Minkowski (pérdida del contacto vital con la realidad). Conviene advertir, aunque a algunos les resulte chocante, que la huida del esquizofrénico a otro mundo solitario se acompaña inexorablemente de la fragmentación de identidad y la discordancia de los componentes psíquicos. Pero eso es lo que observamos a diario. De manera que esconderse en el Uno trae consigo el ruido de la falta del Otro. Como es de esperar, la falta de unidad que posibilita la referencia del Otro se hace sentir sobre todo en los efectos de fragmentación: voces, cenestopatías, desgobierno pulsional, estallido del soporte imaginario, etc.

Con alguien que todo lo interpreta en relación consigo mismo y tiene por lema que no hay casualidades sino causalidades, como ya se dijo, lo mejor es hacerse un poco el bobo y mostrar cierta curiosidad. Con quien está a falta del soplo del deseo, es recomendable insuflarle algo del nuestro. Y con el loco del Uno cabría una advertencia y una máxima. Sírvanos de advertencia la imposibilidad que estos sujetos tienen para establecer lazo o relación. Y cuando nos parece que la tienen y que se entienden con los otros, eso, en la mayoría de los casos, es pura apariencia. El esquizofrénico está loco pero no es tonto, y sabe jugar a veces las cartas que conviene para que le dejen en paz. Cuidémonos de llevar al loco del Uno al buen camino de las relaciones y la hermandad. Porque lo que vamos a conseguir es paranoidizarlo (maldad del Otro) o melancolizarlo (indignidad del ser). Cualquier movimiento en esa dirección debe estar muy calculado. Como máxima, con el esquizofrénico lo mejor es *no comprender*. Después de todo, qué vamos a comprender de alguien que vive en otro mundo, habla otra lengua y ve que su solución está más allá de los confines de nuestro terruño. *No comprender*, sin embargo, implica dejarse usar, estar ahí, a su disposición. Y, sobre todo, cumplir nuestro compromiso con él, o, dicho de otro modo, no fallarle jamás en el compromiso que adquiramos con él.

La paranoia, la melancolía y la esquizofrenia son los polos o posiciones subjetivas propias de la estructura psicótica. Se puede añadir a lo anterior, no obstante, un breve comentario acerca de la locura normalizada y del trato con ese tipo de locos discretos. Como sucede con las psicosis clínicas, las más discretas y normalizadas pueden presentarse con caracteres claramente reconocibles y clasificables de acuerdo con las formas clínicas tradicionales. En esos casos hablamos de paranoia *rudimentaria o pequeña* paranoia, esquizofrenia *simple*, melancolía *simple* o delirio sensitivo de relaciones. Pero también puede expresarse con características mezcladas, sin predominio de una sobre las otras. En este caso hablamos simplemente de locura discreta o normalizada, al menos hasta que se decante por un tipo clínico más concreto.

De cara al trato con este tipo de locos normalizados, es recomendable estar muy atento a las invenciones singulares de cada uno. Está claro que algo han ingeniado que les mantiene en equilibrio. En estos casos, vale la pena prestar más atención a lo que funciona que a lo alterado. El clínico tiene como primer cometido, si sospecha que se trata de un loco discreto, localizar y preservar ese puntal. Todo el mundo sabe que con los frágiles hay que andar con más cuidado y no perturbar sus defensas. Si el loco normalizado tiene un raspe más paranoico, la máxima será la misma que para el gran paranoico. Y así sucesivamente con el melancólico y el esquizofrénico.

No saber, no desfallecer y *no comprender* son tres máximas derivadas del conocimiento de los tipos clínicos aportado por la psicología patológica. Con el tiempo estaremos en condiciones de dar un paso más y barruntar el tipo de transferencia específico de cada uno de ellos. De momento, a mi modo de ver, seguiremos hablando de *transferencias* y dirigiremos la cura con la guía de la psicopatología.

Bibliografía citada

ALLOUCH, J.: *Marguerite, ou l'Aimée de Lacan*, París, E.P.E.L., 1990 [ed. española: *Marguerite o la Aimée de Lacan*, Tucumán, El cuenco de plata, 2008].

ÁLVAREZ, J. M.ª: *La invención de las enfermedades mentales*, Madrid, DOR, 1999.

— «A propósito de las relaciones entre la locura y la creación», *Revista Litoral*, «La Locura. Arte y literatura», 2017, n.º 263, pp. 14-21.

— *La invención de las enfermedades mentales*, Madrid, Gredos, 2017 (4.ª ed.)

— *Estudios de psicología patológica*, Barcelona, Xoroi, Colección La Otra psiquiatría, 2017.

— «Sobre las relaciones entre la locura y la libertad», en *Freudiana*, 2018, n.º 82, enero/abril.

— *Estudios sobre la psicosis*, Barcelona, Xoroi, Colección La Otra psiquiatría, 2018 (4.ª ed.).

ÁLVAREZ, J. M.ª y COLINA, F.: *Clásicos de la paranoia*, Madrid, Dor, 1987.

— *El delirio en la clínica francesa*, Madrid, DOR, 1994.
— *Las voces de la locura*, Barcelona, Xoroi, 2016.
ÁLVAREZ, J. M.ª y MATILLA, K.: «Cómo se delira», en: *Virtualia*, 2013, Junio, n.º 26, https://bit.ly/2P1SOle.
ÁLVAREZ, J. M.ª, ESTEBAN, R. y SAUVAGNAT, F.: *Fundamentos de psicopatología psicoanalítica*, Madrid, Síntesis, 2004.
ANDREASEN, N.: «Creativity and mental illness: prevalence rates in writers and their first-degree relatives», *The American Journal of Psychiatry* (Online), Abril 1, 2006, https://bit.ly/2QmN6uB.
ANZIEU, D.: *Une peau pour les pensées*, París, Clancier-Guénaud, 1986.
— «Posfacio», en J. ALLOUCH, *Marguerite o la Aimée de Lacan*, Tucumán, El cuenco de plata, 2008, pp. 635-637.
ARISTÓTELES: *Obras*, Madrid, Aguilar, 1977.
— *Problemas*, Madrid, Biblioteca Clásica Gredos, 2004.
BAILLARGER, J.: *Tratado de la alienación mental. Lecciones*, Habana, Imprenta militar, 1863.
BALLET, G.: *Leçons de clinique médicale. Psychoses et affections nerveuses*, París, O. Dion, 1897.
BARRENA, S.: *La razón creativa. Crecimiento y finalidad del ser humano según C. S. Pierce*, Madrid, Rialp, 2007.
BARTHES, R.: *La aventura semiológica*, Barcelona, Paidós, 1993..
BASAGLIA, F.: *La mayoría marginada*, Barcelona, Laia, 1977.
— «Qué es psiquiatría», en https://bit.ly/2R30rtk.
BLEULER, E.: *Afectividad, sugestibilidad, paranoia*, Madrid, Morata, 1969.
— *Lehrbuch der Psychiatrie*, Berlín, Julius Springer, 1916.
— *Demencia precoz o grupo de las esquizofrenias*, Buenos Aires, Hormé, 1993.
BRU, P.: *Histoire de Bicêtre*, París, Lecrosnier et Babé, 1890.
BRUCH, H.: «Mass Murder: The Wagner Case», *American Journal of Psychiatry*, 1967, 124, n.º 5, Noviembre, pp. 693-698.

BURTON, R.: *Anatomía de la melancolía*, 3 vols., Madrid, AEN, 1997-2002.

CARGNELLO, D.: *Il caso Ernst Wagner: lo sterminatore e il drammaturgo*, Giovanni Fioriti, Roma, 2011.

CARREÑO, J y MATILLA, K.: *Cosas que tu psiquiatra nunca te dijo: Otra mirada sobre las verdades de las psiquiatrías y las psicologías*, Barcelona, Xoroi, Colección La Otra psiquiatría, 2018.

CARRER, S.: *Del pene al falo o el mito del falocentrismo psicoanalítico*, Tesis doctoral, Universidad Complutense de Madrid, 2017.

CASTELLANOS, S.: *Locuras y soluciones singulares*, Buenos Aires, Grama, 2018.

CHASLIN, P.: *Elementos de semiología y clínica mentales*, t. I y II, Buenos Aires, Polemos, 2010 [1910].

CHAZAUD, J.: «Vestiges du passage à Ville-Évrard d'une aliénée devenue illustre (Ce qu'en dit le livre de la Loi)», *L'Évolution Psychiatrique*, 1990, 55, 3, pp. 633-635.

CHIARUGI, V.: *Della pazzia in genere e in specie. Trattato medico-analitico con una centuria di osservazioni*, 3 vols., Roma, Vecchiarelli, 1991 [1793-94] [ed. española: *La locura, sus géneros y especies. Tratado médico-analítico con cien observaciones*, Buenos Aires, Polemos, 2014].

CHORNE, M. y DESSAL, G. (comps.): *Jacques Lacan. El psicoanálisis y su aporte a la cultura contemporánea*, Madrid, FCE, 2017.

CICERÓN: *Conversaciones en Túsculo*, Madrid, AEN, 2005.

CLÉRAMBAULT, G. G. De: *Œuvre Psychiatrique*, 2 vols., París, P.U.F., 1942.

COLINA, F.: *Escritos psicóticos*, Madrid, DOR, 1996.

—«Las enseñanzas de Wagner», en GAUPP, R.: *El caso Wagner*, Madrid, AEN, 1998, pp. 227–235.

— «Locas letras (Variaciones sobre la locura de escribir)», *Frenia*, 2007, vol. VII, pp. 25-59.

— *Melancolía y paranoia*, Madrid, Síntesis, 2011.

— *Sobre la locura*, Valladolid, Cuatro Ediciones, 2014.

CONTI, N. A.: «Vincenzo Chiarugi: la pazzia y el Reglamento de Bonifacio en los orígenes de la psiquiatría moderna», *Asclepio*, 2015, vol. 67, n.º 2; https://bit.ly/2QcfiQW.

COTARD, J. y SÉGLAS, J.: *Delirios melancólicos: negación y enormidad*, Madrid, Ergon. La Biblioteca de los Alienistas del Pisuerga, 2015.

COURBON, P.: *Étude psychiatrique sur Benvenuto Cellini: 1500-1571*, París, Maloine, 1904.

CULLEN, W.: *Elementos de medicina práctica*, Madrid, Benito Cano, 1789 [edición facsímil: Sevilla, Extramuros, 2007].

DAGONET, H.: *Traité des maladies mentales*, París, Baillière, 1862.

— *Traité des maladies mentales*, París, Baillière, 1898.

DAQUIN, J.: *La Philosophie de la folie*, Chambéry, Gorrin Père et Fils, 1791.

DELEUZE, G. y GUATTARI, F.: *Mil mesetas. Capitalismo y esquizofrenia*, Valencia, Pre-Textos, 2002.

DELMAS, A.: «Rapport de Psychiatrie. Le rôle et l'importance des Constitutions en Psychopathologie», *Annales médico-psychologiques*, 1932, n.º 2, pp. 219-224.

DESSAL, G. (Comp.): *Las ciencias inhumanas*, Madrid, Gredos, 2009.

— «Algunas maneras discretas de estar loco», en BRIOLE, G., DESSAL, G. y PALOMERA, V.: *Las psicosis ordinarias*, Granada, Poros Granada, 2018, pp. 63-108.

DIDE, M.: *Les idéalistes passionnés*, 1913, París, Alcan.

DURAS, M.: *Hiroshima, mon amour*, Barcelona, Seix Barral, 2005.

—*Escribir*, Barcelona, Tusquets, 2006.

EPICTETO: *Disertaciones por Arriano*, Madrid, Gredos, 1993.

EY, H.: «La conception idéologique de *Histoire de la folie* de Michel Foucault», *Evolution psychiatrique*, 1971, t. 36, fase 2, abril-junio, pp. 225 y 226.

— *Estudios sobre los delirios*, Madrid, Triacastela, 1978.

— *Estudios psiquiátricos*, 2 vols., Buenos Aires, Polemos, 2008.

FALRET, J.-P.: *Des maladies mentales et des asiles d'aliénés*, París, Baillière, 1864.

FEUCHTERSLEBEN, E. F. von: *Lehrbuch der ärztlichen Seelenkunde*, Viena, Carl Gerold, 1845.

FICINO, M.: *Tres libros sobre la vida*, Madrid, AEN, 2006.

FOERSTER, K. (Ed.): *Wahn und Massenmord. Perspektiven und Dokumente zum Fall Wagner*, Frickenhausen, Verlag Sindlinger-Burchartz, 1999.

FOUCAULT, M.: *Historia de la locura en la época clásica*, 2 vols., México DF, FCE, 1976 [1964].

— *El poder psiquiátrico. Curso del Collège de France (1973-1974)*, Madrid, Akal, 2005.

— *El poder psiquiátrico. Curso del Collège de France (1973-1974)*, Buenos Aires, FCE, 2005.

— *La hermenéutica del sujeto. Curso del Collège de France (1982)*, Madrid, Akal, 2005.

FOVILLE, A.: *Étude clinique de la folie avec prédominance du délire des grandeurs*, París, Baillière et Fils, 1871.

—«Note sur la mégalomanie ou lypémanie partielle avec prédominance du délire des grandeurs», *Annales médico-psychologiques*, 1882, vol. 7, pp. 30-40.

FRANKL, V. E.: «Kunst und Geisteskrankheit», *Universitas*, 1958, 13, pp. 291-294.

FREUD, S.: *Sigmund Freud. Obras Completas*, Buenos Aires, Amorrortu editores, 24 t., 1976 (traducción de José Luis Etcheverry); *Obras*

Completas, 9 t., Madrid, Biblioteca Nueva, 1972-1975 (traducción de Luis López Ballesteros).

FRIEDMANN, M.: *Ueber den Wahn: Eine klinisch-psychologische Untersuchung. Nebst einer Darstellung der normalen Intelligenzvorgänge*, Wisbaden, J. F. Bergmann, 1894.

— «Beiträge zur Lehre von der Paranoia», *Monatsschrift für Psychiatrie und Neurologie*, 1905, t. XVII, pp. 468-532.

GALENO: *Tratados filosóficos y autobiográficos*, Madrid, Gredos, 2002.

GARNIER, P.-E.: *Des idées de grandeur dans le délire des persécutions*, Delahaye, París, 1878.

GARRABÉ, J.: *Disertaciones sobre psiquiatría*, Madrid, Triacastela, 2011.

GAULT, J.-L.: «Dos estatutos del síntoma: *Let us turn to Finn again*». Citado en: https://bit.ly/2NciMkp.

GAUPP, R.: «Über paranoische Veranlagung und abortive Paranoia. Vortrag auf der südwestdeutschen Psychiaterversammlung in Heilbronn u. Weinsberg am 6. u. 7.11.1909», *Zentralbl. Nervenheilk.*, 1910, n.º 21, pp. 65-68.

— «Der Fall Wagner. Eine Katamnese zugleichein Beitrag zur Lehre von der Paranoia», *Zeitschrift für die gesamte Neurologie und Psychiatrie*, 1920, Diciembre, vol. 60, n.º 1, pp 312-327.

— «Die dramatische Dichtung eines Paranoikers über den "Wahn". Ein weiterer Beitrag zur Lehre yon der Paranoia», *Zeitschrift für die gesamte Neurologie und Psychiatrie*, 1921, n.º 69, pp. 182-210.

— «Krankheit und Tod des paranoischen Massenmörders Hauptlehrer Wagner. Eine Epikrise», *Zeitschrift für die gesamte Neurologie und Psychiatrie*, 1939, nº 163, pp. 48-82 [ed. española: «Enfermedad y muerte del maestro titular Wagner, asesino en serie paranoico. Una epicrisis (1938)» (I y II), *Revista de la Asociación Española de Neuropsiquiatría*, 1999, n.º 69, pp. 89-98, y n.º 70, pp. 259-278.];

— «Les tendances du developpement de la psychiatrie allemande», *Annales médico-psychologiques*, 1938, t. II, n.º 3, pp. 321-359.
— «Zur lehrer der Paranoia», *Der Nervenarzt*, 1942, n.º 47, pp. 167-169.
— *Hauptlehrer Wagner. Zur Psychologie des Massenmords*, Frickenhausen, Sindlinger-Burchartz, 1996.
— *El caso Wagner*, Madrid, AEN, 1998.
GAUPP, R. (hijo): «Robert Gaupp (1870-1953)», en S. R. HIRSCH y M. SCHEPHERD, *Themes and variations in european psychiatry. An anthology*, Bristol, John Wright & Sons Lts, 1974.
GENIL-PERRIN, G.: *Histoire des origines et de l'évolution de l'idée de dégénérescence en médicine mentale*, París, Albert Leclerc, 1913.
— *Les paranoïaques*, París, Maloine, 1926.
GRIESINGER, W.: *Die Pathologie und Therapie der psychischen Krankheiten* [4ª ed.], Berlín, 1871.
GUIRAUD, P.: «Les meurtres immotivés», *L'Evolution psychiatrique*, 1931, n.º 2, pp. 25-34.
— *Psychiatrie Générale*, Le François, París, 1950.
HEGEL, G. W. F.: *Enciclopedia de las ciencias filosóficas*, Madrid, Alianza, 2005.
HOBBES, T.: *De cive*, Madrid, Alianza, 2000.
HUBER, G. y GROSS, G.: *Wahn. Eine deskriptiv-phänomenologische Untersuchung schizophrenen Wahns*, Stuttgart, Ferdinand Enke, 1977.
HUERTAS, R.: *Los laboratorios de la norma. Medicina y regulación social en el Estado liberal*, Barcelona, Octaedro, 2008.
— *La Locura*, Madrid, La Catarata-CSIC, 2014.
HUGO, V.: *Postscriptum de ma vie*, París, Calmann Lévy Éditeur, 1901.
JAKOBSON, R.: «Lenguaje infantil, afasia y leyes generales de la estructura fónica» [1941], en *Lenguaje infantil y afasia*, Madrid, Ayuso, 1974, pp. 17-137.

— «Observaciones sobre la clasificación fonológica de las consonantes» [1939], en *Nuevos ensayos de lingüística general*, Madrid, Siglo XXI, 1976, pp. 131-139.

JAMISON, K. R.: «Mood disorders and patterns of creativity in British writers and artists», *Psychiatry*, 1989, May, n.º 52 (2), pp. 125-34.

— *Touched with fire: manic-depressive illness and the artistic temperament*, New York, Free Press, 1993.

JANZARIK, W.: «Die "Paranoia (Gaupp)"», *Archiv für Psychiatrie und Nervenkrankheiten*, 1949, vol. 183, pp 328-382.

JASPERS, K.: «Delirio celotípico, contribución al problema: "¿Desarrollo de una personalidad" o "Proceso"?», en *Escritos psicopatológicos*, Madrid, Gredos, 1977 [1910], pp. 111-181.

JUDA, A.: *Hoechstbegabung: Ihre Erbverhaeltnisse sowie ihre Beziehungen zu psychischen Anomalien*, Múnich, Urban & Schwarzenberg, 1953.

JUVENAL: *Sátiras. Edición bilingüe*, Madrid, CSIC, 1996.

KANT, I.: *Antropología. En el sentido práctico*, Madrid, Alianza, 1991.

— *Crítica de la razón práctica*, Barcelona, Círculo de Lectores, 1996.

— *Fundamentación de la metafísica de las costumbres*, Barcelona, Ariel, 1999.

KLIBANSKY, R., PANOFSKY, E. y SAXL, F.: *Saturno y la melancolía*, Madrid, Alianza, 1991.

KRAEPELIN, E.: *Psychiatrie: Ein Lehrbuch für Studierende und Ärtze*, t. I y II, Barth, Ed. Johann Ambrosius, 1899.

— *Introducción a la psiquiatría clínica*, Madrid, Saturnino Calleja Fernández, 1905.

— *Psychiatrie. Ein Lehrbuch für Studierende und Ärtze*, Leipzig, J. A. Barth, t. III, 1915.

— *Memorias*, Madrid, Ergon. La Biblioteca de los Alienistas del Pisuerga, 2010.

KRAFFT-EBING, R. von: *Lehrbuch der Psychiatrie auf klinischer*

Grundlage für praktische Ärzte und Studierende, Stuttgart, Ed. Ferdinand Enke 1888 (3.ª ed.).

KRETSCHMER, E.: *El delirio sensitivo de referencia*, Madrid, Triacastela, 2000.

LACAN, J.: «Structures des psychoses paranoïaques», *Semaine des hôpitaux de París*, 7 de julio, 1931, pp. 437-445 [ed. española: LACAN, J.: «Estructura de las psicosis paranoicas», *El analiticón*, 1986, n.º 4, pp. 5-20].

— «Petit discours aux psychiatres» («Breve discurso a los psiquiatras»), Cercle Psychiatrique H. Ey, Sainte Anne, 10 de Noviembre de 1967. Inédito.

— *Los incautos no yerran, Les non-dupes errent,* Seminario inédito, clase del 19 de febrero de 1974.

— *Conferencias y conversaciones en universidades norteamericanas,* Universidad de Yale, U.S.A., noviembre y diciembre de 1975, (dactilografiado).

— *8 presentaciones de enfermos en Sainte-Anne,* Diciembre 75-Abril 76, FFCL España F7, pp. 143-163.

— *De la psicosis paranoica en sus relaciones con la personalidad*, México DF, Siglo XXI, 1979.

— «Journal d'Ornicar?», *Ornicar?*, 1979, n.º 17-18, printemps, p. 278.

— «Apertura de la Sección Clínica [Vincennes el 5 de enero de 1977]», en *Ornicar?*, 1981, n.º 3, p. 44.

— *El Seminario de Jacques Lacan. Libro 3: Las psicosis*, Barcelona-Buenos Aires, Paidós, 1981.

— *El Seminario de Jacques Lacan, Libro 2: El yo en la teoría de Freud y en la técnica psicoanalítica (1954-1955)*, Barcelona, Paidós, 1983.

— *Écrits I y II*, París, Seuil, 1999.

— *Autres écrits*, París, Seuil, 2001.

— *El Seminario. Libro 10: La angustia*, Barcelona-Buenos Aires, Paidós, 2006.

— *El seminario de Jacques Lacan. Libro 23. El sinthome (1975-1976)*, Buenos Aires, Paidós, 2006.

— *Escritos 1 y 2*, Siglo XXI, México DF, 2009.

LALANNE, G.: *Les persécutés mélancoliques*, Bordeaux, Impr. J. Durand, 1897.

LAMB, C.: «Popular Fallacies. ["The Sanity of True Genius"]», *New Monthly Magazine*, 1826, Mayo, pp. 519-20.

LANGE-EICHBAUM, W.: *Genie, Irrsinn und Ruhm. Die geheimen Psychosen der Mächtigen*, Múnich, E. Reinhardt, 1924.

LASÈGUE, C.-E.: «Du délire de persécutions», en *Études médicales*, t. I, París, Asselin, 1884, pp. 546-566.

LAURENT, D.: «Retour sur la thèse de Lacan: l'avenir de Aimée», *Ornicar?*, 2003, n.º 50, pp. 121-147.

LEADER, D.: *¿Qué es la locura?*, Barcelona, Sexto piso, 2013.

LEINS, C. y FOERSTER, K.: «Point de vue actual sur Robert Gaupp», en VINDRAS, A.-M.: *Ernst Wagner, Robert Gaupp: un monstre et son psychiatre*, París, E.P.E.L., 2009, pp. 389-398.

LEINS, C.: *Robert Eugen Gaupp: Leben und Werk*, Diss., Tübingen 1991.

LÉLUT, F.: *Du Démon de Socrate*, París, Trinquart, 1836.

LEURET, F.: *Des indications à suivre dans le traitement de la folie: mémoire lu à l'Académie royale de médecine, le 2 décembre 1845*, París, Vve Le Normant, 1846.

LÉVI-STRAUSS, C.: *Tristes trópicos*, Barcelona, Paidós, 1987.

— *Antropología estructural*, Barcelona, Paidós, 1995.

LÉVY-VALENSI, J., MIGAULT, P. y LACAN, J.: «Écrits 'inspirés': Schizographie», *Annales médico-psychologiques*, 1931, t. II, pp. 508-

522 [ed. española: «Escritos 'inspirados'. Esquizografía», en: VV. AA.: *Lenguaje y psicopatología*, Buenos Aires, Polemos, 2012, pp. 264-284].

LIEBERMAN, J. A.: *Historia de la psiquiatría. De sus orígenes, sus fracasos y su resurgimiento*, Barcelona, Ediciones B, 2016.

LINAS, A: «Monomanie», en A. DECHAMBRE (dir.), *Dictionnaire encyclopédique des sciences médicales* (Segunda serie, t. 9, MOE-MOR), París, Asselin y Masson, 1875, pp. 146-195.

LOMBROSO, C.: *The Man of Genius*, Londres, Walter Scott, 1891.

LÓPEZ IBOR, J. J.: *Neurosis de guerra (psicología de guerra)*, Madrid, Ed. Científico Médica, 1942.

LUCRECIO: *De rerum natura. De la naturaleza*, Barcelona, Bosch, 1961.

MAGNAN, V.: *Leçons cliniques sur les maladies mentales faites a l'asile clinique (Sainte-Anne)*, París, Louis Bataille Éditeur, 1893 (2.ª ed.).

MAGNAN, V. y PLEGRAIN, P.: *Les dégénérés (Etat mental et syndromes épisodiques)*, París, Rueff, 1895.

MAGNAN, V. y SÉRIEUX, P.: *Le délire chronique a évolution systématique*, París, Gauthier-Villars y G. Masson, 1892.

— «Délire chronique à évolution systématique», en MARIE, A. (Dir.): *Traité International de Psychologie pathologique*, t. II, Parés, Alcan, 1910, pp. 605-639.

MAHIEU, E.: «Lacan, Aimée, Jaspers», en: https://bit.ly/2y22x3C.

MALEVAL, J.-C.: «Robert Gaupp et le cas Wagner», *La Cause freudienne*, 2009, 3, n.º 73, pp. 154-176.

— «Elementos para una aprehensión clínica de la psicosis ordinaria». https://bit.ly/2zM3OxV, 2015.

MARCO AURELIO: *Meditaciones*, Madrid, Gredos, 1977.

— *Meditaciones*, Barcelona, Círculo de Lectores, 2002.

MARTINET, A. *Economía de los cambios fonéticos: tratado de fonología diacrónica*, Madrid, Gredos, 1974 [1955].

MARX, K.: *Diferencia entre la filosofía de la naturaleza de Demócrito y la de Epicuro*, Madrid, Ayuso, 1971.

MASSELON, R.: *La mélancolie. Étude médicale et psychologique*, París, Alcan, 1906.

MAUZ, F.: «Robert Gaupp (1870-1953)», en KOLLE, K. (Ed.): *Große Nervenärzte*, t. II, Stuttgart, Georg Thieme Verlag, 1970, pp. 139-149.

MAZZUCA, R., SCHEJTMAN, F. y ZLOTNIK, M.: *Las dos clínicas de Lacan: Introducción a la clínica de los nudos*, Buenos Aires, Tres Haches, 2000.

MILLER, J.-A.: «Ironía», *Uno por uno*, 1993, n.º 34, pp. 6-12.

— «La invención del delirio», en J.-A. MILLER *et al, El saber delirante*, Buenos Aires, Paidós, 2005.

— «Efecto de retorno sobre la psicosis ordinaria», *Freudiana*, 2010, n.º 58, pp. 7-29.

— «Apertura», en J.-A MILLER *et al., Cuando el Otro es malo...*, Buenos Aires, Paidós, 2011.

— *Vida de Lacan*, Buenos Aires, Grama, 2011.

— *Donc. La lógica de la cura (Los cursos psicoanalíticos de Jacques-Alain Miller)*, Buenos Aires, Paidós, 2011.

— *Seminarios en Caracas y Bogotá*, Buenos Aires, Paidós, 2015.

— «Consentimientos», *Freudiana*, 2017, n.º 80, pp. 11-30.

— "Sobre la lección de las psicosis", *El Psicoanálisis,* abril 2018, n.º 32, https://bit.ly/2QfRyeL.

MILLER, J.-A. *et al.*: *La psicosis ordinaria*, Buenos Aires, Paidós, 2004.

MONAKOW, C. von y MOURGUE, R.: *Introduction biologique à l'étude de la neurologie et de la psychopathologie*, París, F. Alcan, 1928.

MONCRIEFF, J.: *Hablando claro. Una introducción a los fármacos psiquiátricos*, Barcelona, Herder, 2013.

MONTAIGNE, M. de: *Los ensayos (según la edición de 1595 de Marie de Gournay)*, Barcelona, Acantilado, 2007.

MONTASSUT, M.: *La constitution paranoïaque*, Vannes, Commelin, 1924.

MORA, G.: «Vincenzo Chiarugi (1759-1820): His contribution to psychiatry», *Bulletin of the Isaac Ray Medical Library*, 1954, 2 (2), pp. 51-104.

MOREAU DE TOURS, J.-J.: *La psychologie morbide dans ses rapports avec la philosophie de l'histoire, ou de l'influence des névropathies sur le dynamisme intellectuel*, París, Victor Masson, 1859.

MORSELLI, E.: *Manuale di semeiotica delle malattie mentali. Guida alla diagnosi della pazzia per i medici, i medici-legisti e gli studenti* (2.ª ed.), t. II, Milán, Vallardi, 1885, 1.ª edición (2.ª en 1894) [ed. española: *Manual de semiología de las enfermedades mentales. Guía de las diagnosis de la locura para uso de los médicos (Selección)*, Madrid, Ergon. La Biblioteca de los Alienistas del Pisuerga, 2011].

MÜLLER, M.: «Point de vue actuel d'un psychiatre sur le cas», en VINDRAS, A.-M.: *Ernst Wagner, Robert Gaupp: un monstre et son psychiatre*, París, E.P.E.L., 2009, pp. 383-387.

NEISSER, C.: «Erörterungen über die Paranoia vom klinischen Standpunkte», *Centralblatt für Nervenheilkunde und Psychiatrie*, 1892, Enero, t. III, n.º 15, pp. 1-20.

NEUZNER, B.: «Hauptlehrer Wagner und Professor Gaupp - eine 25jährige Beziehungskatamnese», *Fortschritte der Neurologie-Psychiatrie*, 1996, Jul, 64 (7), pp. 243-249.

NEUZNER, B. y BRANDSTÄTTER, H.: *Wagner: Lehrer - Dichter - Massenmörder (Samt Hermann HESSES Novelle, Klein und Wagner)*, Frankfurt am Main, Eichborn Verlag, 1996.

NIETZSCHE, F.: *Ecce homo. Cómo se llega a ser lo que se es*, Madrid, Alianza Editorial, 2001.

— *Fragmentos póstumos, (1885- 1889)*, t. IV, Madrid, Tecnos, 2007.

OVIDIO: *Tristes. Pónticas*, Madrid, Gredos, 1992.
PALOMERA, V.: *Psicosis ordinarias. Sus orígenes, su presente y su futuro*, Granada, Universidad de Granada, 2013.
— *Pioneros de la psicosis*, Barcelona, Gredos, 2015.
PARANT, V.: «Réplique de M. le Dr. Victor Parant père à M. le professeur Gilbert Ballet», *Annales médico-psychologiques*, 1916, n.º 7, pp. 11-17.
PASCAL, B.: *Pensamientos*, Madrid, Gredos, 2014.
PELMAN, K.: *Psychische Grenzzustände*, Bonn, Cohen, 1910.
PESSOA, F.: *El libro del desasosiego*, Barcelona, Seix Barral, 1997.
PETERS, U. H.: «Un siglo de psiquiatría alemana», *Persona*, 2001, n.º 4, pp. 11-52.
PIGEAUD, J. (Prólogo y notas): *Aristóteles. El hombre de genio y la melancolía (problema XXX)*, Barcelona, Acantilado, 2007.
PINEL, P.: *Nosographie philosophique ou Méthode de l'analyse appliquée à la médecine*, París, Brosson, 1798.
— *Traité médico-philosophique sur l'aliénation mentale ou la manie*, París, Richard, Caile y Ravier, 1800 (1.ª ed.).
— *Traité médico-philosophique sur l'aliénation mentale*, París, Brosson, 1809 (2.ª ed.)
— *Nosographie philosophique ou Méthode de l'analyse appliquée à la médecine*, t. III, París, Brosson, 1813.
PINEL, S.: *Traité complet ou régime sanitaire des aliénés, ou Manuel des établissements qui leur sont consacrés*, París, Mauprivez, 1836.
PLATÓN: *Diálogos I*, Madrid, Gredos, 1981.
— *Diálogos III*, Madrid, Gredos, 1986.
PLAUTO: *Comedias I*, Madrid, Gredos, 1992.
PLUTARCO: *Obras morales y de costumbres (Moralia)*, t. II, Madrid, Gredos, 1986.

PRIWITZER, M.: *Ernst Kretschmer und das Wahnproblem*, Inaugural-Dissertation zur Erlangung des Doktorgrades der Medizin, Tubinga, 2004.
PUJANTE, D.: «The discursive construction of reality in the context of rhetoric. Constructivist rhetoric», en MORALES-LÓPEZ, E. y FLOYD, A: *Developing New Identities in Social Conflicts: Constructivist perspectives*, John Benjamins Publishing Company, 2017, pp. 41-65.
— *Oráculo de tristezas. La melancolía en su historia cultural*, Barcelona, Xoroi, Colección La Otra psiquiatría, 2018.
QUINTILIANO: *Instituciones oratorias*, t. I, Madrid, Imprenta de Perlado Páez y compañía, 1916.
RADEN, R. van: *Patient Massenmörder. Der Fall Ernst Wagner und die biopolitischen Diskurse*, Münster, Unrast, 2009.
RAYMOND, F.: «Névroses et Psycho-Névrose», en A. Marie (ed.), *Traité international de Psychologie pathologique*, t. II (*Psychopathologie clinique*), París, Alcan, 1911, pp. 1-77.
RAYMOND, F. y JANET, P.: *Les obsessions et la psychasthénie*, t. II, París, F. Alcan, 1903.
RÉGIS, E.: *Précis de Psychiatrie*, París, Octave Dion et Fils, 1914.
RITTI, A.: *Éloge du professeur Ch. Lasègue*, París, Dion, 1885.
ROSENHAN, D. L.: «On Being Sane in Insane Places», 1973, *Science*, vol. 179 (Jan.), pp. 250-258.
ROUDINESCO, É.: *Jacques Lacan. Esquisse d'une vie, histoire d'un système de pensée*, París, Fayard, 1993.
— *La batalla de los cien años (2). Historia del psicoanálisis en Francia (2) (1925-1985)*, Madrid, Fundamentos, 1993.
RUIZ, I. (comp.): *La sociedad de la vigilancia y sus criminales*, Madrid, Gredos, 2011.
SÁNCHEZ MARTÍN, M. L.: «In memoriam. Robert Gaupp (1870-

1953)», *Revista de la Sociedad Venezolana de Historia de la Medicina*, 1953, vol. 1, n.º 3.

SARTRE, J.-P.: *El existencialismo es un humanismo*, Barcelona, Edhasa, 1999.

SCHMID, H.: «Schwaben-Amok, oder auch: Ich bin Sodomit», *Telepolis*, 2009, 7, Noviembre; disponible en: https://bit.ly/2P43f7W.

SCHREBER, D. P.: *Sucesos memorables de un enfermo de los nervios*, Madrid, AEN, 2003.

SCHÜLE, H.: *Handbuch der Geisteskrankheiten*, Leipzig, Vogel, 1880.

— *Traité clinique des maladies mentales*, París, Delahaye & Lecrosnier, París, 1888 (Traducción de la 3.ª edición alemana, revisada y aumentada por el autor).

SÉGLAS, J.: *Leçons cliniques sur les maladies mentales et nerveuses (Salpêtrière, 1887-1894)*, París, Anselin et Houzeau, 1895 [ed. española: *Alucinados y perseguidos. Lecciones clínicas sobre las enfermedades mentales y nerviosas (selección)*, Madrid, Ergon-Biblioteca de los Alienistas del Pisuerga, 2012].

— «Séméiologie des affection mentales», en G. BALLET, *Traité de pathologie mental*, Dion, París, 1903, pp. 74-270.

SÉGLAS, J. y BROUARDEL, P.: «Persécutés auto-accusateurs et persécutés possédés», *Archives de Neurologie*, 1893, vol. XXVI, pp. 433-447.

SEGUÍ, L.: *El enigma del mal*, Madrid, FCE, 2016.

SÉMELAIGNE, R.: *Les pionniers de la psychiatrie française avant et après Pinel*, t. I y II, París, Baillière, 1932.

SÉNECA: *De la tranquilidad del alma*, en *De la vida bienaventurada y otros Tratados*, Barcelona, Círculo de Lectores, 2001.

SERIEUX, P. y CAPGRAS, J.: *Las locuras razonantes. El delirio de la interpretación*, Madrid, Ergon. La Biblioteca de los Alienistas del Pisuerga, 2007.

SOLÉ, J.: *Spinoza. La filosofía al modo geométrico*, Barcelona, Bonalletra Alcompas, 2015.
SPECHT, G.: «Über die klinische Kardinalfrage der Paranoia», *Zentralblatt für Nervenheilkunde und Psychiatrie*, 1908, 31, pp. 817-833.
SPINOZA, B.: *Ética demostrada según un orden geométrico*, Madrid, Trotta, 2005.
SZUTTOR, R.: «Amoklauf vor hundert Jahren (Seite: Ruf der Hölle)», *Stuttgarter Zeitung*, 2013, 2, Enero; en: https://bit.ly/2IsUCkK.
TENDLARZ, S.: *Aimée con Lacan: acerca de la paranoia de autopunición*, Buenos Aires, Lugar Editorial, 1999.
TRÉLAT, U.: *La locura lúcida*, Madrid, Ergon. Biblioteca de los Alienistas del Pisuerga, 2014.
VALÉRY, P.: «La libertad del espíritu», en Antonin ARTAUD y Paul VALÉRY, *La libertad del espíritu*, Buenos Aires, Leviatán, 2005.
VASCHETTO, E.: *Ser loco sin estar loco*, Buenos Aires, Grama, 2018.
VINDRAS, A.-M.: «Frenesí de lo visible. Ernst Wagner declara: "Ich bin Sodomit"» (https://bit.ly/2y53isX).
— *Louis II de Bavière selon Ernst Wagner, paranoïaque dramaturge*, París, E.P.E.L., 1993.
— *Ernst Wagner, Robert Gaupp: un monstre et son psychiatre*, París, E.P.E.L., 2009.
VIRGILIO: *Eneida*, Gredos, Madrid, 1992.
WAAG, B.: «L'incendiaire-meurtrier Wagner» (1913), en A.-M. VINDRAS, *Louis II de Bavière selon Ernst Wagner, paranoïaque dramaturge*, París, E.P.E.L., 1993.
WAGNER, E.: «Der Plagiator», en VINDRAS, A.-M.: *Ernst Wagner, Robert Gaupp: un monstre et son psychiatre*, París, E.P.E.L., 2009.
— *Der Nazarener. Autobiographische Zeugnisse*, Múnich, Belleville, 2015.

WEBER, G.: «Dictamen pericial del médico forense (9 de diciembre de 1899)», en D. P. SCHREBER, *Sucesos memorables de un enfermo de los nervios*, Madrid, AEN, 2003.
— «Sentencia del Tribunal Supremo de Dresde de 14 de julio de 1902», en D. P. SCHREBER, *Sucesos memorables de un enfermo de los nervios*, Madrid, AEN, 2003.
WESTERTERP, M.: «Prozeß und Entwickelung bei verschiedenen Paranoiatypen», *Zeitschrift für die gesamte Neurologie und Psychiatrie*, 1923, t. 91, pp. 259-379
WITTKOWER, R. y WITTKOWER, M.: *Nacidos bajo el signo de Saturno. El carácter y la conducta de los artistas. Una historia documentada desde la antigüedad hasta la Revolución Francesa*, Madrid, Cátedra, 1982.
ZILBOORG, G.: *Historia de la Psicología médica*, Buenos Aires, Psique, 1969.
ZWEIG, S.: *El misterio de la creación artística*, Barcelona, Rialp, 2015.

Índice de materias

A

alienación mental 46, 63, 67, 78, 101, 143, 183, 227, 279, 287

alienado/a 34-36, 39, 62-63, 78, 110, 129 (n), 230 (n), 282, 306

alienistas 38, 46, 88-89, 91 (n), 107, 287, 301, 306 (n), 312 (n)

alucinación, alucinatorio 46, 62, 77, 108 (n), 143, 167, 201, 215 (n), 232, 268, 280

alusión 128, 157, 159 (n), 164-165, 184, 191, 197, 201, 208, 213, 305

análisis clínico, psicopatológico 26, 158 (n), 217, 233

análisis semiológico 215, 217, 324

angustia 40, 163, 208, 211, 321 (n)

autismo 69, 330

autoacusación 131, 155, 158, 163, 205, 207-208, 211, 214-216, 218, 261 (n)

autocastigo 144, 226, 245, 254-255

autodesprecio 163, 190, 192, 197-198, 208, 211-213, 221, 226, 325, 329

autofilia 92, 108-109, 146

autopunición 151, 265 (n)

autorreferencia 117, 127-128, 160, 163-165, 167, 169, 180, 183-191, 205, 207-208, 211, 213, 220-221, 248, 305, 311, 324, 328-329

autorreproche 157, 160, 163-165, 180, 190, 198, 208, 211-212, 221, 329

B

binario/os 26-28, 87, 92, 130, 213, 218, 273, 275-281, 284-285, 290-292, 305, 312

C

campo semántico 24, 50, 287, 290

capacidad de decidir (decisión) 25, 48, 50 (n), 52, 55-56, 58-60, 62, 64, 68, 93, 114, 122, 167, 175, 178, 260 (n), 317

capitalismo   37-38, 277 (n)
carácter   75 (n)-76 (n), 102,
                     105-106, 108, 115,
                     145-146, 154-155,
                     157-159, 163, 166 (n),
                     180, 218, 220, 245 (n),
                     261, 287
categoría   106, 214, 222, 228,
                     234, 275-276, 280,
                     286, 290, 296-297, 303
causalidad   48, 52, 56-59, 237,
                     285, 331
causalidad psíquica 42, 56, 60-61, 129 (n),
                     327 (n)
certeza, convicción 39, 63 (n), 69, 117-119,
                     127, 134, 178, 180, 186-
                     187, 191, 193, 195, 213,
                     239, 248-250, 260, 263,
                     268-269, 314, 318-319
                     (n), 323, 325, 328-329
ciencia   17, 33, 57 (n), 67-68
                     (n), 88, 101 (n), 121 (n),
                     186, 296
cientificismo   24, 36-38, 41, 48, 284
clasificación   276-277 (n), 312
clínica   17-19, 26, 35-36 (n),
                     42, 47, 50, 59 (n), 60,
                     62, 65, 88 (n)-95, 101,
                     106 (n), 123, 130-131,
                     137-142, 146 (n),
                     148-150, 153-154,
                     157, 189, 204-205,
                     210-211 (n), 213-216
                     (n), 218, 222, 227-
                     231, 233-234, 240,
                     242-243, 273, 275-
                     276, 279, 282, 285,
                     288 (n), 291-294, 296,
                     300-303, 305-306, 309
                     (n)-312, 332
concepción   28, 292
unitaria de la
neurosis (neurosis
única)
concepción unitaria 127, 292
de la psicosis
(psicosis única)

condición humana   20, 25, 41, 51, 94, 142,
                     148, 205, 218, 222,
                     244, 267, 294, 319 (n),
                     326-327
constitución   145-148, 277-278
constitución   92, 145, 148, 235-236
paranoica   (n), 239
continuo,   91, 96, 121, 148, 167,
continuista,   171, 219, 233, 235,
continuum   259, 267, 294, 327 (n)
creación   25-26, 73-74, 76-77,
                     80-84, 89, 113, 116,
                     126-127, 232, 280,
                     286, 323, 326
creatividad   81
crisis   70, 113, 148, 164 (n),
                     206, 235, 238, 248,
                     265, 268, 282, 311, 319
culpa, culpabilidad 38, 127, 130, 157, 160,
                     163-164, 169-171,
                     180, 190, 197-199,
                     208, 211, 213, 215
                     (n), 221, 245, 261 (n),
                     324-325, 328-329

D

decisión subjetiva   37, 46, 50, 56, 59
(responsabilidad)
defensa   60
fundamental
defensa radical   268, 324-325
defensa, defensivo   25, 43, 71, 127, 135 (n),
                     138-139, 151, 154, 157,
                     183, 197, 202, 208, 210,
                     213, 226, 229, 233,
                     261 (n), 267, 288, 290,
                     293, 319, 332
delirar   84, 110, 117, 146, 187,
                     189, 191, 238 (n), 244
délire des grandeurs 101
delirio   16, 26-27, 45, 47, 62,
                     64, 69, 74, 84, 87-92,
                     94-95, 97-99, 101-102
                     (n), 104-106, 108-114,
                     116-118, 120-121, 23,
                     127, 129-130, 135 (n),
                     138, 146, 149,

ÍNDICE DE MATERIAS

delirio (cont.)	151-158, 163-164 (n), 180, 183, 185-189, 191-194, 196, 200-201, 203-204, 209, 211-212 (n), 214-222, 226-228, 236 (n), 238, 240, 242-244, 246, 249-251, 254-255, 259-266 (n), 268-269, 274, 280, 299-300 (n), 302, 304, 314-315 (n), 321, 324, 329, 332	determinismo	35, 37-39, 42, 50, 52-55, 59-60, 121 (n), 232
		diagnóstico	18, 33, 42, 92, 94, 102 (n), 126, 128, 134, 176, 205, 209, 217, 219, 228, 279, 283 (n), 286, 295-296, 303
		dimensión	43, 74, 221 (n), 238, 315 (n), 320, 327
		discontinuo, discontinuidad	233, 235-239, 282, 294, 327 (n)
delirio crónico de evolución sistemática	88	discordancia	69, 90, 324, 327, 330
		dolor del alma	77, 127, 192, 211, 221, 329
delirio de imaginación	89, 304	drama, dramático	43, 46, 82, 93, 107, 134-135 (n), 141, 144, 150, 167-169, 180, 182, 185-186, 198, 204, 243, 255 (n), 299, 311
delirio de interpretación	89, 147, 181 (n), 228, 235-236 (n), 249		
delirio de persecución	88, 97 (n)-99, 103-105, 107-108, 112, 114-115 (n), 118, 122, 130, 183, 192, 217, 219, 241	**E**	
delirio melancólico	106, 217	elección (capacidad de elección)	19, 24-25, 48, 50, 60-61, 93, 226, 246, 250
delirio sensitivo	144, 157, 159-160, 212 (n), 214, 217, 220 (n), 332	enfermedad	18-20, 33-36, 38, 41-46, 60-62, 64-69, 74-75, 78, 81-82, 89, 93, 98, 102 (n), 115 (n), 135 (n)-136 (n), 141, 147-149, 156, 176 (n), 220, 236 (n)-237, 244, 279, 284-286, 288-289, 296, 304-305, 311
delirio sistematizado	105, 108, 118		
delirios paranoicos	92, 96, 103 (n), 127, 146, 185-186, 189, 196, 264, 268		
delirios pasionales	89, 235		
demencia precoz	19, 143, 214, 302 (n), 304		
depresión	68, 80, 142 (n), 155, 165, 213, 215, 261 (n), 275	enfermedad mental, enfermo mental	15, 17, 19, 23-25, 37-39, 44-45, 48, 61-66, 70 (n), 77, 80-81 (n), 99 (n), 106 (n), 133, 138-139 (n), 141-144, 146 (n)-147, 149, 162, 179 (n), 184, 210, 220, 216 (n), 227, 232, 279, 283-287, 304
desconfianza	16, 108-109, 147, 156, 236 (n), 259 (n), 283, 323, 328		
deseo	26, 38, 71, 98, 118, 164 (n), 290, 293, 309, 317, 323-325, 327, 329-331		
desvitalización	324		

epistemología, epistemológico,	26-28, 42, 130, 140, 222, 273-274, 283 (n), 291-292, 294, 297, 305	goce, gozo	84, 95, 107, 113-115, 122-123, 127, 129 (n), 164 (n)-165, 170, 187, 190, 197, 201, 207, 209, 213, 251-252, 278, 318, 321-324, 327
erotomanía	250-251, 265 (n), 280, 315 (n)		
escritura	82, 84, 201	grandeza (delirio)	97, 99, 101-102 (n), 104, 217
escrúpulo	155, 157, 163		
escuela de Tubinga	145, 157	*Grössenwahn*	97 (n), 99
escuela francesa	108, 145, 149		
espiritualismo/ista	40-41	**H**	
esquizofrenia, esquizofrénico	68-69, 79, 116, 126-127, 138, 142-143, 154, 164 (n), 189, 196, 202, 206, 209, 218, 234, 275, 277 (n), 281-282, 290, 292-293, 299, 300, 302, 310-311, 316, 320-321, 325-327, 330-331	hebefrenia	45, 143
		hipocondría	215 (n)
		hipocondría delirante	114
		histeria, histérico	94, 138, 275, 290-293, 300, 316 (n), 323
		historia (trama histórica)	16-17, 19-20, 28, 35, 62, 65 (n)-67, 73, 75-77 (n), 89-90, 93, 96 (n), 115, 126, 139 (n), 141, 145, 150, 154, 176, 182, 187, 194, 201, 214, 221, 246-247, 249, 256 (n), 294, 262, 265-266 (n), 273, 275, 281 (n), 283 (n), 288, 291, 294, 297, 298 (n), 302 (n), 304-305, 326
estructura clínica	59 (n)		
ética (*ethos*)	46-48, 50, 53-54, 120 (n), 157, 278		
experiencia	16, 35-37, 42, 44, 59, 70, 82-83, 119, 151, 153, 158, 164, 184, 187-189, 208, 211-212, 220-221, 223, 232, 248, 267, 292, 299, 302-304, 309-310, 313-314, 322-325, 327		
		humo del delirio	226
		humor	62, 81, 107, 130, 213, 290
F		**I**	
filosofía/filósofos morales	40-41, 45, 53-55 (n), 57, 74, 137, 143, 273	idea delirante	68, 106, 108 (n), 110, 112, 217, 242
		ideas de grandeza	99, 100, 103, 105, 107-109, 121, 183, 218
forclusión	60, 164 (n), 220, 268		
fragmentación	69, 142, 284 (n), 324-325, 330	ideas de persecución	103, 155, 216
función del delirio	94	iluminación	100, 119, 188, 192, 238
funcionamiento psíquico	213		
		imaginario	28, 76, 84, 278, 327, 331
		inefable	24, 44
G		invención delirante	27, 95, 113-114, 121, 188
genio	74-75 (n), 77-81		

ÍNDICE DE MATERIAS

K

Kakón 129, 164, 177, 181, 190, 192, 195-197, 212, 244, 328

L

lenguaje 18, 43, 69, 84, 94, 143, 201, 228, 230, 232-233 (n), 237, 276-277, 294, 302, 321

libertad 34, 39, 49-66, 70-71, 163

libre albedrío 26, 48, 50

loco libre 49, 58, 66

loco/a 16, 23-27, 34-37, 39-40, 42-43, 46-49, 56, 58-59, 61-64, 66, 68, 71, 73-74, 76-78, 80-81, 96, 98, 101-102, 104-105, 117-118, 120, 122-123, 129-130, 134, 141, 159, 176-177, 180-181, 188, 195-196, 198, 203, 207-209, 216, 221, 226, 229, 233, 240-241, 255 (n), 258, 260, 265, 268-269, 279, 283-286, 292, 294, 297-299, 301, 303, 306, 310-313, 318-320, 322, 324, 326-327, 330-332

locura 15, 17, 23-28, 34 (n)-36, 43-44, 48-51, 56, 59-68, 70-71, 73-84, 88-91, 94, 96 (n), 99-101, 103, 109 (n), 110-114, 116, 119-120, 123, 126-128, 135, 140-146 (n), 148-152, 154, 160, 166 (n), 170-171, 181-182, 186, 190-192, 195-202, 204-210, 213-214, 218, 221-223, 226-230, 232-234, 236 (n)-238, 244-248, 251, 253, 255 (n), 257-261 (n), 265, 267-268, 275, 279-287, 289-292, 294, 297-302, 304-306 (n), 310, 312-316, 318-320, 322-328, 330, 332

locura del objeto 326, 328

locura del Otro 326, 328

locura del Uno 326, 328, 330-331

locura general 275

locura lúcida 63 (n), 142

locura normalizada 281, 294, 301, 304-305, (discreta) 306 (n), 332

locura parcial 101, 141, 150-151, 213, 234, 275, 284, 286

locura razonante 28, 281

locura tradicional 44, 66, 142, 210, 227, 285

lógica del delirio 27, 90-91, 123, 221 (n), 227 (n)

M

mal (maldad) 50 (n), 70, 129, 181, 196-197, 205-207, 213, 222, 252, 262, 264, 325, 328-329

maldad del Otro 69, 70, 84, 91, 95, 115, 122, 129, 134, 164 (n), 189, 220, 226, 252-253, 261, 268, 319, 325, 328-329, 331

manicomio 34, 38, 62 (n), 70-71, 78, 111, 116, 134-135, 160, 176, 184, 193, 202-203, 219, 221, 229-230, 242, 255, 258

materialismo/ista 40-41, 43, 46, 52

megalomanía 69 (n), 91-92, 96-101, 105, 109, 111-112, 114, 118-123, 182, 213, 220, 226, 250, 252, 264

mégalomanie 101, 103 (n)

— 357 —

melancolía	61 (n), 68, 75 (n), 87, 98, 123, 127, 128, 130, 134, 140-142, 155, 179, 189-190, 196, 198-199, 208, 211-215, 217-218, 221, 275, 279, 290, 292-293, 302, 310, 319-321 (n), 325-326, 328, 331-332	Otro	27, 59, 69-70, 84, 91, 95, 97-98, 107, 115-116, 122-123, 127, 129, 134, 164, 185, 187, 189-190, 192, 194-197, 213, 215, 220-223, 225-226, 248, 251-253, 259-260, 262, 268, 290, 316 (n)-319, 321, 325-331
misión	27, 66, 69, 95, 99 (n), 112, 116, 119-123, 127, 129, 182, 189, 191-198, 222, 226, 261-265	oxímoron	26, 45, 66, 130-131, 281-283, 291, 294, 297
misión del sujeto	69 (n), 252, 259, 262	**P**	
misión redentora	112-113, 115, 197, 262, 268	parálisis general	100-101, 121
misión salvadora	91, 97, 111, 121, 188, 268	paranoia	47 (n), 61 (n), 68, 98 (n)-99 (n), 108, 110-111, 123, 126-128, 130, 133-134, 138, 140-146, 148- 157, 164 (n), 176, 188-190, 196-197, 202, 208-211, 213-215, 217-221, 226, 228, 233-240, 242, 244-245, 248, 252, 255, 261, 266-267, 275, 290, 292-293, 299, 304-305, 310, 315-316, 325-326, 330-332
momento fecundo	100		
monomanía	101, 142, 281, 284, 287		
N			
narcisismo, narcisista	92, 109, 118, 275, 312, 329		
neurosis	16, 28, 39, 65, 77, 138, 247 (n), 273, 275, 279, 282, 284, 287-293, 300-301, 305, 311, 316-318, 320, 322-323		
normal	42, 107 (n), 132, 148, 152-153, 173, 205-206, 235, 267, 281-282, 284 (n), 286, 291, 297, 300 (n), 302 (n)	paranoia aguda	151 (n)
		paranoia benigna	153
		paranoia crónica	153, 156
		paranoia de autopunición	151, 265 (n)
nosografía	285312	paranoia hipocondriaca	310
nosología	17, 24, 88, 150, 287	paranoia melancólica	123, 222
O		paranoia recuperable	152
objeto *a*	59, 129 (n)	paranoico	69, 92, 96-98, 103 (n), 107, 109, 117-119, 127-128, 131, 134, 136 (n), 141-142, 144, 146-148, 150, 154-156, 176-177, 182,
odio	127, 134, 170-171, 179-181, 190, 193, 196, 212, 241, 250, 254, 329		

ÍNDICE DE MATERIAS

paranoico (cont.)	185-186, 189-192, 194-196, 209-210, 213, 215-216, 218-223, 236 (n), 252, 261 (n), 263-264, 268, 282, 292, 310-311, 315, 318, 320-321, 327-330, 332	psicología patológica	27, 37, 42, 94, 126, 130, 137, 140, 228, 230, 233, 236, 273, 275, 278, 280, 283 (n), 287-289, 293, 298, 303, 320, 332
pasión, es	19, 46, 63, 180, 196, 288 (n), 312 (n)	psicopatología	37, 40, 42, 45 (n)-46, 64-65, 90, 118, 120, 126, 129 (n), 138, 140-141, 143-144, 150, 163, 183, 210 (n), 214, 217, 227, 229, 230, 233-234, 236-238 (n), 240, 273, 279, 282, 284, 288 (n), 291, 297, 299, 302, 305-306, 314, 333
pathos	36, 43, 46-48, 93-94, 141-142, 233, 275, 280-281, 283, 292-293		
patogenia	143, 247 (n)		
patología de lo psíquico	42-43		
patología, patológico/a	37, 42-43, 45, 50, 65-66, 77-78, 94, 113, 126, 130, 137, 140, 147-150, 158-159, 164 (n), 180, 217, 221, 227-230, 233-237, 241-242, 273, 275, 278, 280, 283 (n), 285, 287-289, 293, 298, 300, 303-304, 320, 327, 332	psicosis	16, 23-24, 28, 45, 47 (n), 59, 60-61 (n), 65, 68, 70, 78-80, 83 (n), 96, 113-114 (n), 127, 130, 142, 144-146, 150-151, 159, 181 (n), 214, 220, 232, 235-240, 243 (n), 245, 247 (n), 251 (n), 255 (n), 259-260 (n), 264 (n)-267, 273, 275, 279, 281-282, 284, 287, 289-293, 295, 297-306, 309-311, 313-316 (n), 320, 322-323, 332
perfil psicológico	218		
personalidad	66, 101 108-109, 145-146, 151 (n), 154 (n)-158, 218, 236 (n)-240 (n), 243 (n)-245 (n), 251, 260 (n), 264 (n), 266-267	psicosis ordinaria	281-282, 295, 298 (n), 302-306
polos de la psicosis	61 (n), 68, 322	psiquiatría	18, 20, 33, 35-38, 40, 43, 45, 48, 61-62, 64-67, 71, 77, 80, 137-141, 157, 216, 227, 231, 266 (n), 283
posición subjetiva	59, 68, 115, 187, 212-213, 320		
preguntas (las)	65, 91-95, 106, 117, 122, 123, 129, 192, 204-205, 229, 243, 259, 261, 265, 291, 305, 312 (n)	**R**	
		real	20, 43-44, 78, 84, 98, 102, 113, 191, 213, 220, 278, 294, 318, 320-323, 327
proyección	263		
psicoanálisis	56, 59 (n), 66, 90, 230-231, 234, 244, 256 (n), 278, 287, 295 (n), 298 (n), 309 (n), 312, 316	reproche	178, 258
		responsabilidad	36-37, 46, 50, 52, 55-56, 65-67, 179 (n)

— 359 —

revelación	100, 113, 119, 194, 238, 323	terapéutica	126, 144, 231, 312, 315
		tipo clínico	144, 154, 234, 245, 275, 291, 332
S			
salud mental	19, 36, 61-62, 311	transferencia	126, 134, 275, 280, 295 (n), 298 (n), 309, 311-313, 315-318, 320, 323-324, 333
semiología clínica	302-303		
sentimiento de culpa	163, 169-170, 190, 208, 211, 213, 245	trastorno	19, 68, 80-81, 147, 152, 158, 229-230 (n), 243, 296, 304
seudociencia, seudocientífico	34, 61		
silogismo de Foville	27, 70 (n), 90-92, 100, 103, 106, 108-109, 111, 116, 122-123, 127-128, 227 (n)	trastorno anímico	63
		trastorno mental	154, 230, 243, 283, 289
simbólico	232, 276 (n), 278, 280, 321-322, 327	tristeza	16, 39, 69, 75 (n), 77, 211, 215, 242
soledad	38, 70, 82, 84, 193, 206, 324, 327	verdad	29, 37 (n), 43, 57 (n), 63, 67, 84, 103 (n), 118, 176, 183, 190-191, 255, 261, 263-264, 268, 317, 319, 323
subjetividad	52, 208, 232 (n)		
sujeto	20, 24, 27, 39, 42-43, 46 (n), 48, 55, 57 (n), 59-62, 66-69 (n), 71, 91, 93-95, 109-110, 113, 115-116, 119, 121, 123, 127, 129 (n), 150, 154-155, 157-158, 164, 183, 185, 187-190, 192, 196, 207-208, 210, 212, 220, 222-223, 230 (n), 232, 238, 251-252, 259, 262-264, 267-268, 280, 288, 292-293, 296, 299, 301, 303, 305, 310-311, 316-318, 320-331		
		V	
		Verfolgungswahn	97 (n), 99
		vergüenza	163, 165, 170, 190, 211, 243
		X	
		xenopatía	69, 232, 311, 320, 325
		Y	
		yo	56, 119, 312, 313, 321
		yo paranoico	92, 327, 330
T			
taxonomía	88, 99 (n), 142, 283		

Índice de nombres

A

Agustín de Hipona, San	50
Absalón	168
Aimée (Marguerite Pantaine)	92, 95, 123, 207, 225-227 (n), 233-234, 236 (n)-261, 263-266 (n), 269, 299, 314
Alighieri, Dante	39, 83
Allouch, Jean	256 (n)-258 (n), 265 (n)-266 (n)
Althusser, Hélène	178
Althusser, Louis	178
Andreasen, Nancy C.	80-81 (n)
Anzieu, Didier	256-259, 261 (n), 263
Anzieu, René	247
Aragon, Louis	231
Arieti, Silvano	313
Aristóteles	53, 74-75, 77, 232, 297
Arnold, Thomas	101
Arriano	50-51 (n)
Artaud, Antonin	51 (n)
Aubert, Jacques	122

B

Baillarger, Jules	102, 287
Ball, Benjamin	146
Ballet, Gilbert	89, 107 (n), 110, 214, 216-217, 231 (n)
Barrena, Sara	81
Barthes, Roland	277, 305
Basaglia, Franco	67 (n)
Bassols, Miquel	316
Baumhauser, K. A.	162
Bayle, Antoine Laurent	63, 100-101 (n)
Benedetti, Gaetano	313
Billod, Ernest	102 (n)
Binswanger, Ludwig	300, 313
Bion, Wilfred	313
Bleuler, Eugen	45, 97-98, 100, 143, 220, 302, 313 330
Bonhoeffer, Karl	137
Brandstätter, Horst	136 (n), 167, 186, 203 (n)
Breton, André	232
Brigitte (caso)	304
Briole, Guy	303 (n)

Brodmann, Korbinian	138	**D**	
Brouardel, Paul	216	Dagonet, Henri	101-102 (n), 118
Bru, Paul	39 (n), 62 (n)-63 (n)	Daquin, Joseph	281 (n)
Bruch, Hilde	130	David	168
Brunswick, Ruth Mack	319 (n)	Debost, Alix	265 (n)
		Dechambre, Amédée	101 (n)
Bumke, Oswald	138, 156	Deleuze, Gilles	276 (n)-277 (n)
Buñuel, Luis	39	Delmas, Achille	146 (n)
Burton, Robert	75	Demócrito	53 (n), 74, 76
		Descartes, René	41
		Dessal, Gustavo	33, 227 (n), 303 (n)
C		Dide, Maurice	250
Calmeil, Louis Florentin	101-102 (n)	Diógenes de Sinope	150
		Dios	40, 54, 113-115, 120, 225, 249, 258-259, 265, 269
Capgras, Joseph	89, 146, 181 (n), 228		
Cargnello, Danilo	182-183 (n)		
Carreño, Javier	37 (n)	Duflos, Huguette	241
Carrer, Sébastien	274 (n)	Dumas, George	229-230 (n)
Castellanos, Santiago	61 (n)	Dupré, Ernest	89, 236, 304
Cellini, Benvenuto	78-79 (n)	Duras, Marguerite	82
Cervantes, Miguel de	203		
Chaissac, Sra.	256	**E**	
Chanès, Dr.	256	El Nazareno (Jesús)	166 (n), 168, 198-199
Charcot, Jean-Martin	289	Epicteto	50-51 (n)
Chaslin, Philippe	89-90 (n), 95, 285	Epicuro	28, 52-55 (n)
Chazaud, Jacques	242 (n)	Esquerdo, José M.ª	301
Chiarugi, Vicenzo	34-35	Esquilo	83
Chorne, Miriam	227 (n)	Esquirol, Jean É. Dominique	91 (n), 142 (n), 214, 251, 312 (n)
Cicerón	46-47 (n), 75		
Claude, Henri	229	Esteban, Ramón	238 (n)
Clérambault, Gaëtan G. de	89, 144, 146, 181 (n), 187, 229, 232, 236-237, 239-240, 251-252, 285	Ewald, Gottfried	145 (n)
		Ey, Henri	47-49, 58 (n), 64-67, 71, 90
Colina, Fernando	21, 60- 61 (n), 67 (n), 82, 88 (n)- 89 (n), 96, 130, 148 (n), 232 (n)	**F**	
		Fairbairn, Ronald	313
		Falret, Jean-Pierre	284
		Falret, Jules	102 (n)
Conti, Norberto A.	34 (n)	Federn, Paul	313
Cotard, Jules	214, 217-218	Ferdière, Gaston	266
Courbon, Paul	78-79 (n)	Feuchtersleben, Ernst F. von	289
Couthon, George	38, 62 (n)		
Cullen, William	288	Ficino, Marsilio	75

ÍNDICE DE NOMBRES

Flechsig, Paul Emil	111, 113, 116, 315 (n)
Floyd, Alan	45 (n)
Foerster, Klaus	135 (n), 138
Foucault, Michel	34 (n)-35 (n), 46 (n), 65 (n), 279
Foville, Achille	27, 70 (n), 87, 90-92, 95, 100-109, 111, 116-117, 119, 122-123, 127-128, 227 (n)
Foville, Achille-Louis	91 (n)
Frankl, Viktor E.	80
Freud, Sigmund	41-42, 46-47, 52, 55-56, 65, 87, 91-92, 94, 103 (n), 110-113, 115-116, 123, 144, 192, 212, 231, 234, 245, 276 (n), 287-288, 290, 300, 311-316, 319 (n), 321 (n), 330
Friedmann, Max	151-153, 238
Fromm-Reichmann, Frieda	313

G

Galeno de Pérgamo	41
Garnier, Paul-Emile	95, 105, 110, 116, 120
Garrabé, Jean	266 (n)
Gault, Jean-Louis	322-323 (n)
Gaupp, Robert (hijo)	139 (n)
Gaupp, Robert Eugen	125-126, 130-139, 144-145, 149, 151, 153-157, 159, 161-166, 168 (n), 170 (n), 176-178, 180-187, 193-194, 198 (n)- 200, 202-203, 205, 209-213 (n), 218-221 (n), 234, 238-240
Gaupp, Robert von	137
Genil-Perrin, Georges	147-148, 156, 235 (n)-236, 239
Georget, Étienne-Jean	101 (n)
Gockeler	184
Goethe, Johann W. von	168, 182
González, Ángela	295 (n)
Griesinger, Wilhelm	40-41, 145, 290
Gross, Gisela	154 (n)
Gross, Otto	313
Guattari, Félix	276 (n)-277 (n)
Gudden, Bernhard von	186
Guiraud, Paul	45, 129 (n), 206
Guislain, Joseph	329

H

Hecker, Ewald	143
Hegel, Georg W. F.	67-68, 201
Heinroth, Johann C. A.	214
Heracles	75
Herodoto	28
Hesse, Hermann	201
Hirsch, Steven R.	139 (n)
Hobbes, Thomas	131
Hoffmann, Hermann	139 (n)
Hölderlin, Friedrich	201
Homero	83
Huber, Gerd	154 (n)
Huertas, Rafael	62 (n), 67 (n)
Hugo, Victor	82-83 (n)
Huntington, George	35

I

Isaías	83

J

Jackson, John H.	65
Jakobson, Roman	277
Jamison, Kay Redfield	80- 81 (n)
Janet, Pierre	65, 247 (n)
Janzarik, Werner	220
Jaspers, Karl	235-236 (n), 239-240, 326
Jehová (Yahvé)	83, 168

Jeremías	83	Landauer, Karl	313
Job	83	Lange-Eichbaum, Wilhelm	79 (n)
Joyce, James	83, 122, 233		
Juda, Adele	79	Lasègue, Charles E.	43-44(n), 88, 103-104
Jung, Carl G.	313		
Juvenal	83, (175 (n)-176 (n)	Laurent, Dominique	250 (n), 265 (n)-266 (n)
		Leader, Darian	265 (n)-266 (n)
K		Legrain, Paul-Maurice	78 (n)
Kahlbaum, Karl Ludwig	80, 143	Leins, Claudia	138-139 (n), 159 (n)
Kant, Immanuel	41-42(n), 56-58 (n)	Lélut, François	77
Klein, Melanie	313, 327	Leopoldo, duque	34
Klibansky, Raymond	75 (n)	Leuret, François	306, 312 (n)-313 (n)
Kolle, Kurt	133 (n)	Lévi-Strauss, Claude	230 (n), 276, 305
Kraepelin, Emil	36, 45, 88-89, 109 (n), 137-138, 140 (n), 142-143, 145, 148-154, 157, 219-220, 228-229 (n), 238-240, 285-286, 304	Lévy-Valensi, Joseph	233 (n)
		Lieberman, Jeffrey A.	283 (n)
		Linas, A.	101 (n)-102 (n)
		Lombroso,	78
		López Ibor, Juan J.	39 (n)
		Lucrecio Caro, Tito	53, 83
Krafft-Ebing, Richard von	97-98, 100, 119	Luis II de Baviera	182-183, 186, 204
Kretschmer, Ernst	128, 138, 144-145 (n), 151, 153, 157-160, 168, 205, 209, 212, 214, 218, 219, 238-240	**M**	
		Maeder, Alphonse	313
		Magnan, Valentin	78, 88-89, 145, 286
Krumm, Adolf	158 (n)	Mahieu, Eduardo	236 (n)
Kussmaul, Adolf	285	Maier, Hans Wolfgang	228
L		Maleval, Jean-Claude	181 (n), 221 (n), 303 (n)
Lacan, Alfred	258		
Lacan, Jacques	47-49, 56-60 (n), 64-65, 83, 92, 107, 114 (n), 119, 122, 129 (n)-130, 144, 150 (n)-151, 181 (n), 209, 225-228, 230-261, 263-267 (n), 276 (n), 278, 300, 304, 310 (n), 314-318, 321, 327	Marcelle C. (caso)	233
		Marco Aurelio	48, 120 (n)
		María	43
		Marie, Auguste Armand	89 (n)
		Marta	43
		Martinet, André	278
		Marx, Karl	53 (n)
Lalanne, Gaston	214 (n)-215 (n)	Masselon, René	89, 212
Lamb, Charles	80	Matilla, Kepa	37 (n), 238 (n), 306 (n)
		Mauz, Friedrich	133, 139 (n)

ÍNDICE DE NOMBRES

Mazzuca, Roberto	233 (n)	Panofsky, Erwin	75 (n)
Mercklin, August	147 (n)	Pantaine, Élise	247-248, 250, 253, 258 (n)
Meyer, Adolf	193, 313		
Meynert, Theodor	228	Pantaine, Jeanne	246 (n)
Migault, Pierre	233 (n), 242	Pantaine, Marguerite (hermana de Aimée)	258 (n)
Miller, Jacques-Alain	59-60, 234, 278, 298 (n), 300, 302, 314-316, 318	Pantaine, Maria	258 (n)
		Parano, Gabriela	30
Milton, John	83	Parant, Victor	231 (n)
Minkowski, Eugène	330	Pascal, Blaise	298
Monakow, Constantin von	129 (n)	Pelman, Karl	80
		Pessoa, Fernando	77
Moncrieff, Joanna	37 (n)	Peters, Uwe Henrik	139 (n)
Montaigne, Michel de	75, 117	Pigeaud, Jackie	75 (n)
Montassut, Marcel	236	Pinel, Philippe	35, 39, 46-47 (n), 62-63 (n), 91 (n), 227, 279, 288 (n), 312 (n)
Mora, George	35 (n)		
Morales-López, Esperanza	45 (n)		
		Pinel, Scipion	39 (n)
Moreau (de Tours), J.-J.	65, 77-78 (n)	Platón	74
Morselli, Enrico	227, 285-286 (n)	Plauto	131
Mourgue, Roaul	129 (n)	Plutarco	41, 312 (n)
Müller, Christian	313	Priwitzer, Martin	159 (n)
Müller, Martin	135 (n)	Profesor X.	173 (n)
		Pujante, David	45 (n), 75 (n)

N

N., C. de la	249-250
Neisser, Clemens	145 (n), 164 (n)
Nerón	168, 175-176 (n), 180
Neuzner, Bernd	135-136 (n), 167 (n), 186, 203 (n)
Nicola (loco)	313 (n)
Nietzsche, Friedrich	24, 44, 319
Nunberg, Hermann	313

Q

Quintiliano	29, 183

R

Raden, Rolf van	135 (n)
Raymond, Fulgence	247 (n), 289
Régis, Emmanuel	217
Reiss, David	138
Riklin, Franz	313
Ritti, Antoine	44 (n)
Rosen, John Nathaniel	313
Rosenfeld, Herbert	313
Rosenhan, David	282-283
Roth, Luise Christiane	161
Roudinesco, Elisabeth	256, 259 (n)

O

Odell, Henry	29
Ovidio	170

P

Palomera, Vicente	302 (n)-303 (n), 313 (n)

Rousseau, Jean-J.	129, 214	Specht, Gustav	97 (n)
Ruiz, Iván	181 (n), 221 (n), 303 (n)	Spielrein, Sabine	313
		Spinoza, Baruch	52, 54-55 (n)
		Stack Sullivan, Herbert "Harry"	313
S		Storch, Alfred	138
Sánchez Martín, M. L.	139 (n)	Szuttor, Robin	136 (n)
Sartre, Jean-Paul	51-52		
Saúl	168	**T**	
Sauvagnat, François	238 (n)	Tarrab, Gilbert	256-257
Saxl, Fritz	75 (n)	Tausk, Viktor	313
Schejtman, Fabián	233 (n)	Tendlarz, Silvia	265 (n)
Schiller, Friedrich	168, 182, 201	Teofrastro	74
Schlecht, Anna	166	Tiling, Theodor	145 (n)
Schmid, Hans	133 (n), 176 (n)	Trélat, Ulysse	63, 306 (n)
Schneider, Kurt	138, 145	Truelle, Dr.	241
Schreber, Daniel Paul	26-27, 68-71, 91-92, 94, 110-116, 123, 214, 222, 233, 292, 298 (n)-299, 310, 315 (n), 330	**V**	
		Valéry, Paul	51
		Vaschetto, Emilio	301
Schreber, Gustav	71	Vindras, Anne-Marie	130, 135 (n), 138 (n), 176 (n), 194 (n)
Schreber, Moritz	70		
Schüle, Heinrich	98-100, 119-120 (n), 122, 147, 196 (n), 214, 285-286	Virgilio	198
		W	
Schurig, Dr.	69	Waag, Bernhard	176 (n)
Searles, Harold	313	Wagner, Elsa	172
Segal, Hanna	313	Wagner, Ernst A.	26-27, 92, 95, 123, 125-136, 138 (n), 140, 145, 151, 156, 159-171, 174-187, 189, 191-214, 218-223, 226, 234, 240, 291, 329
Séglas, Jules	89-90, 92, 95, 104, 106-110, 117, 119-120, 146, 214, 216, 218 (n), 229 (n), 261 (n), 285-286, 329		
		Wagner, Jakob Friedrich	161-162
Seguí, Luis	181 (n)		
Sémelaigne, René	91 (n)		
Séneca	75-76, 177	Wagner, Klara	167, 172
Señor, El	43	Wagner, Martha	172
Sérieux, Paul	89, 146, 181 (n), 228	Wagner, Richard	172
Shakespeare, William	80, 83, 182	Wagner, Robert	172
Sócrates	77	Weber, Guido	111-112
Solé, Joan	55 (n)		

ÍNDICE DE NOMBRES

Werfel, Franz	185-186, 193-195, 197-198, 219, 221	Z., Sra.	241, 249-250, 254
West, Ellen	300	Zilboorg, Gregory	77
Westerterp, Murk	185 (n), 220	Zlotnik, Manuel	234 (n)
Westphal, Karl O.	151 (n)	Zweig, Stefan	82, 84
Wittkower, Margot	76		
Wittkower, Rudolf	76		
Wollenberg, Robert	134, 137		

Z

Sobre el autor

José María Álvarez es psicoanalista miembro de la Asociación Mundial de Psicoanálisis, Doctor por la Universidad Autónoma de Barcelona y especialista en Psicología Clínica del Hospital Universitario Río Hortega de Valladolid. Tutor-coordinador de Psicología clínica del H. U. Río Hortega y formador de residentes PIR y MIR. También es Coordinador de Seminario del Campo Freudiano de Castilla y León. Es uno de los fundadores de la Otra psiquiatría y uno de los tres Alienistas del Pisuerga, con quienes, entre 2007 y 2014, ha editado ocho volúmenes de clásicos de la psicopatología.

Autor de más de ochenta publicaciones sobre psicopatología y psicoanálisis, y de algunos libros, en especial de *La invención de la enfermedades mentales* (1.ª ed., Dorsa, 1999; 4.ª ed., Gredos, 2017); *Fundamentos de psicopatología psicoanalítica*

(Síntesis, 2005), tratado del que es coautor con R. Esteban y F. Sauvagnat; *Estudios sobre la psicosis (Nueva edición reescrita y ampliada)* (Xoroi edicions, 2013); *Las voces de la locura* (Xoroi edicions, 2016) con Fernando Colina, y *Estudios de psicología patológica* (Xoroi edicions, 2017). En la actualidad coordina el Máster-Título propio *Psicopatología y clínica psicoanalítica* (Facultad de Medicina, Universidad de Valladolid) y codirige, con Fernando Colina, la colección La Otra psiquiatría, de Xoroi edicions.

En el mes de octubre de 2018, la Facultad de Medicina de la Universidad de Tucumán, Argentina, le concedió la distinción de «Visitante ilustre».